# ÉTUDE DE LA MORT

*Essai sur la théologie morale* considérée dans ses rapports avec la physiologie et la médecine. Ouvrage spécialement destiné au clergé; 4ᵉ édition, revue, corrigée et notablement augmentée; un fort volume in-8°, chez Mᵐᵉ Pousielgue, rue Cassette, 27, à Paris. Les doctrines contenues dans ce livre n'ont jamais été enseignées dans aucun séminaire.

*Mœchialogie* ou traité des péchés contre le VIᵉ et le IXᵉ commandement du Décalogue, et de toutes les questions matrimoniales qui s'y rattachent directement et indirectement suivi d'un abrégé pratique d'embryologie sacrée. Ouvrage mis à la hauteur des sciences physiologiques et médicales, et de la législation moderne. Ce livre est exclusivement destiné au clergé; un fort volume in-8°, 2ᵉ édition, revue, corrigée, et considérablement augmentée, *ibid.*

*Physiologie catholique et philosophique*, suivie d'un traité d'hygiène physique et morale; 4ᵉ édition, où l'on trouvera un long chapitre sur le *magnétisme* et les *tables tournantes* considérés comme deux formes modernes et scientifiques de l'ancienne magie. Ce travail a été soumis au Saint-Office de Rome.

*Examen* de la question de l'opération césarienne posthume, ou du baptème des enfants dont les mères meurent avant la parturition. Cette question est examinée aux points de vue légal, médical, moral et social; opuscule in-8°, destiné aux prêtres et aux médecins, *ibid.*

*Pensées d'un croyant catholique*, ou considérations philosophiques, morales et religieuses sur le matérialisme moderne et divers autres sujets, tels que l'âme des bêtes, la phrénologie, le suicide, le duel et le magnétisme animal; 3ᵉ édition, revue, corrigée et augmentée; un volume in-8°, *ibid.*

*Essai philosophique* sur l'influence comparative du régime végétal et du régime animal sur le moral et le physique de l'homme, ou aperçu général sur l'influence que le régime alimentaire peut exercer sur la civilisation, les mœurs, l'éducation, la politique et la guerre, chez les différents peuples du globe; in 8°, *ibid.*

*Le Prêtre et le Médecin* devant la société; in 8°, *ibid.*

*Du Suicide et du Duel* considérés aux points de vue philosophique, religieux, moral, légal et social; in-8°, *ibid.*

*Le Salut de la France*; in 8°, *ibid.*

*Théorie biblique de la cosmogonie et de la géologie.* Doctrine nouvelle fondée sur un principe unique et universel puisé dans la Bible; 2ᵉ édition, revue, corrigée et augmentée; un volume in-8°. Cet ouvrage est indispensable au clergé et aux séminaires, et particulièrement aux ecclésiastiques qui sont appelés aux conférences cantonales, *ibid.*

*Thérapeutique appliquée*, ou traitements spéciaux de la plupart des maladies chroniques 4ᵉ édition, revue, corrigée, notablement augmentée; un volume in-8°, *ibid.*

*Essai analytique et synthétique* sur la doctrine des éléments morbides considérés dans leur application thérapeutique. Un fort volume in-8°, chez Baillière, rue Hautefeuille, 19, à Paris.

*Des vertus thérapeutiques de la Belladone;* in-8°, ouvrage couronné, médaille d'or, *ibid.*

*Colonie agricole monastique* pour les jeunes détenus. Agriculture monastique; in-8°, chez l'auteur.

*Le Dimanche*, ou nécessité physiologique, hygiénique, politique, sociale, morale et religieuse du repos heptamérique ou du repos dominical; op. in-8°, chez l'auteur.

# ÉTUDE DE LA MORT

OU

## INITIATION DU PRÊTRE

A LA CONNAISSANCE PRATIQUE DES MALADIES GRAVES ET MORTELLES,
ET DE TOUT CE QUI, SOUS CE RAPPORT, PEUT SE RATTACHER
A L'EXERCICE DIFFICILE DU SAINT MINISTÈRE

OUVRAGE SPÉCIALEMENT DESTINÉ

AUX ECCLÉSIASTIQUES QUI ONT CHARGE D'AMES

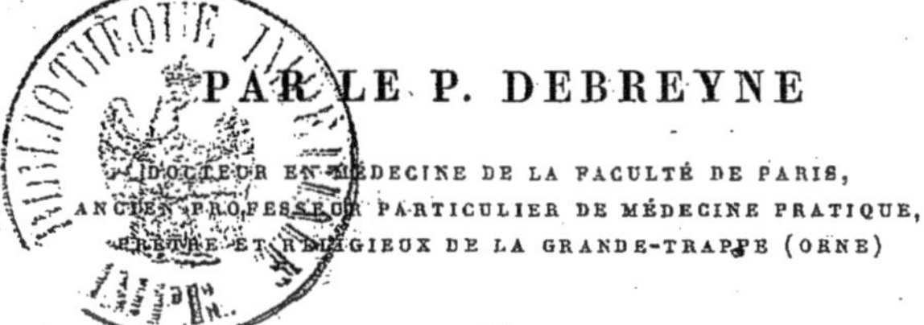

### PAR LE P. DEBREYNE

DOCTEUR EN MÉDECINE DE LA FACULTÉ DE PARIS,
ANCIEN PROFESSEUR PARTICULIER DE MÉDECINE PRATIQUE,
PRÊTRE ET RELIGIEUX DE LA GRANDE-TRAPPE (ORNE)

DEUXIÈME ÉDITION
REVUE ET CORRIGÉE

*Responsum mortis habuimus.* (*Cor.*)

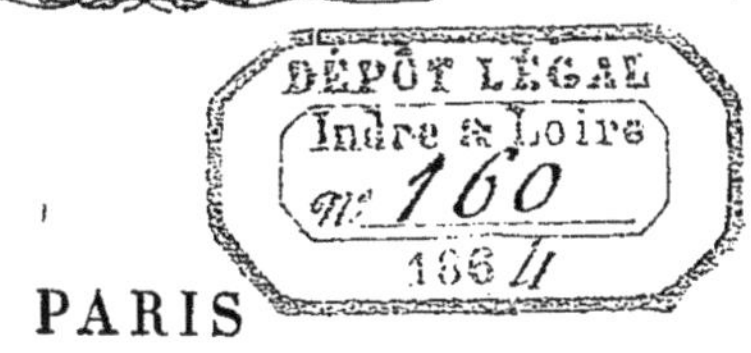


PARIS

LIBRAIRIE DE Mᵐᵉ Vᵉ POUSSIELGUE-RUSAND
RUE CASSETTE, 27
1864

# AVANT-PROPOS

Le but direct ou indirect de tous les livres de médecine,
c'est le bien-être du corps, c'est la santé, c'est la vie. L'objet
spécial de celui-ci est tout différent : ce n'est plus l'at-
trayante étude de la vie embellie par les grâces du corps et
les charmes de la santé; c'est la méditation froide des douleurs, des souffrances et des angoisses humaines; c'est en
un mot l'étude sévère de la mort.

Déjà, dans un ouvrage, nous avons tracé l'histoire des
phénomènes vitaux : aujourd'hui nous franchissons les
limites de ce vaste champ, et nous entrons dans le domaine
de la mort, dans ce lieu d'horreur et de vaste solitude, où
l'on ne contemplera que des images lugubres, où l'on
n'entendra que les gémissements de la douleur, des pronostics sinistres, des réponses et des oracles de mort,
*responsum mortis*, où enfin l'on verra apparaître le jour
suprême de tous les mortels, ce jour d'amertume, de cala-
mité et de misère où, pour tout homme arrivé à son heure
dernière, le temps finit, et l'éternité commence.

Qui ne sera saisi d'effroi à la pensée formidable de ce jour affreux où tout nous abandonne, où tout appui humain nous échappe, où la nature déconcertée frissonne à la vue de sa prochaine destruction, où nous sommes environnés, assaillis par des terreurs nouvelles et inconnues, où notre âme, en proie aux dernières syndérèses, est saisie, étreinte par de mortelles angoisses, où désormais enfin nous demeurons sans espérance de retour, avec des douleurs sans fin et des maux sans remède !

S'il importe grandement aux hommes graves à qui nous offrons ce livre d'être initiés à la science de la mort, il leur est encore bien plus essentiel de connaître les signes et toutes les circonstances prodromiques qui annoncent le terme plus ou moins prochain de la vie des malades, que le devoir pastoral les oblige d'environner des consolations de la religion et de fortifier par les sacrements de l'Église.

Et en effet, on comprend assez l'immense avantage des pasteurs des âmes de pouvoir par eux-mêmes juger et apprécier toute la portée des maladies, et d'en entrevoir de loin toute la gravité, les dangers et les suites. Ils pourront par là traiter avec Dieu du salut des âmes sans attendre imprudemment le mot officiel des médecins, qui, trop souvent incrédules ou fort peu religieux, redoutent l'effet moral des consolations de la religion et de la réception des sacrements, et retardent le plus possible une grave et touchante cérémonie dont ils n'attendent aucun avantage matériel pour leurs malades. Et que résulte-t-il le plus souvent de cette fausse compassion, pour ne pas dire de cette coupable incurie ? que la maladie marche, que le danger arrive, s'accroît, devient immense, et rend le malade incapable de presque aucun acte religieux dans le moment où il en aurait le plus vif et le plus pressant besoin.

D'un autre côté, on sait assez que très-souvent les médecins eux-mêmes se trompent ou se font illusion sur le danger prochain où se trouvent les malades, prononcent hardiment qu'il n'est pas encore temps de faire intervenir le ministre de la religion ; et en attendant la mort s'approche, fond sur sa victime et l'emporte quelquefois brusquement privée des sacrements et de Dieu. Ne craignez donc pas les vaines craintes des médecins. La raison et l'expérience nous apprennent tous les jours que les consolations de la religion et les sacrements, qui sont institués pour le soulagement spirituel et corporel des malades, n'aggravent jamais leur position, et que, loin de troubler les âmes vraiment chrétiennes, ils les consolent et les rassurent contre les frayeurs de la mort. D'ailleurs ils relèvent et fortifient singulièrement le système nerveux, cet immense levier du moral de l'homme, élèvent l'âme à son plus haut degré de puissance, et la rendent capable d'imprimer un mouvement de force et de vitalité nouvelle à tout l'organisme plus ou moins déprimé par le travail de la maladie. On sait en effet que rien n'est plus propre à favoriser l'action de la médecine matérielle, que la paix et le calme de l'âme et de la conscience. Cette heureuse situation morale double au moins la puissance médicatrice du système nerveux, sans l'influence de laquelle aucune maladie n'est humainement domptable.

Il serait fort à désirer que chaque pasteur eût la louable

habitude de visiter indistinctement tous ses malades, même les plus légèrement affectés, aussitôt qu'il serait instruit de leur état.

Cette pratique aurait entre autres deux grands avantages : le premier, de ne pas étonner ni effrayer les malades, même ceux qui sont véritablement en danger; l'autre, d'avoir l'occasion et le temps de prévoir le danger, de pouvoir en apprécier et calculer toute la portée, de prendre, en conséquence, des mesures pour préparer les malades à la réception des sacrements, et de leur faire administrer en même temps tous les secours de la médecine.

De là découleraient d'autres avantages encore, comme ouverture facile pour les prêtres, confiance de la part des malades, appel intéressé et par là même plus fréquent du côté des parents, etc... En l'absence de tout danger, on éviterait avec soin, suivant le caractère et les dispositions des personnes, de leur parler des sacrements ou de choses trop graves et trop sérieuses. On les entretiendrait plutôt de choses agréables, surtout de leur santé et de leur facile et prochain rétablissement.

Si vous avez à faire à des malades incrédules et impies, après leur avoir fait connaître, avec la prudence et les ménagements convenables, la gravité de leur position, vous pouvez avoir le temps de les instruire et de les préparer suffisamment; et peut-être, la grâce de Dieu aidant, ils pourront mourir chrétiennement. S'ils ne succombent pas, le calme et les consolations qu'ils auront reçus de la religion hâteront puissamment leur retablissement. S'ils demeurent obstinés dans leur incrédulité et qu'ils rejettent tout secours spirituel, avertis du danger de leur état, ils pourront du moins invoquer les secours de la médecine, faire leurs dernières dispositions et régler leurs affaires temporelles.

Nous avons partagé tout ce travail en deux parties.

Dans la première, nous parlons avec détail de la partie séméïologique, c'est-à-dire des signes des maladies, et surtout de leur valeur pronostique ou de tous les dangers qu'ils annoncent.

Dans la seconde partie, nous montrons les diverses phases ou formes mortelles de toutes les maladies qui en sont susceptibles, c'est-à-dire que nous offrons des groupes de symptômes qui représentent les maladies parvenues à ce degré d'intensité ou de danger où l'intervention du ministre de la religion est devenue indispensable. Nous exposons donc brièvement l'époque, les circonstances, l'aspect, les caractères, les complications des maladies, en un mot tout ce qui contribue à révéler le péril où se trouvent les malades, ou plutôt ce qui montre qu'ils sont actuellement dans un danger de mort évident et certain, et que par conséquent il est urgent de leur assurer la réception des sacrements de l'Église et tous les secours et les consolations de la religion.

Le lecteur, déjà plus ou moins familiarisé avec tous les symptômes dangereux exposés dans la première partie, saisira facilement ces formes mortelles, et en fera, nous en sommes persuadé, les plus justes et les plus utiles applications.

Nous avons puisé dans les meilleures sources pour ce qui

regarde la partie séméïologique : c'est assez dire que nous
avons eu recours particulièrement à Hippocrate, Leroy,
Double, Landré-Beauvais, etc.

Quant à la partie nosographique, nous avons profité des
notes jadis prises à l'excellent Cours de médecine du véné-
rable professeur Fizeau, et de plus de cinquante ans de nos
propres études et observations médicales.

# ÉTUDE DE LA MORT

## PREMIÈRE PARTIE

## PRÉCIS DE SÉMÉIOLOGIE

### OU

### TRAITÉ ABRÉGÉ

DES SYMPTÔMES ET DES SIGNES, ET DE LEUR VALEUR PRONOSTIQUE
DANS LES MALADIES GRAVES ET MORTELLES.

Comme on ne peut porter un pronostic moralement sûr, c'est-à-dire prévoir l'issue funeste d'une maladie (ce qui est l'objet principal de ce travail), que par la connaissance exacte des phénomènes morbides qui la déterminent et l'annoncent, il est avant tout nécessaire de dire quelques mots sur les symptômes et les signes, de les définir, et d'en établir, avec quelques détails, les caractères différentiels.

Le *symptôme* est un effet, ou plutôt une partie intégrante et inséparable de la maladie; il la suit, suivant l'expression de Galien, comme l'ombre suit le corps. C'est donc la réunion et la succession des symptômes qui constituent essentiellement la maladie.

Le *signe* est tout phénomène, tout symptôme à l'aide duquel on parvient à la connaissance de la maladie. Le signe, dans son essence, est, comme dit Landré-Beauvais, une conclusion que l'esprit tire des symptômes observés par les sens, tandis que le

symptôme n'est qu'une perception des sens. Ainsi, d'après cela,
le symptôme appartient et est saisissable aux sens ; tout le monde
l'aperçoit, au lieu que le signe déduit du symptôme est le fruit
d'une combinaison ou d'une opération intellectuelle, c'est-à-dire
du jugement. Il n'est personne qui ne connaisse un crachement
de sang, une douleur profonde au côté avec difficulté de respirer,
pouls dur et fréquent, etc. Ces phénomènes, pour le vulgaire,
demeurent à l'état de symptômes ; le médecin seul sait les con-
vertir en signes, et, avec le secours de cette lumière, il reconnaît
et constate aisément dans l'espèce une maladie dangereuse,
c'est-à-dire l'inflammation du poumon. Si dans cette inflammation ou phlegmasie du poumon, appelée en médecine *pneumonie*
ou *péripneumonie*, on observe une prompte cessation de la
douleur et de l'expectoration avec la décomposition des traits de
la face, l'insensibilité du pouls et le froid des extrémités, on peut
affirmer que tous ces symptômes, aux yeux de l'observateur,
deviennent des signes qui lui font connaître que le poumon
est passé à l'état d'*hépatisation* profonde, et que la mort est
prochaine.

Tout symptôme est signe, mais tout signe n'est pas symptôme ;
et en effet, certaines circonstances particulières, comme un défaut de rapport ou d'harmonie des symptômes entre eux, une
grande anomalie des fonctions, etc., sont un signe fâcheux dans
toutes les maladies, bien que ces particularités n'en constituent
pas essentiellement les symptômes. On dit bien d'après cela
qu'un symptôme est un bon ou un mauvais signe ; mais on ne
peut pas dire qu'un signe est un bon ou un mauvais symptôme.
Le signe n'est que la conséquence, la conclusion ou l'expression
de la valeur d'un ou de plusieurs symptômes. Ceux-ci en sont la
base et les éléments.

### DES SIGNES TIRÉS DU POULS.

Le pouls, comme on sait, est le battement des artères produit
par leur dilatation et leur contraction. Pour tâter convenablement le pouls, il faut que le bras du malade ne soit ni serré ni
gêné par aucun lien. L'explorateur a soin de toucher l'artère par
les quatre doigts réunis et parallèles par leurs bouts, afin de
multiplier les points de contact et de sentir le vaisseau sur le

plus grand espace possible. La meilleure position pour un malade auquel on tâte le pouls, c'est d'être couché ou du moins assis. Il ne faut jamais tâter le pouls du côté sur lequel le malade est couché. Au rapport de Dehaën et de Double, le pouls est sensiblement plus fréquent lorsqu'on est debout que lorsqu'on est assis soit sur le lit, soit sur un siége ; et il l'est également davantage quand on est assis que lorsqu'on est couché.

On tâte le pouls du côté gauche de la main droite, et *vice versa* de la main gauche le pouls du côté droit. On doit éviter de tâter le pouls à un malade aussitôt après son réveil, ni à celui qui vient de manger ou d'être saigné, ni à une personne actuellement émue ou sous l'impression d'une affection ou d'une commotion vive de l'âme. C'est d'après ce principe que l'on ne doit s'approcher du malade qu'avec calme et sérénité, et ne lui tâter le pouls qu'après un intervalle de quelques minutes. Pendant l'exploration du pouls, le malade doit garder un silence absolu. On aura soin de tâter le pouls aux deux bras ; car il arrive assez souvent que les pulsations artérielles ne sont pas identiques sur les deux poignets. On évitera de tâter le pouls avec des mains trop froides, de crainte de déranger le rhythme des pulsations artérielles.

Avant de parler des diverses altérations du pouls, disons quelques mots du pouls normal et physiologique, c'est-à-dire naturel. Le pouls, dans l'état de santé, est égal, souple, d'une force médiocre. Il bat à peu près chez les adultes de soixante-dix à soixante-quinze fois, ou plutôt soixante-douze fois par minute, c'est-à-dire quatre fois autant que la respiration normale, qui est de dix-huit par minute. (Voir notre *Précis de la physiologie humaine* sur le pouls suivant les âges, pag. 179, 2ᵉ édit.)

Le pouls est en général plus fréquent chez les femmes que chez les hommes. Celui des femmes enceintes est également plus fréquent. Le pouls varie encore suivant les tempéraments ; il est plus fréquent, plus vite et plus fort dans les tempéraments sanguins et bilieux ; il est plus faible et plus rare dans les personnes molles et lymphatiques, etc.

Nous allons exposer successivement les signes tirés des pouls fréquent, rare ; vite, lent ; dur, mou ; grand, petit ; fort, faible ; régulier, irrégulier, intermittent ; égal, inégal ; confus, insensible.

### Du pouls fréquent et du pouls rare.

Le pouls fréquent est celui dont le nombre des pulsations dépasse celui des battements du pouls normal; le pouls rare est le contraire du pouls fréquent. Il est au-dessous du pouls naturel, c'est-à-dire au-dessous de soixante-douze, comme le pouls fréquent est au-dessus de ce chiffre. A défaut d'habitude pour juger de la fréquence du pouls, on se sert d'une montre à secondes. La fréquence du pouls est une circonstance de la plus haute importance dans la marche des maladies : en général, plus il est fréquent, plus il y a de danger. Généralement parlant, le pouls est fébrile lorsqu'il donne quatre-vingt-dix pulsations par minute. Il est pourtant certains cas de fièvre où la fréquence manque, et où l'on rencontre même quelquefois un pouls plus ou moins rare. En général, on observe la fréquence du pouls dans les maladies aiguës, les fièvres, les inflammations, et à la dernière période des maladies chroniques qui se terminent par la mort.

Chez un adulte, un pouls à cent cinquante pulsations par minute est généralement un signe mortel, quelle que soit la maladie où on l'observe; nous avons en ce point rencontré très-peu d'exceptions. Ce signe seul peut donc suffire pour autoriser à administrer les sacrements immédiatement, surtout si le pouls dépasse cent cinquante.

Plus le pouls fréquent est petit, faible et inégal, plus il est mauvais, et *vice versa*.

Le pouls est plus rare dans la plupart des fièvres muqueuses ou pituiteuses, dans quelques fièvres graves dites typhoïdes, adynamiques et ataxiques (putrides et malignes), et surtout dans les fièvres lentes nerveuses, où il devient un signe très-dangereux; dans les maladies chroniques avec épuisement des forces. Il en est de même dans quelques affections cérébrales, apoplectiques, soporeuses, dans certaines lésions organiques du cœur. Nous avons vu il y a douze ans, dans une affection organique du cœur, un pouls qui oscillait entre dix-huit et vingt-trois pulsations par minute; nous fûmes effrayé d'une pareille rareté, peut-être unique dans les annales de la science. Nous fîmes observer à nos élèves qu'il était fort à craindre que ce malade ne mourût subitement, et en effet, environ six semaines après, il succomba en tirant de la boisson dans sa cave.

« Le pouls, dit Double, est remarquablement rare dans tous les épanchements de sérosité. Cet état est plus marqué pour les épanchements de la poitrine que pour ceux du cerveau, et pour ceux du cerveau plus que pour ceux de l'abdomen (ventre).

« Lorsque la rareté du pouls se lie à la chute ou à la perte des forces vitales, c'est un très-mauvais signe, surtout dans les fièvres...

« Le pouls dont la rareté est telle qu'il se fait à peine un seul battement dans le temps où il devrait y en avoir deux, n'annonce pas peu de danger. Cet état du pouls a surtout lieu dans les affections soporeuses liées à une extrême débilité. »

D'un autre côté, Landré-Beauvais ajoute ce qui suit :

« Si le pouls n'est pas trop rare, ce signe a peu de valeur. Dans le cas contraire (lorsque chez un adulte il présente moins de cinquante-cinq à soixante pulsations par minute), c'est un mauvais signe : il annonce l'oppression ou l'épuisement des forces. Le pouls rare, qui est en même temps mou, petit et irrégulier, est mauvais. Le danger est bien plus grand si le pouls rare survient à la fin d'une maladie, et est accompagné de syncopes, d'un sentiment de froid des membres et d'autres signes d'une grande faiblesse. »

### Du pouls vite et du pouls lent.

Le pouls vite est celui qui frappe le doigt avec vivacité. Le pouls lent est l'opposé du vite, comme le pouls rare est l'opposé du fréquent.

La vitesse est ordinairement jointe à la fréquence, bien que ces deux qualités du pouls puissent se rencontrer séparément : il est même des cas où l'on observe la vitesse réunie à la rareté, comme dans l'apoplexie des vieillards. Il est difficile de distinguer et de percevoir nettement la vitesse, si le pouls a plus de soixante pulsations par minutes.

Dans les fièvres aiguës graves, le pouls qui, déjà fréquent et vite, devient petit, plus fréquent et plus vite, est très-mauvais, et annonce le passage à l'adynamie (fièvre putride). Ces mêmes caractères du pouls, dans les inflammations ou les phlegmasies, doivent faire craindre le développement de la gangrène. Aux approches de la mort, le pouls devient vite et même souvent très-vite et très-rare.

Le pouls lent est joint ordinairement au pouls rare, et annonce les mêmes choses. En général le pouls lent et rare n'est pas mauvais de sa nature ; il ne le devient que lorsqu'il est petit et faible.

### Du pouls dur et du pouls mou.

Le pouls dur est celui dont le battement vient frapper le doigt avec force : l'artère est tendue, roide et résistante. Dans le pouls mou, au contraire, le battement se fait sentir avec mollesse, et le vaisseau, quoique large et développé, est très-dépressible. La dureté du pouls que l'on trouve ordinairement chez les vieillards n'est souvent pas le résultat de la force ou de l'impulsion circulatoire, mais doit être plutôt attribuée à la résistance des parois artérielles ou à leur ossification.

Le pouls en général est dur dans le commencement des maladies aiguës, dans les fièvres inflammatoires et bilieuses, les hémorragies actives, dans la première période de la plupart des phlegmasies, etc. Dans tous ces cas, le pouls dur n'indique rien de fâcheux. Un pouls constamment dur annonce une inflammation toujours subsistante, ou, dans les fièvres essentielles ou primitives, une inflammation imminente ou prochaine. Si dans les phlegmasies le pouls, de dur qu'il était, devient tout à coup mou, petit et faible, on a lieu de craindre la gangrène de l'organe qui est le siége de l'inflammation.

Dans les maladies nerveuses, le pouls est ordinairement dur, petit et irrégulier ; l'urine aqueuse, pâle et claire, ou la sécrétion en est suspendue, tandis que dans les inflammations elle est rouge et brûlante. Le pouls dur, petit et irrégulier, est dans les maladies nerveuses un signe de très-peu de valeur ; il n'est de mauvais augure que dans les fièvres dites typhoïdes ou ataxiques (malignes).

Le pouls est naturellement mou chez les sujets lymphatiques, les femmes et les enfants. Il l'est donc dans toutes les maladies qui tiennent de l'asthénie, de l'atonie, de la cachexie ou de la

faiblesse générale, comme les hydropisies passives, les paralysies, etc.

Avant les crises ou les évacuations critiques, dans les maladies aiguës, le pouls devient ordinairement plus mou et moins
fréquent ; c'est généralement un bon signe. Dans les fièvres adynamiques et ataxiques ou typhoïdes (putrides et malignes), le
pouls mou, irrégulier et fréquent, est d'un mauvais présage.

### Du pouls grand et du pouls petit.

Le pouls est grand quand l'artère présente au toucher un
grand volume ou un gros calibre ; c'est encore le pouls plein,
gros, développé. Le pouls petit est l'inverse de tout cela : l'artère est peu développée ou offre peu de grosseur. — Le pouls
qu'on appelle *serré* est petit et dur.

Le pouls est grand chez les individus sanguins, surtout lorsqu'ils ont peu d'embonpoint ; dans les maladies inflammatoires
en général, dans les hémorragies actives, l'apoplexie sthé-
nique, etc.

Le pouls grand, en général, est un bon signe dans les maladies aiguës, surtout lorsqu'il prend ce caractère à l'époque des
crises ; et alors le pouls qui demeure développé, grand et fort,
doit généralement diminuer la crainte qu'inspire la manifestation
des mouvements convulsifs, du délire, de quelque faiblesse et
autres perturbations nerveuses.

Voici ce que dit un grand observateur et un profond praticien,
Landré-Beauvais, au sujet du pouls grand dans les affections
apoplectiques et comateuses : « Le pouls grand est dangereux
dans les apoplexies ; il indique alors une mort prochaine, lorsque,
après avoir été petit, il se développe tout à coup et est accompagné d'un penchant insurmontable au sommeil. On a remarqué
que le danger de toutes les affections soporeuses, principalement
de la léthargie, augmentait en raison de la grandeur du pouls
chez les individus qui auparavant l'avaient ou petit ou médiocre.
Lors donc que, dans une léthargie primitive ou consécutive, le
pouls, auparavant médiocre, devient sensiblement plus grand,
ensuite très-grand, et qu'il frappe le doigt avec saccade, on peut
prédire la mort, principalement si les autres symptômes per-

sistent au même degré. » Ce point d'observation et de pratique médicales est confirmé par le témoignage d'un grand nombre de graves auteurs, et il y a peu de médecins qui n'aient eu l'occasion de le vérifier dans leur pratique. Nous n'en citerons qu'un seul, Double : « Durant la léthargie et chez les apoplectiques, dit ce grand séméïologiste, si le pouls, de petit qu'il était, devient grand sans suivre une sorte de gradation et sans qu'il se détermine une amélioration sensible dans l'état général du malade, la mort n'est pas éloignée. Baglivi a indiqué ce résultat général de l'observation clinique, et on le voit se vérifier fréquemment dans les belles observations de Wepfer sur l'apoplexie. »

Le pouls est naturellement petit chez les individus gras, à cause de la petitesse et de la profondeur de l'artère. Il est petit et dur au début de la plupart des maladies inflammatoires, et particulièrement dans les inflammations abdominales, c'est-à-dire dans l'inflammation du péritoine, de l'estomac, des intestins, etc. Il est également petit sans être dur dans les fièvres putrides et malignes (typhoïdes), au moins dans une période déjà plus ou moins avancée; dans les affections gangréneuses, le charbon, la pustule maligne, en un mot dans les maladies aiguës qui doivent se terminer par la mort.

Le pouls petit est en général un mauvais signe dans la plupart des maladies, surtout lorsqu'il est très-fréquent : il doit faire craindre alors le passage des inflammations à la gangrène et la mort. Cela nous fait rappeler un cas d'affection gangréneuse que nous avons observé chez un religieux, il y a environ dix-huit ans. Le pouls était très-petit et très-fréquent, en un mot misérable; les mains étaient livides et froides. Du reste, au premier aspect extérieur, ce religieux ne paraissait pas dans un grand et imminent danger. Cependant nous ordonnâmes, à la grande surprise du supérieur, qu'on lui administrât au plus tôt, sans perdre un seul moment, tous les sacrements de l'Église. Le malade mourut le jour même. « Le pouls petit, dit Landré-Beauvais, est très-dangereux après des douleurs violentes, le délire, les insomnies. » « La petitesse du pouls, dit Double, annonce un état de spasme général ou local, qui s'oppose au libre cours du sang et à la distribution régulière des forces : aussi la petitesse du pouls est-elle un des effets immédiats de la douleur, quel qu'en soit le siége. Cela est surtout vrai des céphalalgies. »

Ailleurs il ajoute : « Le pouls petit, faible et très-fréquent dans les maladies aiguës, est un signe mortel. »

### Du pouls fort et du pouls faible.

Le pouls est fort quand l'artère frappe le doigt avec intensité et vigueur et sur une large surface ; il est réputé faible lorsqu'il offre les caractères opposés.

On rencontre le pouls fort chez les individus robustes, athlétiques ou fortement constitués ; le pouls faible s'observe dans les complexions délicates et débiles : « Aussi, dit Double, est-ce un signe de maladie imminente que le pouls fort chez les individus faibles, et que le pouls faible chez les individus forts. »

Le pouls est fort dans les fièvres inflammatoires, dans la plupart des phlegmasies et dans les hémorragies actives.

Le pouls fort est en général un bon signe ; il annonce le bon état des forces de l'économie et la tendance de la maladie à une crise salutaire. « On voit, dit Double, dans les maladies aiguës, la guérison avoir lieu si le pouls reste fort et égal, quoique d'ailleurs il se manifeste du délire, des mouvements convulsifs, des soubresauts des tendons et d'autres symptômes alarmants. Au contraire, si le pouls est faible et languissant, les autres symptômes n'offrant d'ailleurs rien de fâcheux, il faut toujours conserver des craintes pour une mauvaise terminaison de la maladie. » Plus bas, le même auteur ajoute : « Si dans le cours d'une maladie le pouls devient subitement, et sans cause suffisante, fort et vite, on peut assurer qu'il se forme une phlegmasie plus ou moins grave sur quelqu'un des viscères de l'économie. » C'est-à-dire que le malade est exposé à un danger évident, et d'autant plus qu'on a encore à craindre le délire ou les convulsions.

« Le pouls qui se soutient fort dans les fièvres ataxiques (malignes) sans être accompagné des signes de crise, indique la plupart du temps une inflammation latente, ou qui est sur le point d'arriver. Il faut craindre du délire, de la fureur, des convulsions plus ou moins fâcheuses. Ce pouls fort est ordinairement très-fréquent, inégal, et accompagné d'autres signes fâcheux. » (Landré-Beauvais.)

La force du pouls dans les affections apoplectiques et soporeuses est généralement un bon signe, pourvu toutefois qu'il y ait absence des signes qui annoncent un épanchement sanguin dans le cerveau. Or le principal de ces signes, c'est l'hémiplégie, ou la paralysie générale ou partielle d'un côté du corps, des membres, de la langue, etc.

Le pouls fort et comme fébrile est également de bon augure dans les maladies nerveuses graves. *Febris spasmum solvit,* dit Hippocrate.

Le pouls est naturellement faible chez les personnes obèses ou chargées d'embonpoint, et chez les sujets délicats, mous et lymphatiques.

Le pouls faible dès le principe des maladies est un signe fâcheux, qui annonce peu de réaction et un affaiblissement plus ou moins marqué des forces vitales. On a tout lieu de craindre alors que la maladie ne dégénère en fièvre typhoïde, adynamique ou ataxique (putride ou maligne), ou du moins qu'elle ne soit longue et grave.

La faiblesse du pouls s'observe en effet dans la plupart des fièvres ataxiques, dans les fièvres adynamiques ou putrides; dans les typhus, comme la peste, la fièvre jaune, les fièvres très-graves et contagieuses des prisons, des vaisseaux, des camps, c'est-à-dire celles qui se développent dans des espaces étroits où se trouvent réunis un très-grand nombre d'individus; dans une foule de maladies chroniques, les hydropisies passives, etc.

### *Du pouls régulier et du pouls irrégulier.*

Le pouls régulier est celui dont les battements sont séparés par des intervalles égaux; il est irrégulier lorsque ces intervalles sont inégaux. On observe la régularité du pouls dans la plupart des maladies aiguës bénignes. Parmi les pouls irréguliers, on distingue particulièrement le pouls dicrote et le pouls intermittent. Le pouls est dicrote *(bis feriens)* lorsque l'artère bat deux fois de suite, à peu près comme un marteau qui rebondit sur l'enclume : ce pouls annonce ordinairement les hémorragies critiques, surtout les nasales, et en ce cas il n'est point fâcheux; il révèle aussi un embarras momentané de la circulation déterminée par l'oppression générale des forces. Le pouls intermittent est celui où une pulsation manque de temps en temps. L'intermittence et l'irrégularité du pouls sont des symptômes ordinaires des affections organiques du cœur, surtout si l'on observe en même temps des palpitations et de l'oppression extraordinaire à l'occasion de la marche ou d'une légère fatigue : on rencontre souvent les mêmes caractères du pouls dans le cas de concrétions fibrineuses du cœur (polypes), dans les hydropéricardes (hydropisies de l'enveloppe du cœur), et quelquefois dans l'hydrothorax (hydropisie de poitrine).

Le pouls intermittent est souvent un symptôme fâcheux et annonce en général une perturbation notable dans la circulation et dans le système nerveux : mais il n'indique un danger grave et réel que lorsqu'il est accompagné d'autres circonstances et signes mauvais, comme une grande faiblesse, de l'épuisement, d'abondantes évacuations précédentes. Néanmoins, si le pouls intermittent conserve de la force et qu'il n'existe d'ailleurs pas d'autres mauvais symptômes, il peut devenir un signe d'une bonne crise prochaine ou l'indice d'un besoin d'évacuer par les voies inférieures ou par les selles.

Le pouls intermittent se fait remarquer encore dans beaucoup d'autres cas où très-souvent il n'offre point ou très-peu de danger. Il est fort ordinaire chez les vieillards très-bien portants d'ailleurs. On le rencontre quelquefois dans les affections nerveuses, et alors il est sans aucun danger. Quelquefois l'intermittence du pouls n'a lieu que d'un seul côté, ce qui est moins défavorable : c'est pourquoi, lorsqu'on trouve le pouls intermittent, il faut le toucher aux deux bras.

### *Du pouls égal et du pouls inégal.*

Le pouls est égal quand tous ses battements sont parfaitement semblables entre eux pour la fréquence, la vitesse, la force, la grandeur et la dureté. Le pouls inégal est celui dont les pulsations diffèrent entre elles sous quelques-uns de ces rapports.

Le pouls égal est toujours un bon signe, soit dans les maladies aiguës, soit dans les affections chroniques. Il est des individus qui ont naturellement le pouls plus ou moins inégal, comme on l'observe chez beaucoup de vieillards : ces circonstances n'ont donc ici aucune valeur ni diagnostique ni pronostique.

2

Le pouls inégal se fait souvent remarquer avant les crises des maladies aiguës. Le pouls qui annonce une crise par les sueurs s'élève avec inégalité : le second battement est plus fort que le premier, le troisième que le second, et ainsi de suite en augmentant jusqu'au quatrième. Ce pouls croissant, *inciduus*, ondoyant ou ondulant pour faire allusion aux houles de la mer, lorsqu'il est joint à la mollesse, annonce la sueur critique, c'est-à-dire une évacuation salutaire. Le pouls décroissant est le contraire du précédent; ses pulsations vont en diminuant : on l'a nommé pour cette raison pouls *myurus*, en forme de queue de souris ou de rat. On le regarde comme le pouls des urines critiques, c'est-à-dire comme le signe précurseur de cette salutaire évacuation. Souvent aussi on rencontre le pouls inégal dans les fièvres graves, typhoïdes, putrides et malignes, etc., sans qu'il se prépare aucune crise favorable : il est toujours alors un mauvais signe, parce qu'il est accompagné d'autres signes plus ou moins fâcheux tirés de la fièvre grave dont il n'est qu'un effet. Le pouls inégal, comme l'intermittent, s'observe dans les maladies du cœur, du péricarde, des gros vaisseaux, dans les affections vermineuses, etc.

Si, dans les maladies aiguës, le pouls inégal est très-fréquent ou très-rare, petit et dur, ou faible, il est le signe certain d'un grand danger.

Le pouls qui, dans les phlegmasies, devient tout à coup petit, faible, inégal, très-fréquent et coïncidant avec la cessation subite de la douleur de l'organe enflammé, annonce la gangrène et la mort.

Le pouls inégal, qui s'observe quelque temps après l'accouchement, dit Double, doit faire craindre une des maladies graves qui se développent trop souvent à la suite des couches.

*Du pouls confus et du pouls insensible.*

Le pouls devient ce qu'on appelle confus, soit par l'extrême fréquence, soit par la petitesse, la faiblesse, l'irrégularité et l'inégalité des pulsations. En général, lorsque le pouls dépasse cent cinquante par minute, on ne peut presque plus le compter avec exactitude; il devient confus et annonce une mort plus ou moins prochaine.

Le pouls insensible s'observe dans les syncopes, les asphyxies, dans quelques hystéries graves et quelquefois chez des malades très-affaiblis et épuisés par de graves maladies-aiguës ou chroniques. Le danger qui résulte de l'insensibilité du pouls est en raison directe de la durée de ce symptôme et surtout de l'état général du malade. Il faut toujours faire cesser le plus tôt possible toute espèce de syncope avec pouls insensible, car dans ce cas on a à craindre qu'un arrêt ou une suspension prolongée de la circulation, en déterminant la coagulation du sang, ne bouche les ouvertures du cœur, n'enraye son mouvement et ne cause une mort prompte. Le premier, le plus facile et le plus efficace de tous les moyens pour faire cesser une syncope, c'est de coucher le malade par terre, de tout son long, la tête aussi basse que les pieds : on peut en même temps lui faire des aspersions d'eau froide à la figure et porter aux narines des liquides plus ou moins excitants, etc.

Suivant Hoffmann et Double, le pouls rare, petit, faible et à peine sensible sous le doigt, ayant lieu dans les violentes syncopes, doit être regardé comme signe d'une mort très-prochaine, s'il s'y joint des sueurs froides, bien que les malades jouissent jusqu'au dernier instant de l'intégrité des fonctions intellectuelles.

Le pouls qui est devenu progressivement insensible par l'épuisement des forces, annonce une mort très-prochaine. Même pronostic dans l'état de gangrène.

Plus un pouls réunit de mauvais caractères, plus il indique de danger. Ainsi, s'il y a beaucoup à craindre quand le pouls est très-fréquent, petit et faible, le danger devient plus grand encore s'il survient des intermittences. Un pouls très-fréquent, très-petit et très-faible, est ce qu'on appelle un pouls *misérable* : c'est le pouls des malades absolument désespérés, à moins pourtant que leur état général, leur attitude et leur physionomie ne fussent, s'il était possible, encore bons et rassurants et ne justifiassent pas un pronostic aussi grave.

Si, dans les maladies aiguës, on constate des pulsations artérielles là où elles n'étaient pas sensibles en santé, c'est toujours une circonstance fâcheuse, qui annonce souvent une inflammation ou une phlegmasie, qui, soit dit ici par anticipation, est la réunion des quatre phénomènes suivants : douleur, chaleur, rougeur et tumeur.

Si, comme le fait observer Double, dans les fièvres ataxiques (malignes), pendant qu'on tâte le pouls, le malade retire son bras par un mouvement involontaire et convulsif, c'est un très-mauvais signe : Baglivi l'a presque toujours vu suivi de la mort.

Nous terminons l'article du pouls par une réflexion qu'il ne faut jamais oublier : c'est que le pronostic n'a, généralement parlant, toute la certitude qu'il peut comporter (bien que le pouls seul dans un grand nombre de cas ait beaucoup de valeur), que lorsqu'il est fondé et appuyé sur l'ensemble de tous les signes fournis par la maladie et ses circonstances.

Souvent un signe isolé, s'il n'est appuyé et corroboré par plusieurs autres, n'a presque aucune valeur pronostique. On a vu mourir des malades avec un pouls tout à fait naturel. C'est le cas de rappeler ici le mot aphoristique d'Hippocrate : *pulsus bonus, urina bona, æger moritur.*

« Il arrive très-souvent, dit Double, qu'aux approches de la mort, le pouls ayant d'ailleurs offert les plus mauvais caractères, devient égal, souple et naturel, et cela, sans doute, par l'effet même de la détente générale qui précéde la fatale catastrophe. » L'art sphygmique, pas plus que les autres branches détachées des sciences médicales et naturelles, n'est donc, ni ne peut être doté du privilége de l'infaillibilité. — Encore deux mots pour finir tout ce qui est relatif au système circulatoire : c'est sur les palpitations.

### DES PALPITATIONS.

On entend par palpitations des battements insolites, ou des mouvements déréglés et violents du cœur. Nous n'avons ici en vue que les seules palpitations de l'organe central de la circulation et de son enveloppe, c'est-à-dire du cœur et du péricarde.

Les palpitations sont ou purement nerveuses, ou causées par un état de viciation du sang, de pléthore, ou elles sont dépendantes d'une lésion organique du cœur. Les dernières seules doivent être l'objet de notre examen, parce qu'elles seules servent de base à des pronostics plus ou moins graves.

Les palpitations qui sont l'effet d'une affection soit organique, soit inflammatoire du cœur, du péricarde ou même des gros vaisseaux voisins, sont continues et offrent à peine quelques moments de rémission ou de diminution. Elles augmentent d'intensité au moindre exercice, et surtout elles rendent alors plus pénible et plus anxieuse l'oppression, inséparable de ces sortes de maladies. De plus, dans les affections organiques du cœur, la figure et surtout les lèvres sont livides ou bleuâtres ; le pouls est irrégulier, inégal ou intermittent, etc. Le pronostic déduit de ces palpitations est toujours fort grave, car le plus souvent ces maladies sont funestes, et se terminent ordinairement par une hydropisie générale et mortelle, et quelquefois même par une mort subite.

Quant aux palpitations nerveuses, etc., elles ne sont pas continues, mais passagères et transitoires, et ne comportent le plus communément aucune espèce de danger. Cependant, après une fièvre de longue-durée, comme le fait observer Landré-Beauvais, des palpitations violentes, longues et continues, avec une respiration difficile, des faiblesses fréquentes, un pouls inégal, sont très-dangereuses et souvent mortelles. « Dans toutes les maladies chroniques, avec épuisement de forces, ajoute le même auteur, elles annoncent une mort prochaine..... Les palpitations ne sont pas beaucoup à craindre dans les affections vermineuses, le scorbut, les spasmes hystériques, hypocondriaques, à moins qu'elles ne soient d'une longue durée et accompagnées de fortes et fréquentes défaillances : dans ces cas, elles sont suivies d'une mort prompte. »

### DES SIGNES TIRÉS DE LA RESPIRATION.

La respiration naturelle ou dans l'état de santé est facile, égale, douce, uniforme et insonore. Elle se compose de deux mouvements, l'inspiration et l'expiration. Quant à sa fréquence, elle est dans les adultes le quart de la fréquence du pouls, c'est-à-dire dix-huit par minute, ou quatre battements du pouls par chaque respiration. (Voyez pour plus de détails notre *Précis de Physiologie humaine.*)

Nous allons exposer successivement les signes tirés des respirations fréquente, rare ; vite, prompte, lente ; grande, petite ; facile, difficile ; égale, inégale ; sonore ; des altérations de l'air expiré, etc.

### *De la respiration fréquente et de la respiration rare.*

La respiration fréquente est celle qui dépasse plus ou moins le terme normal, c'est-à-dire le chiffre dix-huit.

En général, plus la respiration est fréquente, plus elle est dangereuse : le danger devient fort grand lorsqu'on compte de cinquante à soixante respirations par minute, surtout dans les inflammations ou phlegmasies de poitrine, c'est-à-dire les fluxions de poitrine *(péripneumonie* ou *pneumonie)* où l'on observe fièvre, douleur de côté, toux, crachats sanguinolents et visqueux ; les pleurésies où il y a également fièvre, douleur de côté plus forte encore, toux sans crachement de sang ; les hydrothorax (hydropisies de poitrine), les hydro-péricardes (hydropisies de l'enveloppe du cœur) ; les affections organiques du cœur graves et très-avancées, anévrismes, etc. Dans tous ces cas il existe une très-grande oppression traduite ou signifiée par l'extrême fréquence de la respiration. Or, dans toutes ces maladies, c'est l'oppression ou son *signe*, la grande fréquence respiratoire, qui en fait tout le danger. — On constate encore la respiration fréquente dans les fièvres essentielles et dans les autres phlegmasies aiguës, mais alors elle est peu fâcheuse, si les poumons ne sont pas affectés ; dans les fièvres intermittentes, et surtout pendant le frisson : elle est également dans ce cas exempte de tout danger, à moins que la fièvre ne soit ce qu'on appelle une fièvre pernicieuse. Nous en parlerons ailleurs.

Là respiration rare est l'opposé de la fréquente, c'est-à-dire qu'elle est au-dessous de la respiration naturelle ou du chiffre dix-huit.

Elle n'est dangereuse que par sa grande rareté, surtout lorsque la poitrine s'élève beaucoup et avec grand effort pour effectuer l'inspiration : c'est ce qu'on appelle respiration *sublime*. Cette sorte de respiration pénible et anxieuse, avec mouvement des ailes du nez, indique l'épuisement des forces vitales ou radicales de l'économie : elle peut être facilement et promptement suivie de défaillance, de stupeur, de délire et même de la mort.

La respiration déjà très-rare et qui le devient à chaque instant davantage, est souvent un signe avant-coureur de la mort. Ce mode de respiration annonce quelquefois seul, dans les affections soporeuses et apoplectiques, une mort immédiate, sans aucune espèce de râlement ni agonie proprement dite.

« La respiration qui est à la fois rare et grande, dit Double, est un signe mortel : elle accompagne ordinairement les affections soporeuses, les délires taciturnes. *Qui vero magnus inspiratur et per multum temporis intervallum, delirium indicat.* (Hipp.) Si l'on parcourt ensuite les histoires de maladies recueillies par le père de la médecine, on trouve plusieurs faits à l'appui de cette sentence. Philiscus de Tharse et Silenus, morts l'un le sixième, et l'autre le onzième jour de la maladie, avaient eu constamment la respiration rare et grande. Il faut en dire autant de la femme de Droménade, de la femme de Déalcès, et du jeune homme de Mélibée, tous malades observés par Hippocrate, et atteints cependant de maladies diverses. »

### *De la respiration vite et de la respiration lente.*

La respiration vite est celle où l'inspiration et l'expiration s'exécutent avec vivacité et rapidité.

La respiration vite et la respiration fréquente sont ordinairement réunies. Quelquefois cependant la vitesse l'emporte sur la fréquence, comme dans la pleurésie. On rencontre même dans quelques cas la réunion de la respiration vite avec la respiration rare, comme, au rapport de Landré-Beauvais, dans les maladies aiguës et chez les sujets robustes, lorsque la mort est prochaine.

La respiration lente est le contraire de la respiration vite : l'inspiration et l'expiration s'exécutent avec vivacité et avec lenteur. C'est en général un bon signe, à moins qu'il n'existe en même temps des signes mauvais, tels que fréquence et faiblesse du pouls, épuisement des forces, collapsus général, froid des extrémités, etc. : alors, comme dit Baglivi, *mors ostia pulsat.*

### *De la respiration grande et de la respiration petite.*

La respiration est grande lorsqu'un grand volume d'air est inspiré et expiré. La respiration grande est en général un bon signe dans toutes les maladies. Si elle est accompagnée du mouvement des ailes au nez et de l'élévation de la poitrine, elle est fort dangereuse ; c'est ce qu'on appelle respiration *haute, sublime,* comme nous l'avons déjà dit plus haut : dans ces cas, les malades ne respirent qu'en tenant la bouche toujours ouverte. C'est la respiration des agonisants, lorsque le thorax s'élève tout entier.

« Une seule respiration grande, et qui ne revient avec cette qualité qu'après de longs intervalles, annonce le délire ; et si ce signe persiste longtemps, le délire est accompagné de convulsions. C'est particulièrement dans les fièvres cérébrales que l'on rencontre ce signe, qui nous a été transmis par les plus anciens observateurs, et que j'ai quelquefois remarqué dès le second ou le troisième jour de ces maladies. » (Landré-Beauvais.) (Voir plus haut, p. 23).

La respiration petite est celle où il y a peu d'air inspiré, quoique la poitrine se dilate pendant l'inspiration. Si cette ampliation n'a pas lieu, la respiration est petite et obscure.

Si, dans la fluxion de poitrine, la respiration devient petite et fréquente, c'est un mauvais signe, soit que ce mode de respiration provienne de la faiblesse du malade, soit qu'il reconnaisse pour cause une douleur vive de la poitrine, une inflammation ou un engorgement considérable du poumon, ou une inflammation du bas-ventre. — La respiration petite et obscure est généralement très-mauvaise. Celle dans laquelle l'inspiration est petite et l'expiration grande, annonce le danger le plus imminent et le plus formidable. Lorsque la respiration est petite au point d'être à peine sensible, on peut pronostiquer une mort prochaine, à moins que cet état ne soit l'effet d'une syncope. « La respiration petite nous annonce l'épuisement des forces. Elle s'observe chez les phthisiques peu de temps avant l'extinction de la vie, et en général aux approches de la mort qui termine les maladies longues, les grandes souffrances, les suppurations abondantes, etc. » (Double.) Le même auteur ajoute ailleurs : « Si dans la péripneumonie et la pleurésie inflammatoires, ou même dans l'inflammation de tout autre viscère, la respiration devient subitement petite et vite, la mort est très-prochaine, surtout si le pouls paraît en même temps lent et mou. »

La respiration petite se confond avec la courte : cette espèce de respiration combinée est un fort mauvais signe dans les maladies de poitrine, et en général dans toutes les maladies aiguës ; et si, dans ces maladies, cet état de la respiration se joint au délire, c'est un signe ordinairement mortel. *Quando in febre non intermittente difficultas spirandi et delirium contigerit, lethale.* (Hipp.)

#### De la respiration facile et de la respiration difficile.

La respiration facile est celle qui se fait avec aisance, sans gêne et sans douleur. Elle annonce le bon état des organes et surtout des poumons.

La respiration est difficile quand les mouvements d'inspiration et d'expiration s'exécutent avec peine et que le malade éprouve le sentiment d'un grand poids fixé sur la poitrine. La dyspnée ou la difficulté de respirer se fait remarquer dans un grand nombre de maladies graves, surtout dans les phlegmasies ou inflammations de la poitrine, la phthisie pulmonaire ; dans les inflammations du bas-ventre, dans l'ascite ou hydropisie abdominale ; dans les affections organiques du cœur et des gros vaisseaux, l'hydro-péricarde, l'hydro-thorax ; dans les fièvres graves, typhoïdes, adynamiques et ataxiques (putrides et malignes), etc. — A la difficulté de respirer, qui est généralement un signe très-mauvais, doivent se rattacher plusieurs autres modes de respiration, comme la respiration laborieuse, qui est très-difficile et accompagnée d'un sentiment d'embarras et d'oppression notable, mais néanmoins sans suffocation imminente. « La respiration laborieuse, c'est-à-dire celle qui se fait avec essoufflement, travail manifeste des muscles du col et de la poitrine, mouvement des ailes du nez *(sublime)*; cette respiration, dis-je, annonce dans les maladies aiguës une mort prochaine. » (Leroy.) Si la respiration laborieuse est en même temps petite, fréquente et précipitée, elle est plus funeste encore. — La respiration suffocante, anhéleuse : elle est si difficile, que le malade ne peut absolument garder la position horizontale, et qu'il est forcé de rester debout ou assis sur son séant pour ne pas suffoquer ; c'est l'orthopnée, ou *respiration droite* suivant l'étymologie grecque. C'est un des plus mauvais signes que l'on puisse rencontrer dans les fluxions de poitrine et les pleurésies : nous l'avons vu suivi, dans ces cas, d'une mort prompte, amenée dans l'espace de quelques minutes. *Quod si dum morbus viget, œgrotus velit residere, hoc in omnibus acutis malum, in pulmoniis vero pessimum.* (Hipp.) — S'il arrive dans le cours d'une maladie aiguë que le malade soit pris subitement d'une extrême difficulté de respirer, au point d'être obligé de se faire soulever et appuyer sur des oreillers et de se tenir sur son séant, on doit en porter un pronostic très-fâcheux. (Hipp.) — On doit beaucoup craindre pour les pleurétiques et pneumoniques qui veulent être assis sur leur lit à cause de la difficulté qu'ils ont de respirer, et qui ne peuvent pas rester couchés parce qu'ils se sentent suffoqués : ce signe est surtout très-dangereux lorsqu'on entend dans la poitrine un certain bruit de râle et que le malade n'a pas la force de cracher ou d'expectorer. Dans ce cas très-grave, bien que le pouls paraisse bon et comme naturel, c'est un signe insidieux et trompeur; il faut s'en méfier. (Baglivi.) — Dans les maladies inflammatoires de la poitrine (pleurésie et pneumonie ou fluxion de poitrine), la difficulté plus ou moins grande de respirer traduit ordinairement le degré de violence et de danger de la maladie. Le pronostic de ces sortes de maladies est donc en général d'autant plus fâcheux que la respiration est plus fréquente, plus courte, plus gênée, plus anxieuse, en un mot plus laborieuse. — Si dans une pleurésie le malade est brusquement saisi d'une telle difficulté de respirer, qu'il soit obligé de se tenir assis sur son lit (orthopnée), et que même dans cette situation sa respiration soit encore laborieuse, on a lieu de présumer qu'il s'est fait un épanchement séro-purulent (eau purulente) dans la poitrine. Ce symptôme annonce ordinairement une mort prochaine. *Spirationes quæ non nisi erecta cervice ducuntur, dirum hydropem faciunt.* (Hipp.) — La précipitation du discours fait aussi connaître que la respiration est notablement gênée; la parole du malade est sensiblement plus précipitée à la fin de chaque phrase qu'au commencement. Ce signe indique aussi le délire, comme nous le verrons ailleurs. Dans les maladies aiguës, une grande difficulté de respirer est toujours un mauvais signe, à moins qu'elle ne se manifeste au moment d'une crise favorable. Lorsque dans une fièvre aiguë continue il survient du délire avec difficulté de respirer, c'est, suivant Hippocrate, un signe mortel. La respiration difficile, vite, petite, inégale, douloureuse, suffocante, haute, *sublime*, c'est-à-dire exécutée péniblement par les efforts réunis de tous les muscles du thorax (la poitrine), est sûrement mortelle, parce qu'elle offre au plus haut degré l'ensemble de toutes les altérations respiratoires les plus graves et les plus profondes. (Boerhaave.) — La respiration vite et difficile, accompagnée de bruit plus ou moins considérable dans la gorge et suivie de hoquet, est un signe de mort prochaine, surtout si le malade présente d'ailleurs une faiblesse extrême, une insensibilité générale, des sueurs froides, le pouls fréquent et faible. » (Double.) — Dans la phthisie pulmonaire, les lésions respiratoires sont très-variables. On voit des phthisiques qui dès le commencement de leur maladie éprouvent la plus grande difficulté de respirer, et dont l'oppression va croissant jusqu'à la mort. D'autres ne se plaignent d'avoir la respiration gênée que lorsqu'ils sont couchés. Il en est qui respirent assez bien sur les deux côtés. D'autres ne peuvent respirer librement que sur un côté seulement, ce qui est plus ordinaire. Quelques-uns enfin n'ont jamais accusé de difficulté dans la respiration, de quelque manière qu'ils aient été couchés. Il y a plus : on a vu des phthisiques chez qui la respiration difficile est devenue tout à coup facile au moment même où la maladie faisait de funestes progrès, et alors que la suppuration pulmonaire faisait les plus grands ravages. (Morgagni et Portal.) Cela nous fait rappeler un passage remarquable de Double, que voici : « J'ai vu la respiration devenir subitement et sans motif aucun, de difficile et pénible, facile et sans douleur, dans le cas où la pneumonie se terminait promptement par le sphacèle (gangrène générale); la mort ne tardait pas à arriver. » Ainsi, pour en revenir à la respiration des phthisiques, on peut établir que la dyspnée ou la difficulté de respirer n'est pas un symptôme, un caractère essentiel de la phthisie pulmonaire; ou du moins il résulte de ce qu'on vient de dire que cette dernière se révèle infiniment moins par l'oppression ou la dyspnée habituelle que par l'ensemble des symptômes généraux et surtout par la toux, l'émaciation croissante et le dépérissement progressif de toute l'économie. La dernière variété de la respiration difficile, c'est la respiration douloureuse. Les mouvements d'inspiration et d'expiration, surtout les premiers, sont difficiles et empêchés par la douleur vive ressentie, soit dans la poitrine, soit dans le ventre. On observe la respiration douloureuse dans la pleurésie et dans les inflammations abdominales. On peut rattacher à ce mode de respiration la respiration abdominale, qui se fait presque exclusivement par les muscles de l'abdomen : ceux-ci, à cet effet, s'élèvent et s'abaissent alternativement. C'est un très-mauvais signe que l'on constate dans les inflammations de poitrine les plus violentes, où le thorax ne se dilate pas du tout pendant l'inspiration.

### De la respiration égale et de la respiration inégale.

La respiration est égale quand les actes respiratoires se succèdent régulièrement, sans offrir de différences dans leur grandeur, leur étendue et leurs retours. Elle est inégale dans les suppositions ou dans les conditions contraires, c'est-à-dire si une petite respiration succède à une grande, ou une grande à une petite, ou si quelques respirations se manifestent plus tôt ou plus tard, ou manquent entièrement : dans ce dernier cas, la respiration est appelée *intermittente*.

La respiration inégale est en général un mauvais signe, à moins qu'elle ne soit le signe avant-coureur d'une crise salutaire. On observe la respiration inégale dans les fièvres dites typhoïdes, adynamiques, ataxiques (putrides, malignes); dans les phlegmasies de la poitrine et du bas ventre; dans la plupart des maladies nerveuses, spasmodiques, hystériques, etc. : dans ces derniers cas (maladies nerveuses et spasmodiques), elle est généralement peu fâcheuse. — Les respirations interrompue, entrecoupée et intermittente, qui appartiennent à la respiration inégale, sont très-dangereuses dans le cours des maladies aiguës. La respiration entrecoupée et suspirieuse présage souvent des convulsions, du délire ou la mort même. La respiration suspirieuse, dit Double, précède souvent le hoquet de la mort.

### De la respiration sonore.

La respiration sonore est *soufflante, sifflante, suspirieuse, luctueuse* ou *plaintive*, et *stertoreuse* ou *râlante*.

La respiration soufflante se remarque dans quelques fièvres continues graves, dans le stade ou période du chaud des fièvres intermittentes, dans l'asthme, l'hydropisie très-avancée, etc. « Je l'ai vue plusieurs fois, dit Double, constituant un des symptômes de l'agonie, et dans deux circonstances le malade soufflait absolument de la même manière que s'il eût voulu refroidir un corps trop chaud : ces deux malades se trouvaient dans le plus haut degré d'épuisement des forces. » — La respiration sifflante a lieu dans les spasmes violents, dans l'asthme, l'anévrisme de l'aorte, le croup, les angines laryngée et trachéale, quelquefois dans la première période de la phthisie; *in faucibus tenuis sibilus auditur*, dit Hippocrate en parlant de cette maladie. La respiration sifflante précède souvent le délire; c'est un signe plus on moins fâcheux. — La respiration suspirieuse s'observe particulièrement dans la fièvre lente nerveuse, les fièvres ataxiques graves (malignes graves), et dans les maladies aiguës très-intenses et aggravées encore par des affections morales tristes et fortement dépressives. Dans tous ces cas, la respiration suspirieuse est un signe fort mauvais qui annonce le délire, les convulsions et la mort. La respiration suspirieuse, ajoute Double, précède souvent le hoquet de la mort. — La respiration plaintive, luctueuse ou gémissante, est la voix ou l'expression de la douleur. Elle est la compagne ordinaire des inflammations de poitrine; on l'observe aussi dans les fièvres aiguës primitives ou essentielles et dans une foule de maladies douloureuses. Cette sorte de respiration n'est pas toujours le cri ou la traduction fidèle de la douleur. Chaque malade a sa manière de sentir et de souffrir, suivant son tempérament, son caractère et sa mesure de sensibilité native ou acquise, ou selon son degré de courage ou de pusillanimité. Les uns se plaignent sans souffrir pour l'indisposition la plus légère, et d'autres souffrent sans se plaindre même sous le poids des maux les plus graves et les plus sérieux. En général, ce mode de respiration est sans conséquence quand il se manifeste dès le début de la maladie; il est plus grave s'il survient à une époque avancée, ou lorsque le mal a déjà fait de grands progrès. La respiration plaintive qui se fait entendre pendant le sommeil, est toujours un signe fâcheux, à moins qu'elle ne soit le résultat d'un rêve fatigant, pénible et laborieux, ou l'effet passager d'une espèce de cauchemar. — La respiration stertoreuse s'effectue dans les voies aériennes, le larynx et la trachée-artère, et elle est l'effet d'un spasme ou d'un amas de mucosités, tandis que la respiration ronflante où le ronflement se passe tout simplement dans les fosses nasales ou l'arrière-bouche. La respiration stertoreuse ou râlante, à moins qu'elle ne dépende d'une affection nerveuse spasmodique, est presque toujours un signe très-fâcheux, surtout dans les fluxions de poitrine et le catarrhe suffocant, lorsque l'expectoration est devenue très-difficile, ou même absolument nulle ou presque impossible : dans ces derniers cas, la respiration râlante annonce une mort prompte et inévitable, si l'expulsion des crachats n'a pas lieu sans délai. La respiration stertoreuse est également un mauvais signe dans l'apoplexie violente, elle annonce une mort prochaine. En général, elle est très-dangereuse dans toutes les maladies où il y a épuisement et prostration générale des forces.

*Des altérations physiques de l'air expiré.*

L'air expiré est 1° chaud, 2° froid, 3° fétide. — Si l'air expiré produit sur la main une chaleur plus forte qu'à l'ordinaire, on dit que la respiration est chaude; si la sensation de chaleur éprouvée est très-forte, extraordinaire, la respiration est appelée brûlante. On observe la respiration chaude ou brûlante, suivant le degré d'intensité, dans les fièvres inflammatoires très-fortes et surtout dans les phlegmasies violentes des poumons et des bronches. Ce signe révèle une grande intensité de la maladie et un véritable danger. — Si l'air expiré ne produit d'autre sensation que celle déterminée par l'air atmosphérique, on dit que la respiration est froide. On la rencontre dans quelques fièvres très-graves, comme typhoïdes, adynamiques et ataxiques (putrides et malignes); dans les typhus, dans les pneumonies très-graves et avancées, les catarrhes suffocants, etc., c'est-à-dire dans tous les cas où les poumons n'exécutant plus leurs fonctions, l'air n'a pu subir de changement de température par le manque de la respiration normale ou physiologique. La respiration froide est généralement un signe très-dangereux et presque toujours mortel. *Qui frigidus ex naso et ore exspiratur spiri-*

*tus, admodùm exitialis est.* (Hipp.) — La respiration fétide, que l'on ne doit pas confondre ici avec l'haleine fétide qui provient du mauvais état habituel de l'estomac ou de la bouche, du nez, des dents gâtées ou d'autres causes inhérentes à l'économie individuelle, est, en général, un signe fâcheux dans les fièvres typhoïdes, adynamiques et ataxiques, dans les maladies chroniques très-avancées avec cachexie, marasme et épuisement total des forces vitales, les suppurations pulmonaires, les vomiques, etc. Enfin, dans toutes les maladies quelconques, si l'haleine est excessivement fétide et cadavéreuse, c'est un signe qui annonce une mort inévitable et très-prochaine.

Nous répèterons ici ce que nous avons déjà dit au sujet du pouls : c'est qu'il faut en général très-rarement fonder le pronostic sur une seule altération de la respiration, mais plutôt sur la réunion de plusieurs, jointe aux signes tirés de l'ensemble de tous les symptômes de la maladie. Cependant les signes fournis par la respiration sont beaucoup plus sûrs que ceux que nous donne l'exploration du pouls. Ils sont d'ailleurs infiniment plus saisissables et appréciables même aux personnes les moins habituées à voir des malades. « J'ai vu, dit Double, plusieurs fois, dans les fièvres malignes et putrides, dont tous les symptômes étaient portés au plus haut degré, le malade éviter la mort que j'avais fortement redoutée, ou même hautement annoncée, d'après la face hippocratique, le délire, la carpologie et l'extinction du pouls, la respiration restant presque absolument naturelle. »

Nous avertissons, en terminant l'article de la respiration, que nous n'avons pas cru devoir exposer ici les méthodes purement médicales de la *percussion* et de *l'auscultation* pectorales : car on sent assez que ces moyens d'exploration, tout bons, tout excellents qu'ils sont, seraient à la fois impossibles et inconvenants dans leur application clinique.


### DES SIGNES TIRÉS DU RIRE.


Le rire pathologique ou morbide, comme le rire physiologique ou naturel, se distingue naturellement en sourire et en rire proprement dit, ou en rire volontaire et involontaire ou convulsif. Mais ici nous ne voulons guère nous arrêter à ces sortes de distinctions.

Le sourire ou le rire morbide ressemble beaucoup au sourire naturel ; c'est à peu près matériellement le même. Il s'exerce machinalement sans que le malade, pour ainsi dire, en ait la conscience. C'est toujours sans doute un mode d'expression du sentiment, mais il n'est plus dirigé par la raison et la volonté, c'est-à-dire que c'est un symptôme et un signe de délire. On l'observe particulièrement dans quelques fièvres ataxiques et dans quelques autres maladies aiguës graves, avec perturbation affective ou trouble intellectuel. On ne doit pas être plus effrayé de voir un malade sans raison, que de l'entendre parler ou chanter sans aucun sujet. Toutes choses égales d'ailleurs, il y a moins à craindre d'un délire joyeux accompagné de ris, que d'un délire qui n'a pour objet que des idées tristes ou des sujets sérieux et mélancoliques. — On appelle sardonique ou sardonien le ris convulsif qui précède et accompagne souvent le tétanos général. Il est alors très-dangereux, parce qu'il est le commencement ou le signal du développement du tétanos (qui est une roideur convulsive permanente de tout le corps et de tous les membres), c'est-à-dire d'une maladie très-aiguë et presque toujours promptement mortelle. Ce ris ou sourire tétanique, ou sardonique, est bien différent du précédent, parce qu'il est essentiellement involontaire, convulsif et lié à une lésion physique, tandis que l'autre est le symptôme ou l'expression d'une affection ou plutôt d'une perturbation morale. Le rire qu'on appelle cynique, canin, ou spasme cynique, *risus cynicus vel caninus*, n'est qu'une variété du rire sardonique ou tétanique. On l'a ainsi nommé à cause de la ressemblance grossière qu'on a cru trouver entre ces contractions convulsives des lèvres et des joues, et la grimace que font les chiens dont on excite la colère. C'est toujours un signe fâcheux. — Le rire proprement dit, avec des éclats bruyants, immodérés, s'observe particulièrement dans quelques maladies nerveuses, comme l'hystérie, l'hypocondrie, la manie, etc. C'est un signe de peu de valeur pronostique. On cite des cas où un rire excessif, mais non morbide, a déterminé les accidents les plus graves et la mort même : mais ceci sort de notre sujet. (Voyez notre *Précis de physiologie humaine.*)

## DES SIGNES TIRÉS DU BAILLEMENT.

Le bâillement (*oscitatio*) est une longue, forte et profonde inspiration avec écartement involontaire des mâchoires, suivie d'une forte et brusque expiration. C'est, comme on sait, le symptôme le plus certain de l'ennui, de l'envie de dormir, de la fatigue, de l'invasion de la fièvre intermittente, etc. Le bâillement est souvent accompagné de *pandiculations*, c'est-à-dire de mouvements automatiques des bras en haut, avec renversement du tronc et de la tête en arrière.

On rencontre quelquefois le bâillement dans les fièvres ataxiques (malignes), où il devient un signe très-dangereux, s'il est joint à d'autres mauvais symptômes, comme pouls très-fréquent, inégal, petit, faible, soubresauts des tendons, agitation générale, etc. On l'a vu souvent précéder et annoncer les fièvres éruptives et les hémorragies. Il annonce aussi assez souvent l'invasion de la goutte, de l'hystérie, de l'hypocondrie, de l'épilepsie, et presque toujours de la syncope. Lorsque le bâillement survient dans le cours de ces diverses affections nerveuses, il en indique la prochaine cessation. En général, le bâillement continuel est un signe mortel, si, dans les maladies aiguës, surtout chez les femmes en couches ou en travail d'enfantement, il existe en même temps une faiblesse considérable ou un grand épuisement des forces de toute l'économie. Le bâillement se manifeste aussi quelquefois après des évacuations excessives, de grandes blessures, etc. S'il existe en même temps d'autres mauvais symptômes, comme grande fréquence et faiblesse du pouls, oppression de poitrine, pâleur, etc., il devient un signe très-fâcheux.

## DES SIGNES TIRÉS DE L'ÉTERNUMENT OU DE LA STERNUTATION.

L'éternument est une forte, violente et brusque expiration dans laquelle l'air, chassé très-rapidement, va frapper avec bruit les parois anfractueuses des fosses nasales.

L'éternument est favorable ou nuisible, suivant les circonstances. Il est favorable vers la fin des fièvres aiguës; il annonce, par ce mouvement réactionnel, la conservation et le bon état des forces. Il peut favoriser le travail salutaire des crises, par la secousse opportune qu'il imprime à toute l'économie : c'est ainsi qu'il peut exciter la transpiration cutanée et avancer une sueur critique. Quelquefois il annonce un saignement de nez critique. Il peut être utile dans les apoplexies ou paralysies asthéniques, c'est-à-dire par faiblesse et atonie. Il est également favorable dans l'hystérie et dans les accouchements laborieux, suivant cet aphorisme d'Hippocrate : *Mulieri ab uterinâ passione vexatæ aut difficulter parienti, sternutatio superveniens, bonum.* — Un éternument fréquent doit faire craindre une attaque d'apoplexie chez les individus qui y sont naturellement prédisposés. Joint à d'autres mauvais signes, il devient très-fâcheux dans les fièvres graves continues, dans les fluxions de poitrine, la pleurésie, la phthisie, dans les inflammations du bas ventre, les phlegmasies cérébrales, etc.

La sternutation trop fréquente produit quelquefois l'avortement, ou détermine ou entretient des hémorragies utérines graves. Enfin, suivant Hippocrate, excepté dans les cas de coryza (rhume de cerveau), on doit regarder les sternutations fréquentes, chez les personnes bien portantes, comme le prodrome ou le signe avant-coureur des maladies. *Citrà gravedinem, copiosæ in sanis sternutationes futurum morbum præsagiunt.* Nous résumons, et nous disons avec Double :

« Lorsque l'éternument a lieu dès le principe d'une maladie aiguë, avant la crise et sans complication d'affection catarrhale, on peut s'attendre que la fièvre sera longue et grave.

« Au contraire, lorsque l'éternument se manifeste pendant ou après la crise, même avec des signes peu favorables d'ailleurs, c'est toujours d'un bon augure.

« L'éternument est un bon signe dans les maladies avec prédominance de symptômes nerveux. L'éternument ne se manifeste guère que lorsque les symptômes ataxiques ont perdu de leur intensité.

« En général, on voit rarement éternuer les malades qui sont près de mourir, et, au contraire, on entend souvent éternuer ceux qui sont près de guérir. »

### DES SIGNES TIRÉS DU HOQUET.

Le hoquet (*singultus*) est une inspiration prompte, sonore, rauque, produite par la contraction involontaire et subite du diaphragme et la constriction simultanée de la glotte, qui arrête le passage de l'air dans la trachée-artère.

Nous ne considérons pas ici le hoquet comme maladie particulière, ni comme très-légère indisposition passagère, mais seulement comme symptôme survenant dans les maladies aiguës les plus graves.

En général, dans les maladies aiguës, le hoquet est un signe fâcheux; il est surtout redoutable dans les fièvres typhoïdes, ataxiques et adynamiques (malignes et putrides), et il est d'autant plus dangereux qu'il se trouve réuni à d'autres mauvais signes, fournis ordinairement par les fièvres graves que nous venons de mentionner. *Si quis in laboriosâ febre singultiat, vox obstupescat, morbo laborat pessimo.* (Hipp.) Le hoquet est très-grave et très-alarmant dans les inflammations du bas ventre, de l'estomac et des intestins, de même lorsqu'il survient dans les hernies étranglées, à la suite de grandes opérations chirurgicales, dans la dysenterie, le choléra, la passion iliaque dite *miserere*, annoncée par des coliques atroces et des vomissements stercoraux; dans les cas de blessures ou de plaies qui pénètrent dans la poitrine ou dans l'abdomen, et qui atteignent le diaphragme ou les organes voisins; dans les affections cérébrales, les plaies de tête graves, etc. Le hoquet qui se manifeste à une époque très-avancée des maladies aiguës et surtout des fièvres ataxiques (malignes), et qui est joint à la chute des forces et à des mouvements convulsifs, est un signe très-dangereux. « Le hoquet qui se joint à la face hippocratique est toujours le signe d'une mort très-prochaine, à moins que la décomposition de la face ne soit accidentelle. J'ai vu, dans plusieurs cas, le hoquet et la face hippocratique dans les fièvres malignes ou ataxiques précéder de quelques heures seulement la mort du sujet. » (Double.) Nous décrirons plus loin l'état de la figure qu'on appelle *face hippocratique.* Le hoquet qui survient à la suite des évacuations excessives quelconques et surtout hémorragiques, qui ont déterminé une adynamie profonde ou une chute, une prostration totale des forces générales, annonce le plus grand danger et une mort prompte, si l'on ne parvient pas à exciter au plus tôt les forces vitales et à réfociller le malade. *In copiosâ sanguinis fluxione, aut singultus aut convulsio malum denuntiant.* (Hipp.) « Survenant dans une maladie aiguë, à la suite d'un vomissement symptomatique vert, porracé, atrabilaire, et accompagné de la rougeur des yeux et de quelques autres signes d'une inflammation cérébrale, le hoquet annonce une mort prochaine. » (Landré-Beauvais.)

- Le hoquet qui se joint à l'aphonie ou extinction de voix est en général d'un fâcheux pronostic. *Aphoniæ cum singultu pessimæ,* dit Hippocrate.

Enfin, dans l'appréciation exacte de la valeur séméïologique ou pronostique du hoquet, il faut toujours considérer et peser la gravité des symptômes qui l'ont précédé, ceux qui l'accompagnent et les causes qui paraissent le déterminer. Si le hoquet n'est accompagné d'aucun symptôme fâcheux ni excité par aucune cause grave facilement constatable, il faut peu s'en inquiéter pour le pronostic.

### DES SIGNES TIRÉS DE LA TOUX.

La toux ne diffère de l'éternument qu'en ce que ses expirations sont plus courtes et plus fréquentes. Les expirations convulsives de la toux entraînent les mucosités des bronches et de la trachée-artère, de même que dans l'éternument l'air expiré chasse les mucosités des fosses nasales. L'expulsion des mucosités des bronches constitue ce qu'on appelle l'*expectoration*. L'*expuition* n'est que l'expulsion des matières salivaires ou muqueuses qui se trouvent dans la bouche, le pharynx ou le larynx.

La toux est humide ou sèche, selon qu'elle est ou non accompagnée de crachats. Lorsqu'elle est à la fois sèche et opiniâtre, on l'appelle *toux ferrine (tussis ferina)*. — On distingue encore la toux en gutturale, en pectorale et en stomacale, suivant le lieu ou l'organe d'où elle provient. La toux gutturale a pour cause une irritation quelconque fixée à la gorge, au larynx ou à la trachée-artère : on peut l'appeler aussi laryngée ou trachéale, suivant l'argane qui en est le siége ou le principe. — La toux pectorale est déterminée par des maladies aiguës ou chroniques des organes contenus dans la cavité de la poitrine. — La toux stomacale est une toux sèche qui dépend ordinairement d'une lésion fonctionnelle de l'estomac, d'une affection vermineuse, d'une inflammation ou d'un vice organique de quelque viscère contenu dans la cavité abdominale.

La toux s'observe dans toutes les inflammations de la poitrine ; elle est souvent d'une extrême violence et quinteuse dans les catarrhes pulmonaires intenses avec fièvre, ou dans les fièvres catarrhales, et surtout dans leurs redoublements ; elle est moins forte et sans quintes dans la pleurésie, où elle est ordinairement sèche ; elle est également moins intense dans la pneumonie (fluxion de poitrine), mais alors elle est humide et accompagnée de crachats visqueux, rouillés ou sanguinolents. La toux se manifeste presque toujours aussi pendant les frissons des fièvres intermittentes ou remittentes ; elle est alors un pur effet du *raptus* sanguin qui se forme sur les poumons. La toux est ordinairement le symptôme inséparable de la phthisie pulmonaire : c'est généralement celui qui tourmente le plus les phthisiques, et tant qu'il existe, même avec un certain retour de l'embonpoint et des forces, il ne faut pas compter sur une guérison solide et durable. En général, dans la phthisie qu'on appelle catarrhale ou muqueuse, la toux est beaucoup plus forte, plus opiniâtre et plus continue que dans les autres espèces de phthisies, comme la scrofuleuse ou tuberculeuse, parce que dans la première (la catarrhale ou muqueuse), la muqueuse bronchique est seule affectée, sans qu'il y ait lésion de la substance pulmonaire : circonstance de la plus haute importance, qui rend la phthisie catarrhale infiniment plus curable que les autres. — La toux, dans la phthisie laryngée, est petite, fréquente et sèche, ou du moins suivie de peu de crachats, qui ne viennent point de la poitrine, mais du larynx ou de la trachée-artère. Dans l'angine trachéale et dans le croup, la toux est rauque. Celle du croup offre un caractère de raucité sibilante particulier qu'on a comparé au chant d'un jeune coq, et qu'on a appelé *voix croupale*. Il suffit de l'avoir entendue une fois pour la reconnaître chez les jeunes sujets qui d'ordinaire sont affectés de cette redoutable maladie des voies aériennes. On connaît assez le caractère tout spécial et quelquefois terrible de la toux convulsive de la coqueluche. La toux qui, dans une péripneumonie (fluxion de poitrine), est sèche, violente, fréquente et avec de vives douleurs et de l'oppression considérable, est un très-mauvais signe. Si à une époque avancée, comme du dixième au quinzième jour de la maladie, elle est accompagnée de frissons fréquents et irréguliers, elle fait connaître que la suppuration s'établit dans le poumon, qu'un abcès s'y forme, et que le malade est exposé à une mort à peu près inévitable. — Une toux fréquente, forte et sèche, qui survient à une époque très-avancée d'une hydropisie abdominable (ascite), est un très-mauvais signe, et même mortel suivant Hippocrate. *Hydropicum si tussis vexet lethale.* (Hipp.) — La toux chronique, fatigante et prolongée des vieillards, surtout si elle est sèche, peut devenir promptement très-dangereuse, et causer la mort, soit par un catarrhe suffocant, soit par un engorgement pulmonaire ou pneumonie chronique, soit par un engouement sanguin ou apoplexie pulmonaire. Une pareille toux, chez les mêmes sujets, quand ils sont sanguins et pléthoriques, peut aussi facilement déterminer une apoplexie cérébrale. — En général, si une toux intense survient dans le cours d'une maladie aiguë, cette maladie ne doit être regardée comme complétement jugée et heureusement terminée que lorsque la toux vient à cesser, parce que, dans l'espèce, la toux est souvent l'indice d'une pneumonie latente, ou du moins d'un engorgement pulmonaire plus ou moins grave. — Une toux sèche et fréquente, dit Double, sert souvent de prodrome aux accès de goutte. « La toux, ajoute avec beaucoup de raison le même auteur, qui dure encore longtemps après la guérison des affections catarrhales, du croup, de l'angine, de la coqueluche, des maladies éruptives, et surtout de la rougeole, de la pleurésie et de la péripneumonie, doit toujours inspirer des craintes. » — La toux violente détermine quelquefois, chez les femmes enceintes, des congestions utérines douloureuses, qui peuvent devenir une cause ou une occasion fâcheuse d'avortement. Il faut toujours redouter la toux qui survient aux femmes en couches et surtout lorsque les lochies se suppriment ou s'arrêtent trop tôt. Cette toux puerpérale est souvent le prélude ou le commencement de la phthisie pulmonaire. — Enfin la toux qui empêche le sommeil est toujours fâcheuse, surtout si elle est sèche et qu'elle ne soit pas le commencement d'un rhume de poitrine ou d'un catarrhe pulmonaire.

## DES SIGNES TIRÉS DE L'EXPECTORATION, ETC.

On appelle expectoration l'expulsion des matières contenues dans la poitrine ou provenant de la muqueuse bronchique.

L'expectoration difficile et peu abondante est toujours un mauvais signe dans la seconde période des pneumonies (fluxions de poitrine) et des catarrhes pulmonaires intenses, à moins toutefois que, dans quelques cas rares, on n'observe d'autres évacuations supplémentaires abondantes, comme par les urines, les sueurs, etc. Mais ces évacuations succédanées n'ont jamais la valeur pronostique d'une bonne expectoration. — Si l'expectoration ne peut s'effectuer qu'avec les plus grands efforts, des douleurs violentes et avec beaucoup de bruit de la poitrine, si en même temps le malade est très-faible et épuisé avec une figure pâle, livide, plombée, décomposée et hippocratique, on doit porter le pronostic le plus grave et s'attendre généralement à une mort prochaine. — L'expectoration qui s'arrête subitement dans une fluxion de poitrine et dans un catarrhe grave, annonce le plus souvent une terminaison fâcheuse de la maladie, à moins qu'il ne survienne en même temps d'autres évacuations critiques. Si le malade paraît avoir la poitrine pleine de crachats, si ses fréquents efforts pour la dégager sont vains et impuissants, et qu'après avoir péniblement toussé et craché, sa respiration fasse encore entendre le bruit ou le gargouillement des crachats qui obstruent les bronches, on doit en augurer fort mal, et craindre, si cet état persiste, que le râle de l'agonie ne se déclare et que le malade ne succombe promptement. *Malum ubi nihil expurgatur, nec se expedit pulmo, sed propter multitudinem (sputi) fervet in gutture.* (Hipp.) — Les fluxions de poitrine sèches, c'est-à-dire celles où l'expectoration manque absolument, sont, suivant Hippocrate, extrêmement dangereuses. *Siccœ pleuritides in sputi expertes gravissimœ.* (Hipp.) Si elles ne sont pas promptement mortellles (du cinquième au neuvième jour), on a lieu de craindre plus tard la formation d'un abcès et la mort, à moins que le malade, ce qui est malheureusement fort rare, ne se sauve par la crise d'une vomique ou par l'expulsion subite d'une grande quantité de pus. Ces pronostics paraissent recevoir leur sanction confirmative des sentences aphoristiques du père de la médecine ; et en effet, lorsqu'une pneumonie arrive au quatorzième jour, sans que le malade paraisse en voie de guérison soit par défaut d'une bonne expectoration ou d'autre évacuation critique, soit par l'impuissance ou l'insuccès des moyens employés, on a tout lieu de croire qu'elle dégénèrera en abcès, supposé qu'il ne soit pas déjà formé. *Qui pleuritide laborant, nisi intra dies 14 supernè repurgentur, iis in empyema (id est in suppurationem) fit mali translatio. — Horum vero locorum dolores qui nequè per sputorum purgationes, nequè fœcum alvi dejectionem, nequè venœ sectionem, aut medicamenta purgantia et victûs rationem sedantur ; eos ad suppurationem tendere sciendum est.* (Hipp.) Cette suppuration est annoncée par des frissons fréquents et irréguliers, qui déterminent des redoublements de fièvre qu'il ne faut pas confondre avec des fièvres intermittentes et remittentes. *Qui perhorrescunt crebro, ad suppurationem deveniunt.* (Hipp.) — L'expectoration qui se prolonge indéfiniment, au delà du temps de la crise ordinaire de la maladie, doit faire craindre la fièvre hectique et la consomption.

Si, dans la phthisie pulmonaire, l'expectoration s'arrête subitement, c'est en général un fort mauvais signe, surtout lorsque auparavant elle procurait du soulagement. S'il existe en même temps d'autres mauvais symptômes, comme marasme, grande faiblesse, épuisement, oppression considérable, fièvre hectique continue avec des sueurs abondantes sur la poitrine, la tête, diarrhée, etc., on doit s'attendre à une mort inévitable et très-prochaine. On sait que l'expectoration se supprime chez tous les phthisiques peu de temps avant la mort.

Dans les phthisies laryngée et trachéale, l'expectoration ne vient plus de la poitrine proprement dite, ou des poumons, c'est-à-dire des bronches, mais du larynx et de la trachée-artère ; et dans ces cas plus les crachats sont abondants, plus le danger est grand.


## DES SIGNES TIRÉS DES CRACHATS.


On appelle crachats les matières expulsées des bronches,

de la trachée-artère, du larynx, du pharynx et de la bouche.

Les crachats morbides diffèrent entre eux, 1° par la nature de la matière qui les forme, 2° par leur couleur, 3° par leur odeur, 4° par leur saveur, 5° par leur consistance, 6° par leur quantité.

1° On peut distinguer six sortes de crachats, d'après la nature de leur matière : les crachats séreux ou aqueux, qui contiennent une faible quantité d'albumine et de gélatine et quelques sels : si l'albumine y prédomine, ils ressemblent à du blanc d'œuf, et alors on les appelle muqueux; les crachats écumeux ou mousseux rendus tels par l'air qu'ils contiennent; les crachats sanguinolents ou ceux qui offrent une teinte rouge, soit générale, soit partielle, par taches ou par stries; les crachats de sang pur; les crachats purulents ou ceux qui sont formés par le pus; les crachats puriformes ou ceux qui ont tout à fait l'aspect et l'apparence du pus.

Les crachats clairs, séreux, aqueux ou muqueux se montrent dans la première période du catarrhe pulmonaire, tout à fait au commencement de la péripneumonie ou fluxion de poitrine; on les observe aussi dans la pleurésie et dans les affections asthmatiques. Ils annoncent en général de l'irritation et l'invasion des phlegmasies de la poitrine; mais communément on ne doit pas en déduire un pronostic grave, à moins que, dans le cours des pneumonies et des catarrhes, ils ne succèdent tout à coup à des crachats cuits, c'est-à-dire opaques et épais.

Les crachats mousseux ou écumeux, comme les précédents, se font remarquer dans la première période du catarrhe et de la pneumonie, et révèlent encore une plus grande irritation. Ils sont le résultat des efforts de toux excessifs et réitérés, qui ont fait introduire et mêler une grande masse d'air dans les liquides qui les forment. On les observe également dans toutes les maladies chroniques de la poitrine où il y a beaucoup de toux, de douleur et d'irritation, comme dans les affections pectorales qui sont accompagnées de fortes toux spasmodiques, convulsives, telles que les toux d'asthme, de coqueluche, etc. Le pronostic de ces sortes de crachats ne comporte pas non plus un danger évident et prochain, ou du moins une gravité sérieuse et immédiate.

Les crachats sanguinolents ou teints de sang, rouillés, ou

striés en rouge, ne sont point fâcheux par eux-mêmes au commencement d'une fluxion de poitrine. C'est la marche naturelle de la maladie et même un caractère de bénignité, surtout si l'expectoration est facile, que le peu de sang rendu soit bien mêlé et comme fondu dans les crachats, que du quatrième au septième ou huitième jour le sang disparaisse insensiblement, et que les crachats s'épaisissent peu à peu et soient expulsés avec facilité et soulagement.

Les crachats de sang pur, dès le commencement d'une pneumonie, annoncent en géneral qu'elle sera très-intense, grave et dangereuse. *Admodum autem sanguinolentum, aut quod statim ab initio livescit, perniciem præ se fert.* (Hipp.) Ils sont encore plus fâcheux lorsqu'ils se manifestent à une époque plus ou moins avancée de la maladie. — Quant aux crachements de sang considérables qu'on appelle *hémoptysies*, qui surviennent sans pneumonie ni fièvre, ils sont en général graves et fâcheux, parce que souvent ils indiquent l'existence probable de tubercules pulmonaires, ou sont le signal du développement, plus ou moins prochain de la phthisie. Assez souvent aussi ils n'ont pas de suites bien graves et ne sont pas suivis de la phthisie pulmonaire : tout cela dépend de la nature des causes. Cependant, en thèse générale, un crachement d'un sang abondant, rouge, vermeil, écumeux et précédé d'un sentiment d'oppression, de chaleur et de bouillonnement dans la poitrine, doit être regardé comme un symptôme grave sur les suites duquel on ne peut jamais être parfaitement rassuré; et même, par son excessive abondance, il peut être suivi d'une mort immédiate, comme on l'observe quelquefois dans les phthisies très-avancées. Le crachement de sang est encore plus dangereux dans les maladies chroniques de la poitrine, surtout lorsqu'il se répète souvent. Les phthisiques, les asthmatiques, les personnes affectées d'hydropisie de poitrine, de pneumonie ou de pleurésie chronique, d'affections organiques du cœur, deviennent plus gravement malades quand ils éprouvent des crachements de sang plus ou moins notables. C'est aussi en général un mauvais signe quand, dans une fièvre aiguë essentielle, les malades crachent du sang, parce qu'il est à craindre qu'alors le poumon, devenu le foyer d'un *raptus hématoïque*, c'est-à-dire d'une fluxion ou d'une congestion sanguine, ne soit bientôt frappé de phlegmasie grave ou de pneumonie latente, qui aggrave immensément le pronostic de la maladie générale, c'est-à-dire de la fièvre essentielle ou primitive. Les crachats mêlés de sang qui surviennent peu de temps après une épistaxis ou saignement de nez, ne doivent pas être pris ici pour une expectoration sanguine, bronchique ou pulmonaire ; ils proviennent tout simplement des fosses nasales, et sont par conséquent sans aucune valeur pronostique. — Quelquefois, mais fort rarement toutefois, le sang ne vient que de la trachée-artère ou du larynx : il est alors rendu en très-petite quantité et mêlé exactement à la salive, ou seulement sous la forme de stries ou filaments rouges. Les crachements de sang qui se manifestent pendant l'éruption d'une petite vérole confluente sont toujours très-dangereux : ce symptôme a toujours paru mortel à Sydenham, qui a si bien observé et décrit la variole.

Les crachats purulents ou formés de véritable pus, se font remarquer particulièrement dans la phthisie pulmonaire. Cependant l'absence du pus ne prouve pas qu'un sujet ne soit pas phthisique ; et les phthisiques, comme le fait observer Double, succombent fréquemment sans avoir offert aucune trace de pus dans leurs crachats. D'ailleurs, les crachats purulents ne se manifestent jamais qu'à une époque très-avancée de la maladie, c'est-à-dire lorsque les tubercules pulmonaires viennent à suppurer et à s'ouvrir dans les bronches. — Le pus diffère du mucus en ce qu'il est toujours opaque, et que de plus il est diffluent, c'est-à-dire qu'il n'est ni cohérent ni visqueux comme la mucosité. Celle-ci, à la vérité, devient quelquefois aussi plus ou moins opaque, comme dans les catarrhes pulmonaires avancés, ou dans ce qu'on appelle des rhumes mûrs, où les crachats sont jaunes ou verts, mais demeurent toujours cohérents. Le pus a de l'odeur le plus souvent, au moins pour le malade, tandis que l'odeur de la mucosité est rarement sensible et appréciable.

Les crachats purulents, en raison de leur diffluence, sont miscibles à l'eau, s'y délayent par l'agitation sans laisser de filaments, ou se précipitent promptement au fond de l'eau, si on les y plonge, tandis que les crachats muqueux puriformes, par leur cohérence et leur viscosité, surnagent et ne se mêlent pas à l'eau, ou très-difficilement, et jamais complètement, car ils laissent toujours des matières filamenteuses. Le pus, dit-on, jeté sur des charbons ardents, produit une odeur plus forte et plus fétide que la mucosité ou les crachats puriformes et non purulents. Suivant Double, « de minces concrétions tophacées, de petits grumeaux semblables à du riz bien cuit, rendus par les crachats, sont des indices certains de la phthisie tuberculeuse. » Le même auteur ajoute qu'il ne faut pas confondre ces petits grumeaux avec la matière sébacée, blanchâtre et très-fétide, qui provient de la partie postérieure des fosses nasales, ou plutôt des amygdales. — Si tout à coup, dans une pneumonie chronique ou une phthisie pulmonaire, une énorme quantité de pus est inopinément rendue, on est averti par là qu'un abcès s'est ouvert dans les bronches : c'est ce qu'on appelle une *vomique*, qui quelquefois est la seule ancre de salut pour un malade désespéré. Mais si, malgré cette grande évacuation de la matière purulente, la position du malade reste la même ; si l'expectoration ne tarit pas, que la toux, la fièvre lente, hectique, persistent, que la faiblesse, l'amaigrissement et les sueurs nocturnes augmentent, etc., on doit s'attendre à une mort certaine et prochaine. Le pronostic pourrra être douteux, s'il existe en même temps de bons et de mauvais symptômes, ou si l'on voit la maladie se prolonger avec des variations dans sa marche et des oscillations de pis et de mieux. S'il arrive, dans le cours d'un catarrhe pulmonaire intense ou d'une pneumonie catarrhale, comme disent quelques praticiens, qu'une expectoration purulente s'établisse peu à peu, il faut l'attribuer à une altération de la membrane qui tapisse les bronches. Cette suppuration, bien qu'elle ne soit ni tuberculeuse ni pulmonaire proprement dite, peut néanmoins conduire à la mort. C'est ce qu'on appelle la phthisie muqueuse ou catarrhale. « Dans les derniers degrés de la phthisie, on aperçoit fréquemment des traces de pus dans les crachats, mais cela n'a pas toujours lieu ; la matière expectorée par la plupart des phthisiques n'est autre chose que le résultat de la sécrétion de la membrane muqueuse qui tapisse les voies aériennes. Si, comme on l'a prétendu, le pus existe toujours à cette époque dans les crachats, il y est quelquefois en si petite quantité, qu'il est impossible d'en constater l'existence. C'est là ce qui rend la phthisie si difficile à reconnaître, lorsqu'au lieu de porter son attention sur l'ensemble des symptômes de la maladie, le médecin s'attache exclusivement à examiner si les crachats sont purulents. » (Double, d'après Bayle.) — D'après ce dernier auteur (Bayle), qui est un des médecins modernes qui a le mieux écrit sur la phthisie, il est des malades qui expectorent une matière purulente, surtout à la fin de leur vie ; d'autres, en bien plus grand nombre, ne rendent jamais, par l'expectoration, des crachats purulents ni même puriformes, mais seulement une grande partie de matière muqueuse, filante et transparente, dans laquelle nagent des crachats jaunâtres, verdâtres et d'un blanc opaque. — L'ouvrage si remarquable de Laënnec offre sur cet objet important les recherches et les données les plus exactes et les plus précieuses. La phthisie pulmonaire, dit cet auteur célèbre, considérée sous le rapport de l'expectoration, présente dans sa marche deux époques bien différentes : dans la première, la toux est sèche, dure, fatigante, et les crachats, lorsqu'il en existe, sont uniquement formés de salive et de mucus guttural et buccal, dont la réunion forme une expectoration abondante, transparente, incolore, liquide et filante, un peu spumeuse à la surface. Quelquefois il s'y joint un peu de cette matière visqueuse, grise, demi-transparente, assez souvent mêlée de points noirs, à laquelle on donne le nom de *mucus bronchique*. Ces deux espèces d'expectorations annoncent la présence de tubercules crus. Dans la seconde période, continue le même auteur, les crachats prennent un aspect tout différent : ils deviennent opaques, d'un jaune pâle, quelquefois légèrement verdâtres ; ils ont plus ou moins de ténacité et de cohérence ; quelquefois ils ressemblent parfaitement à ceux d'un simple catarrhe ; d'autres fois, au contraire, ils sont diffluents et puriformes. Dans certains cas, on y remarque des fragments de matière tuberculeuse, incomplètement ramollie, qu'il ne faut pas confondre avec la matière sébacée fournie par les amygdales et dont nous avons parlé plus haut, page 44. Voilà, sur le point qui nous occupe, la doctrine des deux hommes les plus compétents de l'époque moderne. Quant à notre propre opinion sur cette matière, fondée sur une longue et grande expérience, nous établissons comme un fait certain et d'une désolante certitude, que nous ne nous rappelons pas avoir vu guérir un seul malade réputé phthisique qui a offert les crachats suivants : grande quantité d'eau visqueuse, claire, transparente, ou matière muqueuse, filante, dans laquelle nagent de petits crachats ronds, opaques, cohérents, découpés et frangés, de couleur variée, tantôt d'un gris sale ou cendré, ou jaunâtre, tantôt légèrement brunâtre tirant un peù sur le *rouillé*, et quelquefois avec des stries sanguinolentes ou des lignes blanches, jaunes ou grises, de matière puriforme. Voilà des crachats qui, indépendamment des crachats évidemment purulents, nous ont toujours paru l'indice ou le signe certain de la mort des phthisiques ou réputés tels. Un mot aphoristique d'Hippocrate résume tout cet article : les crachats purulents sont toujours fâcheux ; ils sont funestes s'ils ont été précédés de crachats sanguinolents : *Post sanguinis sputum, puris sputum malum.*

Quant aux crachats puriformes, il est aisé maintenant, d'après tout ce qu'on vient de dire, d'en connaître les caractères et d'en apprécier la valeur pronostique. Ils n'ont que l'aspect et l'apparence du pus ou des crachats purulents, sans en avoir la nature et surtout le caractère de gravité pronostique. Ils sont le produit de la sécrétion morbide de la muqueuse bronchique, et non de la fonte des tubercules ou d'une ulcération quelconque. Ils sont épais, opaques, blancs, jaunâtres, verdâtres, cohérents, visqueux, immiscibles à l'eau ; tels sont les crachats du catarrhe pulmonaire à la seconde période, qu'on appelle vulgairement *crachats cuits ou mûrs* : ce sont des crachats puriformes. (Voyez p. 44.)

2° Crachats considérés quant à leur couleur. Ils sont blancs, jaunes, safranés, verts, porracés, rouges, noirs, bruns, livides, etc. — Les crachats blancs sont généralement d'un bon présage, lorsqu'ils se montrent de bonne heure dans les fortes inflammations de poitrine. — Les crachats jaunâtres, modérément teints de sang dans les pneumonies, sont de bon augure. Les crachats qui de rouges deviennent jaunâtres et pūis blanchâtres, sont favorables. Les crachats jaunes transparents et luisants sont mauvais. *Flavum quippè si sincerum fuerit, periculum subesse testatur.* (Hipp.) Dans les fluxions de poitrine, les crachats ténus, jaunes et comme safranés, sont, suivant Huxam, un mauvais symptôme : *Exsecratio tenuis, flava, croco quasi tincta, aliud febrium pneumonicarum malum est symptoma.* « Si les crachats, dit Double, après s'être montrés quelque temps rouges, sanguins, deviennent d'un jaune verdâtre, on soupçonnera avec raison l'existence d'une vomique. » Les crachats verts et porracés, dont la couleur verdâtre ressemblé à celle des poireaux, sont généralement réputés mauvais, s'ils se montrent à une époque avancée des maladies, excepté pourtant dans le simple catarrhe pulmonaire. *Malum valde viride.* (Hipp.) — Les crachats rouges sont ceux qui sont ainsi colorés par le sang qui se mêle et se fond dans la mucuosité, ou s'y répand seulement par filets (crachats striés). Lorsque les crachats offrent cette couleur rouge-brune assez semblable à celle de la rouille de fer, on les appelle crachats rouillés. Tous ces crachats se montrent au commencement des péripneumonies ou des fluxions de poitrine ; isolément considérés, ils ne sont pas absolument fâcheux. Les crachats rougeâtres sont toujours fâcheux dans les fièvres graves dites typhoïdes. — Les crachats noirs, dans les maladies de la poitrine, sont toujours fâcheux. Les crachats bruns, livides et noirs, font connaître du danger dans les maladies aiguës. Ceux qui sont livides, sanieux, glutineux et semblables à de la lie de vin, annoncent la gangrène du poumon, et une terminaison prompte et fâcheuse. (Gruner.) Mais ces cas sont heureusement fort rares. « Le crachat brun, livide, celui qui est noir, fétide, annoncent une mort presque assurée. » (Leroy, d'après ce pronostic d'Hippocrate : *Si adeo sincerum fuerit ut etiam nigrum appareat, id illis deterius est.*) « Il est des personnes qui rendent par l'expectoration, sans éprouver aucune maladie du poumon, des matières noirâtres fort semblables à du sang dont la couleur serait très-foncée. De ces personnes, les unes continuent à se bien porter, les autres finissent par périr phthisiques. Il paraît que la matière de cette expectoration n'est pas de la même nature dans tous les sujets. Cette matière, jetée dans l'eau chaude, se dissout quelquefois dans l'instant, en colorant plus ou moins le liquide comme le ferait l'encre. Elle vient des glandes placées à la bifurcation des bronches, et n'indique rien de fâcheux. D'autres fois la matière noirâtre est bien plus difficile à se dissoudre ; elle se précipite sous la forme d'une poudre noire, jamais bien globuleuse, qui ne colore point ou presque point l'eau, et qui est semblable à cette matière noirâtre que rendent par l'expectoration, par le vomissement ou par les selles, les personnes atteintes de la maladie noire ou *melœna.* Cette expectoration de matière noirâtre a presque toujours des suites fâcheuses; elle est constamment accompagnée de quelques autres signes qui doivent faire craindre une affection du poumon. » (Landré-Beauvais.) Il est sans doute fort inutile de dire que l'on ne doit faire aucune attention aux matières noires et fuligineuses que crachent souvent les personnes qui séjournent longtemps dans des appartements éclairés par des lampes à l'huile grasse.

3° L'odeur des crachats. Toute odeur un peu forte dans les crachats est mauvaise. Les crachats qui exhalent une odeur fétide, sensible aux assistants, indiquent souvent l'existence d'une phthisie ulcéreuse ou d'un ulcère du poumon, et ils sont par conséquent du plus fâcheux augure. Les crachats fétides, dit Double, annoncent en général une suppuration de mauvaise nature, et même la terminaison par la gangrène. Quelquefois les crachats ne sont fétides que pour les malades seuls lorsqu'ils les rendent. Ceux qui répandent une odeur infecte sont dangereux dans le cours des maladies aiguës.

4° La saveur des crachats. Les crachats présentent souvent une saveur douceâtre dans l'hémoptysie et dans la phthisie pulmonaire : vers la fin des catarrhes, leur saveur devient salée. Quelquefois ce dernier goût se manifeste également dans l'hémoptysie, ou même précède et annonce le crachement de sang. « Les crachats qui sont âcres à la bouche annoncent une grande irritation, et sont mauvais. Ceux qui sont amers doivent faire craindre que la maladie ne se juge que difficilement. Des crachats très-chauds indiquent une grande chaleur dans la poitrine et que la maladie est grave. Des crachats froids indiquent la chute des forces et le plus grand danger. » (Landré-Beauvais.) Double porte le même pronostic sur les crachats froids, et ajoute que les phthisiques, dans les derniers jours de leur existence, accusent quelquefois une telle sensation.

5° La consistance des crachats. Au commencement des catarrhes pulmonaires et des pneumonies, les crachats sont ordinairement liquides et aqueux. Si à une époque avancée de ces maladies, surtout des dernières, ils restent tels ou semblables à de la salive battue, ils n'apportent aucun soulagement, et on doit alors les regarder comme fâcheux. Trop de viscosité et de ténacité des crachats dans les fluxions de poitrine est défavorable, parce qu'il en résulte une plus grande difficulté dans l'expectoration, que la stagnation des matières ne fait qu'augmenter encore. « Des crachats bourbeux, semblables à de l'argile délayée, surviennent dans les phthisies très-avancées et dans les gangrènes du poumon : ils annoncent une mort prochaine. » (Landré-Beauvais.) Des crachats clairs, séreux, aqueux, écumeux, rendus avec beaucoup d'effort et une toux forte et fatigante, sont en général fâcheux dans toutes les maladies : c'est ce qu'on appelle des crachats d'irritation, qui révèlent la période de phlogose et de crudité de la maladie. « Des crachats liquides, séreux et écumeux, rendus après une toux sèche, forte et fréquente, accompagnée d'une grande oppression, etc., sont l'indice soit de l'œdème du poumon, soit de l'hydrothorax, maladies toujours fort graves. » (Double.)

6° La quantité des crachats. Des crachats très-abondants, épais, muqueux, blancs, inodores et insipides sont mauvais, parce qu'ils peuvent être suivis du marasme, de la consomption et de la mort. Le défaut de crachats dans la seconde période des fluxions de poitrine est un signe fâcheux qui annonce en général du danger, s'il ne se manifeste pas en même temps d'autres évacuations critiques et supplémentaires. On doit craindre la formation d'un abcès, la terminaison par gangrène (quoique fort rare) et la mort, si, les crachats manquant, on observe un ensemble de symptômes fort graves et fort dangereux, comme grande fréquence et petitesse du pouls, frissons irréguliers, oppression considérable, respiration très-difficile et très-fréquente, altération de la figure, etc. Dans ce cas, le danger est extrême et la mort imminente, s'il ne survient point une bonne et prompte crise, ou si l'expectoration ne se rétablit pas abondante et facile. Si dans les inflammations de poitrine l'expectoration déjà établie vient à se supprimer subitement et complètement, il faut considérer l'ensemble des autres symptômes. Si cette brusque suppression des crachats est suivie d'une respiration très-difficile et râlante, d'un pouls petit et faible, le danger est très-grand et la mort très-prochaine, à moins que l'expectoration ne se rétablisse promptement et abondamment. Mais en supposant que la respiration n'en devient pas plus laborieuse, plus râlante (avec gargouillement), que les forces se soutiennent, et que surtout l'on observe quelque autre évacuation critique, comme par les selles ou les sueurs, on peut alors regarder la suppres-

4

sion des crachats comme sans aucun danger. C'est ainsi qu'on a vu plusieurs fois des pneumonies jugées par les selles, le septième et le neuvième jour, avec suppression totale des crachats. Toute diminution intempestive des crachats, et sans raison qui puisse justifier cet accident, doit toujours être réputée plus ou moins fâcheuse. Une suppression brusque des crachats chez les personnes asthmatiques, est souvent suivie d'une oppression considérable qui peut devenir promptement funeste. La suppression des crachats dans la dernière période de la phthisie pulmonaire est le signal d'une mort très-prochaine. « Lorsque ce n'est que par les efforts réitérés d'une toux presque sèche que le malade parvient à arracher, pour ainsi dire, un crachat petit et qui ne soulage pas, ce signe est défavorable; il annonce au moins que la maladie est loin d'être en voie de guérison. Si le malade, paraissant avoir la poitrine pleine de crachats, fait de fréquents et inutiles efforts pour la dégager; si après avoir toussé, craché, il a une respiration qui fasse entendre le gargouillement des crachats qui sont encore arrêtés dans les bronches, ce signe est très-fâcheux; et s'il persévère, il doit faire craindre que le râle ne s'établisse et que le malade ne succombe promptement. » (Landré-Beauvais.) Enfin si les crachats procurent aux malades un soulagement évident et durable, c'est une marque certaine qu'ils sont bons et salutaires, quelles que soient d'ailleurs leur nature, leurs qualités et leur forme, et *vice versa*.

### DES SIGNES TIRÉS DE LA FAIM.

La faim peut être viciée de trois manières : 1° la faim est suspendue ou abolie; 2° elle est excessivement augmentée; 3° elle est pervertie ou dépravée.

L'absence de l'appétit ou de la faim, ou l'anorexie, est fâcheuse à la fin d'une maladie aiguë. Dans la convalescence, elle doit faire craindre une rechute, surtout si elle est accompagnée de rapports fréquents et acides. Elle est également fâcheuse dans les maladies chroniques, si elle ne dépend pas d'une affection bilieuse qu'on appelle *embarras gastrique*.

L'augmentation excessive de la faim, pendant la santé, sans motif ni raison, est ordinairement un signe d'une maladie imminente. La faim extrême peut dégénérer en faim canine, en boulimie et en polyphagie. Dans la faim canine, on n'a jamais assez à manger, et l'on mange jusqu'au vomissement; après cela, la faim se fait sentir de nouveau, et à peine l'a-t-on satisfaite que l'on vomit de nouveau. Dans la boulimie, la faim est extrême, sans être de longue durée; mais elle est cause de défaillances, si l'on n'y satisfait pas. Quant à la polyphagie, c'est une faim qui dépasse toute limite, c'est une fureur dévorante qui dégénère en une sorte de rage. Voyez-en, dans notre *Précis de physiologie humaine*, des exemples presque incroyables et tristement fameux.— Dans les fièvres quartes, les grandes faims sont ordinairement un signe de la durée et de l'opiniâtreté de ces maladies. Les vers et surtout le tænia ou ver solitaire donnent aussi souvent lieu à une faim dévorante et insatiable. On voit quelquefois, chez les phthisiques, une très-grande faim se déclarer peu de jours ou même peu d'heures avant la mort. Il arrive quelquefois que des malades sur le point de mourir sont saisis d'une faim excessive qui les porte à se rassasier de toute espèce de nourriture, même la plus inopportune. Cette faim trompeuse est facile à reconnaître aux signes et aux circonstances qui ont précédé la maladie, et aux symptômes mortels qui l'accompagnent actuellement. « Si, dans un sujet très-faible et qui n'a éprouvé aucune crise, cet appétit succède subitement à une longue anorexie, soit dans une maladie aiguë, soit dans une maladie chronique, il est d'un mauvais présage. » (Landré-Beauvais.)

Si, dans la convalescence de longues et graves maladies, les malades ont grand appétit et mangent beaucoup sans se rétablir et reprendre leurs forces, c'est un mauvais signe, qui annonce qu'ils mangent trop et que l'on a à craindre une dangereuse rechute. *Qui ex morbis longis se refocillantes benè cibum capiunt, et nihil proficiunt, hi malignè recidivam incidunt.* (Hipp.) La faim satisfaite, suivie de défaillance ou de syncope, est beaucoup plus fâcheuse que la faim rassasiée suivie de vomissement. Il faut toutefois se défier de l'une et de l'autre. Manger beaucoup et vite quand on est épuisé par une faim excessive causée par une longue abstinence, c'est s'exposer à des syncopes alarmantes et peut-être à une mort soudaine. Une faim extrême doit faire craindre le délire dans les maladies aiguës. « Une faim insolite, qui se manifeste à la suite de grandes évacuations ou de longues colliquations, est mortelle, surtout si, après que les aliments ont été pris, l'estomac étant encore plein, il survient des syncopes qui, au lieu de diminuer la maladie, ne font que l'aggraver. On peut assurer alors que les facultés digestives, et plus généralement les forces vitales, sont dans un grand épuisement. » (Double.)

Un célèbre médecin italien, Baglivi, assure que si, après une longue inappétence, il survient dans les maladies aiguës et quelquefois aussi dans les chroniques un grand appétit, sans qu'il ait été précédé d'une bonne crise ou de quelque autre bon signe, on peut annoncer que le malade mourra le lendemain. Nous n'avons pas encore vu s'accomplir jusqu'à présent un aussi formidable pronostic. Voici au reste les propres termes de l'auteur : *Si in acutis et aliquando in chronicis, post magnam inappetentiam, derepentè ingens excitetur appetitus, nullâ præcedente bonâ crisi, aut alio bono signo, postridiè mortem prædicito.*

La dépravation de la faim porte à manger des choses qui ne sont pas propres à nourrir, des substances inassimilables, comme des cendres, du charbon, du mortier, du plâtre, de la terre, ou certains aliments malsains ou de mauvaise qualité. C'est ce qu'on appelle le *pica* et le *malacia*. (Voyez notre *Précis de physiologie*.) Cette dépravation de l'appétit se fait particulièrement remarquer dans la chlorose, l'hypocondrie, l'hystérie, l'aménorrhée, l'aliénation mentale, dans quelques grossesses, etc. D'après Gruner, dans les maladies aiguës, l'appétit dépravé joint à une faiblesse extrême précède les convulsions, le délire et la mort. Du moins, on peut dire, en général, que, lorsque l'appétit se déprave dans les maladies aiguës, c'est un mauvais signe.

### DES SIGNES TIRÉS DE LA SOIF.

La soif est augmentée, suspendue ou abolie.

La soif est un des symptômes les plus ordinaires de la fièvre. On la remarque intense, vive, impérieuse même dans la première et la seconde période de presque toutes les maladies aiguës. Lorsque, dans ces mêmes maladies et surtout dans les fièvres aiguës graves, la polydipsie ou la soif inextinguible ne diminue pas après les paroxysmes ou redoublements, c'est-à-dire pendant l'intervalle qui les sépare, elle devient un mauvais signe, surtout si elle est accompagnée de sécheresse de la langue. Cette soif continuelle et permanente que rien n'apaise est fâcheuse, et souvent elle est l'indice d'inflammations sourdes et latentes qui viennent trop souvent compliquer les fièvres essentielles et primitives, si toutefois elles n'en sont pas le résultat ou le funeste produit. Une soif excessive, inextinguible, annonce en général une maladie très-grave et de longue durée. Elle doit faire craindre l'invasion prochaine du délire. « Si la soif extrême est jointe à la sécheresse et à l'aridité de la langue, aux fuliginosités des dents et du palais, et si d'abondantes boissons ne parviennent pas à diminuer cette soif, la maladie est sûrement mortelle. » (Double.) Hippocrate rapporte que Philiscus de Thase éprouva, entre autres symptômes graves, une soif extrême et durable, et qu'il mourut le sixième jour de sa maladie; que Python, pendant toute sa maladie, fut tourmenté d'une soif vive, et qu'il mourut le dixième. — En général, une soif vive, intense, qui dépend de causes passagères et externes, est sans gravité; celle, au contraire, dont les causes sont inconnues et internes est toujours fâcheuse. Une soif brûlante et persistante annonce qu'il existe dans les viscères, et surtout dans les organes digestifs et pulmonaires, une irritation et une chaleur vives, qui sont toujours des signes fâcheux. La polydipsie qui persiste encore à l'époque du déclin de la maladie et après les évacuations qui ont paru critiques ou salutaires, est à craindre, parce qu'elle annonce que la crise n'a pas été complète et que la maladie n'a pas été entièrement jugée. De plus, on a tout lieu de redouter dans ce cas une rechute imminente ou une métastase (1) prochaine, surtout s'il se manifeste quelque irritation locale ou une douleur intense et dominante. — La soif la plus terrible et la plus dangereuse de toutes est celle qui est jointe à un mouvement spasmodique du pharynx, qui rend la déglutition impossible et produit une véritable hydrophobie (horreur des liquides). Ce symptôme si éminemment redoutable est presque toujours suivi de la mort. On l'a observé dans les

(1) Transport et transformation grave de la maladie.

fièvres malignes les plus graves (fièvres ataxiques). Double regarde cette forme d'hydrophobie, spontanée, toujours dans les fièvres malignes et pernicieuses, comme une modification du délire,
et prétend qu'elle peut être jointe à l'envie de mordre. Une soif
intense et permanente, jointe à un dérangement de la fonction
d'un viscère, est souvent le signe de l'inflammation de ce même
viscère. Ainsi, une soif vive et continuelle, coexistant avec un
ictère (jaunisse), annonce une inflammation ou du moins une
irritation vive du foie. Une soif démesurée est le plus souvent,
comme on le sait, le symptôme principal de l'hydropisie et du
diabète. Cette dernière maladie, fort grave d'ailleurs, est caractérisée par une sécrétion excessivement abondante d'urine souvent sucrée, et un dépérissement progressif de toute l'économie.
— Les dépravations dipsiques ou les perversions de la soif sont
loin d'être aussi fréquentes que celles de la faim. Tout ce que
l'on peut dire sur ce point, c'est qu'en général, plus les boissons
désirées sont contraires aux goûts des malades et à la nature de
leurs maladies, plus ces dépravations de la soif sont fâcheuses,
parce que souvent, dans les maladies aiguës, elles sont le signe
avant-coureur du délire.
   L'adipsie ou l'absence de la soif est un signe fâcheux dans les
fièvres dites malignes, surtout lorsqu'en même temps la langue
et la bouche sont très-sèches ; c'est une ataxie, un désordre,
en dehors de l'instinct de la nature : le délire est alors imminent,
s'il n'existe déjà. Une soif ardente qui dans les maladies aiguës
cesse subitement et sans raison ni motif connu, est d'un mauvais augure : *Sitis quæ non ex ratione in acutis morbis solvitur,
mala est.* (Hipp.) Ce signe est encore plus fâcheux, si les malades éprouvent une grande chaleur interne, si la peau est brûlante et la langue sèche, aride, brunâtre ou noirâtre. « Dans les
phlegmasies de la poitrine et de l'estomac qui ont eu pour premier symptôme une soif considérable, la disparition subite de
cette soif, sans que la maladie diminue ou cesse, est d'un très-
mauvais augure ; on peut en toute certitude présager la gangrène
et la mort. » (Double.) Nous rapportons ce pronostic extraordinaire et formidable sur la foi de Double, et il ne nous a fallu
rien moins que toute l'autorité de ce grand praticien pour nous y
déterminer. Enfin, toute soif, dit avec raison Landré-Beauvais,
qui n'est pas en harmonie avec les autres symptômes, annonce

du danger, soit que le malade ne demande pas à boire lorsque
la chaleur est très-forte, la langue et toute la bouche très-sèches,
soit qu'avec la langue et la bouche humides, la soif se fasse
sentir très-vivement.

## DES SIGNES TIRÉS DES DENTS, DES GENCIVES ET DE LA LANGUE.

Dans les fièvres adynamiques (putrides), les dents sont re-
couvertes d'un enduit brun on noirâtre, ou même tout à fait
noir, et alors on l'appelle fuligineux : c'est toujours un signe
fâcheux. Les dents absolument sèches sont un signe de malignité dans les maladies aiguës. — Le grincement et le claque-
ment des dents que l'on remarque pendant le sommeil des
vieillards annoncent une menace d'apoplexie. Les mêmes
symptômes ou accidents s'observent souvent dans les fièvres
ataxiques et typhoïdes les plus violentes et les plus dangereuses,
ainsi que dans les fièvres, ou affections cérébrales : ils sont
presque toujours mortels. Le grincement des dents est, dans
les maladies aiguës, le signe d'un délire très-prochain, et d'une
mort moralement certaine, si le délire existe déjà ; à moins toutefois que cet accident ne soit le résultat d'une ancienne habitude. *Dentes collidere aut stridere quibus non familiare id est
à pueris, furiosum et lethale est ; jam vero delirans, si hoc fa-
ciat, penitus lethale est.* (Hipp.) « C'est un des signes du délire
actuellement existant et même des convulsions que de mouvoir
les dents les unes contre les autres, et de leur faire exécuter les
divers mouvements de la manducation sans raison ni motif. »
(Double.) On sait que le grincement des dents est souvent causé
chez les enfants par la présence des vers intestinaux. Le claque-
ment involontaire des dents semblable à celui des fièvres intermittentes est, dans les maladies aiguës, un signe de convulsions
commençantes.

Les gencives, dans les fièvres adynamiques (putrides), se recouvrent d'un enduit fuligineux, brun ou noir. C'est toujours
un signe fâcheux. Dans le scorbut, les gencives se gonflent et
saignent au moindre frottement ; elles sont de plus livides,
molles, spongieuses, et deviennent enfin fétides, fougueuses,
et, dans quelques cas graves, sanieuses, purulentes ou suppurantes.

La langue est un des organes qui fournissent les signes les plus nombreux, les plus importants et les plus accessibles à l'observation même la plus vulgaire.

Nous considèrerons dans la langue, 1º sa sécheresse ; 2º l'enduit qui s'y forme ; 3º la couleur de la langue ; 4º son volume ; 5º ses mouvements.

La langue sèche se fait souvent remarquer dans les fièvres et les phlegmasies aiguës, surtout dans les fièvres inflammatoires intenses et dans les inflammations des principaux viscères, particulièrement dans celles des voies digestives. Aussi une grande sécheresse de la langue qui survient subitement dans le cours des fièvres aiguës, essentielles ou primitives, donne lieu de craindre une phlegmasie interne, surtout lorsqu'en même temps on observe une chaleur vive, une soif ardente, avec des urines très-rouges ou couleur de feu. Il faut ici faire observer que, si le malade respire la bouche ouverte, cette sécheresse de la langue est sans gravité et n'a plus aucune valeur pronostique. Le danger augmente si la langue sèche n'est plus simplement lisse et brillante, mais devient rude et âpre. Cette aspérité de la langue doit faire craindre, dans les maladies aiguës, le délire ou les convulsions. Le plus haut degré de sécheresse et en même temps le plus grand danger sont annoncés par les gerçures ou les crevasses de la langue. On les observe particulièrement dans les fièvres adynamiques et les fièvres dites typhoïdes les plus graves, dans la petite vérole et dans la dysenterie adynamiques ou putrides, etc. On doit considérer comme un signe dangereux les gerçures, les fentes et les crevasses de la langue généralement dans toutes les maladies. Si la langue sèche est toujours un mauvais signe, la langue humide doit être généralement un signe favorable ; mais il ne faut pas confondre la langue humide avec la langue mouillée : cette dernière est une langue véritablement sèche qui n'a été momentanément humectée que par le passage des liquides que le malade vient d'avaler ; tandis que la langue véritablement humide l'est d'elle-même, par sa propre sécrétion, et non par une cause étrangère.

Dans l'état de maladie, la langue se couvre ordinairement d'un enduit plus ou moins épais et de couleur très-variée. Dans les affections gastriques bilieuses et muqueuses, cet enduit sera sale, saburral et plus ou moins jaunâtre ou blanchâtre, et souvent alors le malade accusera un goût amer ou pâteux. Tout cela n'annonce rien de fâcheux. D'ailleurs, il faut faire remarquer que cet enduit blanc-jaunâtre se montre dans presque toutes les maladies fébriles, inflammatoires et catarrhales, et qu'il n'a pas plus de valeur pronostique que celui que l'on observe dans les affections gastriques bilieuses et muqueuses. L'enduit de la langue est quelquefois si épais, si collant et si tenace, qu'on l'a appelé *poisseux* : il est toujours plus ou moins fâcheux dans les maladies aiguës, surtout s'il est brunâtre ou noirâtre et très-adhérent. On l'observe dans les maladies les plus dangereuses et surtout dans les affections dites putrides et malignes. Et en effet, dans les fièvres adynamiques et ataxiques, ou typhoïdes (putrides et malignes) ; dans les typhus contagieux avancés, c'est-à-dire les fièvres des camps, des prisons, des hôpitaux, des vaisseaux ; dans les dyssenteries et petites véroles adynamiques ou putrides, on remarque avec le plus grand danger l'état suivant : langue croûteuse et noirâtre, aride, rôtie, gercée à sa face supérieure, rouge et fort enflammée vers ses bords latéraux, brûlée vers sa pointe, sèche et brûlante dans toute sa substance : à cette époque, l'enduit devient totalement noir, épais, adhérent et poisseux. Le pronostic est alors de la dernière gravité.

Quant à la couleur, la langue blanchâtre est ce qu'on observe le plus communément dans les maladies ordinaires, surtout dans les affections catarrhales et muqueuses, et dans la plupart des maladies chroniques. Les maladies bilieuses, hépatiques, ictériques et chlorotiques, nous sont révélées par un enduit jaunâtre ou du moins blanc-jaunâtre de la langue. Ces diverses nuances de la couleur annoncent en général peu de gravité. D'ailleurs, la langue blanchâtre, muqueuse et chargée, est souvent l'effet de la diète, du jeûne, de l'abstinence, de la faiblesse des organes digestifs, du sommeil pris dans le jour, d'une indigestion même légère et d'une foule d'autres causes. Elle est, de plus, compatible avec une santé parfaite, et ne prouve pas toujours par conséquent le besoin d'une évacuation quelconque, ni même d'aucune tonification. — La rougeur excessive de la langue annonce ordinairement un état inflammatoire général et local. Cette rougeur, dit Double, d'après Prosper Alpin, est très-mauvaise dans les inflammations de la gorge et surtout du poumon. Hippocrate rapporte que la femme qui demeurait chez Ariston fut atteinte d'angine (inflammation de la gorge); elle eut la langue rouge et sèche dès le principe de la maladie, et elle mourut le cinquième jour. On voit cependant assez souvent des malades atteints de fluxion de poitrine et d'angine succomber sans présenter une langue rouge et sèche, mais plutôt humide et blanche. Ce signe n'a donc qu'une valeur pronostique fort équivoque. La langue très-rouge est un mauvais signe dans les fièvres éruptives, comme la variole, la rougeole, la scarlatine, etc. C'est toujours un mauvais signe lorsque, dans les maladies aiguës déjà avancées, la langue devient promptement rouge, sèche et brunâtre, et qu'en même temps on observe une diminution notable des forces ou un collapsus adynamique. C'est une circonstance fort grave qui annonce que la maladie devient ce qu'on appelle vulgairement putride ou maligne. Une grande rougeur avec plus ou moins de sécheresse se fait particulièrement remarquer dans les inflammations intenses de l'estomac et des intestins : le pronostic n'en peut être que grave. Cependant une gastrite chronique (inflammation de l'estomac) peut fort bien se rencontrer sans aucune ou du moins sans rougeur prononcée de la langue; cela arrive même assez fréquemment.

« Dans la première période des fièvres putrides ou malignes simples, la langue est rouge et comme sanguinolente sans être encore sèche; souvent aussi elle est sillonnée ou gercée en divers sens ou même déprimée vers la ligne médiane. On peut alors assurer qu'il se déclarera une fièvre putride, à moins que par les secours de l'art ou de la nature la maladie n'avorte (1). » (Double.) Quelques lignes plus bas, le même auteur ajoute : « La rougeur de la langue qui survient subitement dans le cours d'une maladie aiguë, sans aucun signe de coction ni de crise, est d'un très-mauvais augure; presque toujours le délire ne

---

(1) Que, dans tous ces cas de langues rouges et sèches avec fièvre intense, il y ait inflammation des organes digestifs, ou simplement une fièvre essentielle, primitive, sans phlegmasie locale, c'est-à-dire une affection générale par infection ou intoxication miasmatique, peu importe ici pour le pronostic tiré de la langue; car il est à peu près toujours dans les deux cas d'une égale gravité, c'est-à-dire souvent mortel.

tarde pas à se manifester. » La rougeur vive, éclatante de la langue, suivie d'une couleur brune et sèche, est un signe qui caractérise les fièvres ardentes et qui, en général, est de mauvais augure, parce qu'il indique une tendance fâcheuse à l'état putride ou adynamique. La langue noire est, dans toutes les maladies, soit aiguës, soit chroniques, un très-mauvais signe, surtout si elle est jointe à une grande faiblesse. C'est un des principaux caractères de ce qu'on appelle *putridité* en médecine pratique; c'est par conséquent un signe essentiel et caractéristique de la fièvre putride ou adynamique. « La couleur brune et noire de la langue, accompagnée d'une aridité telle, que le malade ne puisse pas l'avancer pour la montrer, ou que, après l'avoir montrée, il ne puisse pas la rentrer, est le signe d'un délire très-prochain et d'un danger extrême. » (Double.) Lorsque la langue devient brune et noire dans les derniers temps de la phthisie, c'est un signe qui annonce que la mort n'est pas éloignée. La lividité de la langue est aussi un très-mauvais signe dans toutes les maladies : elle indique, dit Double, la dégénérescence gangréneuse ou la terminaison par le sphacèle (gangrène) dans les phlegmasies locales, et surtout dans les inflammations de l'estomac et du poumon. Suivant Ketelaer, la lividité de la langue est un signe mortel dans les maladies aphteuses. La langue est assez souvent comme violette dans les asphyxies, les catarrhes suffocants, les maladies organiques du cœur, la pneumonie très-grave et menacée d'hépatisation, etc. C'est toujours dans ces cas un signe très-fâcheux. Il faut se rappeler que la langue peut être teinte accidentellement par certains liquides ou fruits, tels que vin rouge, chocolat, pruneaux, fruits noirs, etc. Lorsqu'on soupçonne une pareille cause, il faut faire laver la bouche au malade avant d'explorer l'état de la langue.

Le volume excessif de la langue, au point de ne pouvoir être contenue dans la bouche, est toujours un signe très-fâcheux dans le cours des maladies aiguës, comme dans la petite vérole, le muguet, la pleurésie, la pneumonie, et surtout dans les angines très-intenses, où cet accident peut amener la suffocation. Cette tuméfaction linguale, dans les esquinancies ou angines graves, est, suivant Hippocrate, funeste si elle disparaît subitement sans cause connue et appréciable : *Anginosi in linguis tumores citra signa disparentes, perniciosi.* — La langue contractée et retirée en arrière vers l'arrière-bouche est, dans les maladies aiguës, un des signes les plus fâcheux. Cet état, qui pourrait être produit par un état spasmodique, annonce une grande perturbation nerveuse, et, vu le voisinage du cerveau, un danger très-grave et très-imminent, parce qu'il est souvent le prodrome d'un délire violent, qui peut devenir promptement mortel. Ce signe annoncerait moins de danger dans les maladies nerveuses chroniques.

Le mouvement continuel ou tremblement insolite de la langue est, d'après Boerhaave, un signe très-fâcheux, surtout dans les maladies aiguës graves (fièvres ataxiques, malignes ou typhoïdes) : *Signa malignitatis in acutis sunt tremores insoliti linguæ.* Rien, en effet, de plus dangereux, dans les fièvres malignes ou ataxiques, qu'une langue tremblante, sèche et âpre, surtout si en même temps on constate des signes de la prostration des forces ou d'une grande faiblesse, avec un pouls irrégulier, petit et très-fréquent. Souvent alors les malades n'ont plus la force de tirer la langue; et si après de grands efforts ils parviennent à la faire sortir, ils oublient de la retirer ou manquent de force pour la faire rentrer dans la bouche. Ce signe est du plus mauvais augure. Le tremblement de la langue précède assez ordinairement l'apoplexie, dont l'attaque est imminente ou commençante si la langue se dévie et se porte à droite ou à gauche. — La paralysie de la langue qui survient dans le cours d'une fièvre ataxique ou typhoïde, annonce le plus grand danger. — Lorsqu'on trouve la langue froide au toucher, on peut en général regarder ce signe comme mortel, surtout s'il dure quelque temps.

### DES SIGNES TIRÉS DES APHTES

Les aphtes sont de petites pustules superficielles blanchâtres qui viennent dans la bouche et particulièrement sur la langue.

« Dans les maladies aiguës, les aphtes qui indiquent du danger paraissent gris de cendre, bleus ou noirs; ils sont très-serrés, secs et durs; ils exhalent une mauvaise odeur; ils sont joints à un gonflement considérable des parties sur lesquelles ils sont placés. » (Landré-Beauvais.) Dans les maladies chroniques avec

marasme, comme dans la phthisie, etc., les aphtes annoncent
une mort prochaine.

## DES SIGNES TIRÉS DU PTYALISME OU DE LA SALIVATION.

Le ptyalisme est un des symptômes les plus importants de la
petite vérole. Si dans cette maladie la salivation cesse entièrement avant le neuvième ou le dixième jour, le danger devient
très-grand. De fréquentes sputations jointes à d'autres mauvais
signes, et surtout le crachotement ou l'action de cracher indifféremment sur les draps ou les couvertures, ou même sur les
assistants, sont, suivant Hippocrate, un signe de délire, et par
conséquent un signe toujours fâcheux. On trouve souvent, dit
ailleurs Hippocrate, la salivation comme un des premiers symptômes de la phthisie pulmonaire : presque toujours alors la
salive conserve un goût salé dont les malades se plaignent beaucoup.

## DES SIGNES TIRÉS DE LA DÉGLUTITION.

La déglutition est 1º accélérée; 2º difficile; 3º impossible.
Lorsque dans les fièvres aiguës la déglutition est accélérée,
c'est-à-dire qu'elle se fait avec précipitation et comme d'une manière convulsive, on doit craindre le délire ou les convulsions,
et quelquefois même l'hydrophobie symptomatique, qui est un
signe presque toujours mortel.
La difficulté de la déglutition qui survient dans les fièvres typhoïdes ou les fièvres adynamiques et ataxiques (putrides et
malignes), est très-fâcheuse; elle annonce presque toujours une
mort prochaine si elle est excessive et comme abolie. Il en est
de même dans les apoplexies graves. Lorsque dans les fièvres
très-graves dont nous venons de parler, la déglutition devenue
très-difficile fait entendre le bruit sourd d'un liquide qui tombe
dans l'estomac, on doit en tirer aussi le pronostic le plus fâcheux.
« Lorsque les boissons s'étant ainsi précipitées avec un bruit
plus ou moins sensible dans l'estomac, elles sont presque aussitôt rendues en totalité ou en partie par la bouche et par les
narines, la mort est prochaine; à moins que cette respuition ne

tienne à une lésion organique de l'arrière-bouche ou du palais. »
(Double.)

Hippocrate avoit bien observé ce symptôme et le danger qu'il
annonce, comme on le voit dans ses épidémies. C'est ainsi que
dans la maladie de Chartas, le bruit des boissons avalées se faisait entendre d'une manière très-distincte. L'ensemble des autres
symptômes étant d'ailleurs très-fâcheux, le malade mourut. La
même chose eut lieu chez le fils de Cydes : *Cum biberet, in
pectus et ventriculum descendentis potus strepitus percipie-
batur quale quid chartadæ adfuit.* La femme de Théodore a
offert le même symptôme, et elle est morte le septième jour :
*Cum biberet, sonitus ingentes edebantur, respuebat et sursum
in nares regerebat.* (Hipp.) Double dit avoir vu quelques cas
de fièvres malignes où les malades, à la suite d'une déglutition
très-difficile, avalaient subitement avec facilité et sans cause
connue; mais au moindre mouvement, les boissons remontaient
comme spontanément et étaient rendues sans aucun effort. Cette
déglutition extraordinaire et dépravée a été constamment suivie
de la mort. Lorsque dans l'apoplexie et dans l'hémiplégie on
observe qu'en avalant, le malade est pris d'une toux violente, cet
accident indique la paralysie du gosier et aggrave le pronostic de
ces maladies. On doit cependant remarquer que le pronostic à
tirer de ce signe varie suivant ses degrés : si le malade n'a qu'une
toux légère, s'il ne tousse pas toutes les fois qu'il avalé, le pronostic n'en est pas mortel, mais il annonce que la maladie sera
fâcheuse et rebelle. (Leroy.) On doit être vivement effrayé, dit
Double, de la déglutition difficile. « Si le malade ne parvient à
avaler les boissons qu'après une respiration prolongée, faite avec
effort, avec bruit, comme roulée, et accompagnée de toux, cet
état indique une faiblesse extrême, et précède les convulsions, le
délire et la mort. » La déglutition difficile avec le cou contourné
dans une fièvre aiguë, sans tumeur ni angine ou inflammation à
la gorge, est un signe de mort : *Si a febre detento collum derepente inversum fuerit et vix deglutire possit, tumore non
existente, lethale.* (Hipp.) La même sentence ou jugement aphoristique se retrouve ailleurs dans les œuvres d'Hippocrate en ces
termes : *Collum convertere non posse neque deglutire, ut plu-
rimum lethale est.* La déglutition difficile et quelquefois presque
impossible est, dans quelques cas, l'effet de la paralysie du pha-

rynx, ou d'une paralysie partielle ou totale de l'œsophage, et plus souvent encore elle dépend d'un rétrécissement squirrheux de ce canal musculo-membraneux, ou même d'un squirrhe du cardia ou de l'orifice de l'estomac. Si la déglutition paraît se faire, le bol alimentaire ne descend pas dans l'estomac; dans ce dernier cas (rétrécissement squirrheux), la mort est inévitable. Enfin toute difficulté de déglutition excessive, persistante et rebelle à toute médication, doit être réputée liée à une cause organique ordinairement indestructible, et par conséquent elle est toujours mortelle.

La déglutition impossible de tout liquide est le principal symptôme de l'hydrophobie, soit communiquée (rage), soit spontanée, ou celle qui survient quelquefois dans les fièvres ataxiques ou malignes les plus graves. Cette impossibilité de déglutition hydrophobique est toujours mortelle, si l'on excepte un très-petit nombre de cas. L'on sait enfin, soit dit ici en passant, qu'en général les substances solides sont bien plus facilement avalées que les liquides.

### DES SIGNES TIRÉS DES NAUSÉES, DU VOMISSEMENT ET DES MATIÈRES DU VOMISSEMENT.

Les nausées ou envies de vomir sont un des premiers signes qui annoncent la conception. Elles sont aussi un des premiers effets de la contagion interne miasmatique, comme celle par exemple des divers typhus, la fièvre jaune, les fièvres contagieuses des prisons, des camps, des vaisseaux, etc.

Le vomissement est critique ou symptomatique. Le vomissement critique est celui qui procure du bien-être et du soulagement. Le symptomatique ou l'acritique, qui doit seul nous occuper, est toujours plus ou moins fâcheux, parce que non-seulement il ne soulage pas, mais qu'il est encore souvent un signe de danger ou de grande perturbation, en ce sens que souvent le vomissement augmente l'intensité de la maladie, comme on le voit dans les violentes inflammations de poitrine qui ne sont point accompagnées d'embarras gastrique ou de symptômes bilieux. En général, lorsqu'au début d'une fièvre aiguë le malade est tourmenté par de grands et pénibles vomissements, on doit craindre que cette maladie ne soit fort grave et dangereuse. La petite vérole doit pourtant faire ici exception. Le vomissement est très-douloureux et très-opiniâtre dans la gastrite aiguë ou l'inflammation de l'estomac. On reconnaît cette maladie, assez rare d'ailleurs, à une douleur violente et brûlante de l'estomac, à une excessive sensibilité de l'épigastre ou de la région de l'estomac, à la fièvre, etc.; tout est vomi, jusqu'aux liquides les plus doux et les plus légers. On comprend assez qu'un tel vomissement est encore très-fâcheux et très-grave dans le choléra-morbus, où l'on observe en même temps des selles abondantes, des coliques vives, des crampes très-douloureuses dans les membres, etc. On connaît assez l'immense danger du choléra, surtout du choléra épidémique. Le vomissement, dans la fièvre jaune, est à peu près un symptôme constant, et ne cesse le plus souvent qu'avec la vie. Dans le *volvulus* ou *ileus*, passion iliaque ou *miserere*, les vomissements accompagnés d'atroces coliques deviennent quelquefois stercoraux, et les malades rendent par la bouche les matières fécales, ou du moins des matières qui ont toute l'odeur et l'aspect des matières stercorales. Le produit de ces vomissements dépose, comme dit Leroy, une sorte de matière hachée, une espèce de marc : c'est ce qu'on appelle le vomissement iliaque, qui comporte toujours le plus grand danger, à moins qu'il ne soit véritablement critique dans quelques personnes chez lesquelles, grâce à de graves et longues erreurs dans le régime, il se forme quelquefois une matière de cette espèce qui, amassée en quantité considérable, détermine l'explosion d'un paroxysme de colique. Si dans l'ileus ou passion iliaque les douleurs cessent subitement sans raison suffisante, la mort est imminente. On observe quelquefois les mêmes vomissements stercoraux ou stercoriformes dans les hernies étranglées. Dans tous ces cas, il est inutile de le dire, le danger est extrême si l'on ne parvient pas à faire cesser promptement la cause de ces terribles vomissements.

Les vomissements qui surviennent dans les entérites ou inflammations des intestins et dans la dysenterie, sont aussi fort dangereux, à moins que dans cette dernière ils ne soient qu'une simple complication gastrique ou bilieuse, et non une extension de l'inflammation intestinale. Nous ne parlons pas ici des vomissements bilieux que l'on observe dans les fièvres bilieuses, ni des vomissements de matières glaireuses et muqueuses qui

sont un symptôme des fièvres muqueuses : ces divers vomissements bilieux et muqueux, s'ils existent sans irritation inflammatoire, ne sont guère graves ni dangereux. Mais une autre espèce de vomissement bien autrement redoutable, et même toujours mortel, c'est le vomissement chronique qui est déterminé
par la présence d'un squirrhe de l'estomac ou du pylore. On est
assuré que ce squirrhe existe à un degré très-avancé et mortel,
si les vomissements sont composés de matières alimentaires mêlées d'un liquide aigre ou fétide, ou de matières brunâtres ou
noirâtres, de couleur de lie de vin ou de chocolat, de café ou de
suie détrempée ; s'il existe des douleurs plus ou moins vives à
la région de l'estomac ; si l'on remarque une figure jaunâtre où
ce qu'on appelle le teint cancéreux, et surtout un amaigrissement général considérable ou le marasme. Alors il n'existe plus
aucun espoir. Si les vomissements n'offrent pas les caractères
sinistres que nous venons de signaler, et qu'ils soient seulement
glaireux ou même alimentaires, sans teint jaunâtre et surtout
sans marasme, ils sont infiniment moins graves, et ne doivent
être généralement regardés que comme l'effet d'une gastrite
chronique, ou d'un état nerveux ou atonique de l'estomac.

Le vomissement causé par la rentrée subite de la goutte, où
d'une éruption cutanée aiguë ou chronique, est ordinairement
un signe fort dangereux.

Le vomissement qui est l'effet d'une inflammation des reins,
du péritoine, de la matrice, du foie, de la présence des calculs
biliaires, des phlegmasies du cerveau et de ses membranes, ou
d'une forte commotion cérébrale, est généralement un symptôme fâcheux, surtout lorsqu'il est lié à une affection aiguë du
cerveau. Le danger est alors fort grand.

Le vomissement est également fâcheux lorsqu'il est déterminé
par de graves blessures et surtout par des plaies de tête : *Bilis
vomitus vulneri succedens, malum denunciat, præcipueque
in capitis vulneribus.* (Hipp.) Dans tous ces cas de lésion cérébrale, la matière vomie est de la bile verte, porracée. C'est toujours un mauvais signe.

Le vomissement atrabilaire, suivant Hippocrate, annonce dans
les maladies aiguës une mort prochaine : *Morbis quibusvis inci-
pientibus, si atrabilis supra infra exierit, lethale.* (Hipp.) Le
vomissement atrabilaire, qui est brun, noirâtre, plus ou moins

foncé, à peu près de la couleur de la suie détrempée, survenant dans une maladie chronique mortelle, annonce une mort prochaine. Il ne faut pas confondre le vomissement atrabilaire avec le vomissement de sang. Ce dernier, tout grave qu'il est, est moins dangereux que le premier. « Le vomissement de sang noir, soit liquide ou grumelé, quoique accompagné d'un pouls très-mauvais, des signes de la plus grande faiblesse, n'est cependant pas, dans les maladies aiguës, d'un pronostic aussi funeste que le vomissement atrabilaire. » (Leroy.) Le vomissement de toute matière corrompue, fétide, livide, noire, est de mauvais présage, surtout dans les maladies aiguës. *Si id quod vomitione excluditur, aut porraceum sit, aut lividum, aut nigrum, quamcumque horum colorum speciem referat, in pravis habere oportet. Quod si omnes illos colores idem homo vomitione exhibeat, valde quidem id lethale est.* (Hipp.)

Dans les inflammations de poitrine, il survient assez souvent un vomissement abondant de bile. Ce vomissement doit être regardé comme nerveux quand, au commencement de la maladie, on n'a pu constater aucun symptôme bilieux ou d'embarras gastrique, comme langue sale et jaunâtre, amertume de bouche, envies de vomir, *facies* plus ou moins jaunâtre, etc. Ce vomissement sympathique est très-dangereux. Leroy assure avoir observé que les inflammations de poitrine qui débutent par un vomissement opiniâtre, sont sujettes à se terminer par une expectoration purulente. Ce pronostic revient à ce que nous avons déjà dit plus haut (page 64), savoir que tous les vomissements considérables et opiniâtres, au début des maladies aiguës, sont d'un fâcheux augure, excepté pourtant les cas des fièvres éruptives et surtout celui de la petite vérole.

## DES SIGNES TIRÉS DE LA POLYPHYSIE OU DES FLATUOSITÉS, DES BORBORYGMES, ETC.

Les principaux gaz qui se développent dans le canal intestinal ou les voies digestives, sont le gaz acide carbonique, les gaz hydrogène sulfuré et carboné, etc. Ils proviennent des aliments et des boissons qui n'ont pas assez fermenté. De plus, on sait que l'on avale tous les jours de l'air avec les aliments. On nomme borborygme le bruit sourd que produisent les gaz ou les vents en circulant dans les intestins. Les flatuosités se développent particulièrement chez les personnes faibles et qui digèrent mal, dans les maladies nerveuses, l'hystérie, l'hypocondrie, etc. Il n'est pas très-rare de voir d'énormes tuméfactions de l'estomac, du ventre et de la gorge, se manifester presque subitement chez les hystériques. D'abondantes flatuosités, qui surviennent dans la plus grande violence des maladies aiguës et qui ne procurent point de soulagement, sont toujours fâcheuses, surtout si elles sont absolument inodores : c'est ce qu'on a quelquefois observé dans les fièvres ataxiques les plus dangereuses. « Dans l'ileus parvenu à un haut degré, dit Double d'après Baglivi, c'est un signe mortel que les malades rendent une grande quantité de vents fétides et qui sortent comme à l'insu du malade : on peut affirmer alors que la maladie se termine par la gangrène. » Dans les maladies aiguës graves, comme les fièvres typhoïdes, adynamiques et ataxiques, le typhus, etc., lorsque le bas ventre est gonflé et distendu par le gaz, c'est le symptôme grave qu'on appelle *météorisme*, qui est le premier degré du ballonnement. C'est un mauvais signe, nous en parlerons ailleurs.

La tympanite est un gonflement considérable du ventre produit par l'accumulation des gaz dans les intestins et dans le péritoine, c'est-à-dire dans la cavité des intestins et hors cette cavité. Le ventre est tendu et résonne comme un tambour. La tympanite considérable est ordinairement un accident extrêmement grave, et toujours mortel s'il est le résultat d'une affection organique de quelque viscère abdominal.

Les borborygmes ou les bruits sourds des intestins annoncent ordinairement le travail qui prélude aux évacuations alvines ou abdominales. Dans les maladies aiguës, c'est un signe très-fâcheux, si les malades ayant le ventre très-gonflé ne peuvent rendre ni vents, ni matières excrémentitielles.


## DES SIGNES TIRÉS DES DÉJECTIONS ALVINES.


Dans l'état naturel ou physiologique, les déjections intestinales sont molles, ou plutôt un peu dures, c'est-à-dire, comme tout le monde sait, d'une consistance moyenne, ni molle ni dure.

La couleur en est jaunâtre ou légèrement brunâtre, et l'odeur, assez peu sensible. La défécation ou l'excrétion des matières fécales a lieu au moins une fois dans le nychthémère ou en vingt-quatre heures. Mais, sous ce rapport, cette fonction exonérative subit les plus étonnantes variations, qu'il n'est pas de notre sujet de mentionner ici. L'usage de certains aliments et médicaments change la couleur des excréments. La viande très-noire comme le lièvre, et quelques fruits noirs, et les préparations ferrugineuses, les colorent en noir. Les légumes verts, comme les épinards, leur donnent une couleur verte. Le régime lacté les rend blanchâtres. Ils sont colorés en jaune par l'usage du safran et de la rhubarbe. Les matières sont d'une couleur très-foncée et plus fétides chez les individus qui boivent beaucoup de vin. Leur poids, dit Landré-Beauvais, est entre cent vingt-huit et cent soixante grammes dans les adultes; il est plus du double chez ceux qui vivent d'aliments végétaux.

Les déjections alvines sont la voie de solution que la nature affecté dans la plupart des fièvres aiguës. Ces sortes d'évacuations critiques étaient plus fréquentes autrefois, du temps d'Hippocrate, parce qu'alors les maladies aiguës étaient ordinairement abandonnées à la marche spontanée de la nature. Aujourd'hui, la thérapeutique plus avancée et son pouvoir salutaire mieux apprécié, préviennent souvent la nature par des médications légèrement évacuantes appropriées au caractère et à l'époque de la maladie.

Dans les évacuations alvines, comme dans presque toutes les excrétions, on distingue les selles critiques ou salutaires des selles acritiques ou symptomatiques, c'est-à-dire nuisibles. Ces dernières doivent être l'objet spécial de notre examen pronostique. Disons cependant que les selles critiques et salutaires sont en général annoncées par des borborygmes ou coliques, un sentiment de pesanteur dans la région des reins, la mollesse, l'inégalité et quelquefois l'intermittence du pouls; mais il faut que ces signes se manifestent à une époque avancée de la maladie, ou à la période de la coction, comme disaient les anciens. Pour être critiques et salutaires, les évacuations doivent être copieuses, pultacées, c'est-à-dire qu'elles doivent avoir la consistance d'une purée plus ou moins épaisse, la couleur jaune tirant un peu sur le brun, et l'odeur pas trop fétide. *Crassiorem fieri dejectionem oportet, morbo ad crisim properante... sit etiam subrufa, nec admodùm graveolens.* (Hipp.)

Ce qui fait surtout juger que les évacuations sont critiques et salutaires, c'est le soulagement marqué qu'en retirent les malades, et la diminution de l'intensité de tous les symptômes graves de la maladie. Il y a des évacuations critiques qui terminent les maladies dans l'espace de quelques heures, d'autres continuent pendant vingt-quatre ou trente-six heures : mais ces dernières sont fort débilitantes. Maintenant il sera facile de reconnaître quelles sont les déjections ou les diarrhées symptomatiques ou nuisibles : ce sont surtout celles qui se déclarent dans les premiers jours d'une fièvre aiguë, et c'est un signe très-fâcheux si la fièvre est intense et grave: *In febre ardente si alvus profusè feratur, mortiferum* (Hipp.) Ces selles initiales des maladies aiguës sont encore plus fâcheuses si elles sont ténues, claires, grisâtres, glaireuses, séreuses et spumeuses : ce sont des selles d'irritation et non de coction ou de crise, qui annoncent toujours du danger dans les maladies aiguës, pour peu qu'elles soient graves. Ordinairement alors on observe plusieurs autres mauvais signes ou symptômes aggravants, tels que chaleur générale vive, aridité de la peau, sécheresse de la langue, soif intense, anxiété, agitation, grande fréquence du pouls, douleur abdominale augmentant à la pression manuelle, excrétion alvine fréquente, minime, douloureuse et mordicante à l'anus, etc.

Dans les déjections, nous avons à considérer : 1° la constipation ; 2° la diarrhée ; 3° la couleur des matières ; 4° leur odeur ; 5° leur mode d'excrétion.

Dans la constipation, les selles sont devenues plus rares et surtout plus dures qu'elles ne doivent être. Cet état est très-ordinaire aux vieillards, et ne devient un signe défavorable que chez ceux qui sont très-sanguins, qui éprouvent des étourdissements, des bouffées de chaleur à la figure, des maux de tête, qui, en un mot, sont menacés d'apoplexie. On voit quelquefois, chez des personnes fort âgées et privées de tout exercice, les matières fécales s'amasser en grande quantité dans le gros intestin inférieur ou le rectum, et y contracter une dureté telle, que, si elles ne sont retirées avec des instruments appropriés, elles déterminent des douleurs de bas ventre, des vomissements, une soif intense, la sécheresse de la langue, une fièvre violente, la gangrène des intestins et la mort.

La constipation est fort ordinaire dans le début des maladies aiguës, et ne comporte alors aucune espèce de gravité ou de danger, si toutefois rien ne menace gravement la tête, s'il n'existe ni délire ni aucun autre symptôme d'affection cérébrale.

La constipation jointe à l'engourdissement des extrémités doit faire craindre, suivant Double, la paralysie des intestins. La suppression subite des déjections alvines est un signe fâcheux dans les maladies aiguës, si elle est immédiatement suivie d'une tuméfaction douloureuse des hypocondres (régions supérieures et latérales du ventre). *A suppressione alvi, meteorismus hypochondriorum gravis.* (Hipp.)

Une constipation opiniâtre est en général un signe fâcheux chez les sujets qui sont attaqués de hernies : elle peut même devenir un signe mortel, si la hernie s'étrangle ou s'engoue et suspend tout à fait le cours des matières.

La constipation qui est le symptôme d'un squirrhe de l'estomac, des intestins ou du rectum, est un signe constamment mortel. Ces affections squirrheuses auxquelles se joignent souvent des vomissements, surtout à une époque avancée (particulièrement au squirrhe de l'estomac), se reconnaissent ordinairement au teint pâle, jaunâtre, ou jaune paille (teint cancéreux), au marasme, etc.

Dans les engorgements chroniques ou obstructions du foie, la constipation, qui en est le symptôme ordinaire, est généralement un signe défavorable. Dans ce cas, les matières fécales, rarement rendues, sont cendrées, blanchâtres ou crétacées. Cette décoloration des selles est due à l'absence de la bile, dont la maladie du foie intervertit ou suspend le libre cours. La constipation est, dans l'hypocondrie et la mélancolie, la mesure ordinaire de leur intensité et de leur opiniâtreté.

La constipation qui persiste pendant toute la durée des fièvres aiguës, gastriques, typhoïdes, ou putrides et malignes, de la petite vérole, etc., est généralement un signe fâcheux, à moins qu'alors il n'existe d'autres évacuations salutaires. Elle est sans conséquence dans les premiers jours de ces diverses maladies.

Toute diarrhée symptomatique dans les maladies aiguës doit être regardée comme un signe fâcheux, surtout si elle est abondante et séreuse. Le cours de ventre copieux et fétide est surtout dangereux dans les fièvres typhoïdes, ataxiques et adynamiques. Il épuise et abat d'autant plus vite les forces, que les évacuations sont plus fréquentes, plus abondantes, plus claires, et spumeuses. C'est particulièrement dans les fièvres adynamiques (putrides) que la diarrhée, survenant de bonne heure, devient souvent mortelle, surtout s'il existe du délire et que les évacuations soient involontaires. On doit être fort inquiet, dit Leroy, sur le sort d'une femme en couches que saisit un pareil cours de ventre, surtout s'il survient dans les premiers jours qui suivent l'accouchement, et qu'il soit accompagné d'autres mauvais symptômes, comme douleurs vives au bas ventre, fièvre, pouls petit et fréquent, suppression ou diminution notable des lochies (vidanges). Si rien de tout cela ne s'observe, le dévoiement n'offre rien de fâcheux, et peut même être regardé comme critique ou favorable.

La diarrhée, suivant Double, est presque toujours symptomatique et funeste dans le cours des fièvres malignes des enfants. Un dévoiement considérable est toujours très-fâcheux dans les péritonites, les fortes entérites; dans le début des inflammations, des fluxions de poitrine ou de la pleurésie, de la pneumonie, des catarrhes violents et autres maladies aiguës graves. On sait assez combien sont fâcheuses ces terribles et incessantes évacuations qui se manifestent dans le choléra-morbus, soit indigène ou sporadique, soit asiatique ou épidémique.

Les déjections dysentériques très-fréquentes et très-douloureuses, lors même qu'elles ne seraient pas sanguinolentes, mais purement glaireuses, annoncent toujours aussi beaucoup d'irritation, et, sous ce rapport, sont de mauvais présage, surtout si l'on observe en même temps une fièvre forte, la langue rouge et sèche, une soif vive, des tranchées violentes, etc. Lorsque, aux fréquentes évacuations dysentériques accompagnées de fièvre, de faiblesse générale, etc., il se joint d'autres mauvais signes, comme le hoquet particulièrement, le malade est exposé au plus grand danger et menacé d'une mort prochaine. Il ne faut pas confondre, comme le fait observer Double, la dysenterie avec le flux hémorrhoïdal. Dans le premier cas, les matières fécales précèdent les évacuations sanguines; dans le second, c'est le contraire.

Des selles très-fréquentes, verdâtres, porracées, extrêmement fétides, sont fort dangereuses dans la petite vérole, à quelque époque qu'elles surviennent. Une variole adynamique ou putride accompagnée d'une diarrhée fatigante et abondante est du plus mauvais augure, et même constamment mortelle, si le dévoiement n'est que purement symptomatique.

« Si, dit Landré-Beauvais, dans l'antérite et la péritonite, après la constipation, il se manifeste tout à coup une diarrhée; si dans le même temps le ventre se tend, et si l'on rend beaucoup de vents, c'est un signe d'une mort prochaine. »

La diarrhée est funeste dans toutes les maladies chroniques très-avancées, comme la phthisie, les maladies cancéreuses, etc. Lorsqu'elle arrive à la dernière période des maladies chroniques incurables, on l'appelle *colliquative*. Elle est le signe certain de la fin prochaine des malades, comme on le voit si souvent chez les phthisiques.

Les diarrhées considérables qui se déclarent dans le cours des hydropisies anciennes accompagnées de fièvre lente et de faiblesse générale, sont ordinairement un signe de mort prochaine. Nous avons déjà dit plus haut que les déjections fréquentes, modiques, ténues, claires, séreuses, glaireuses, écumeuses, ou jaunes, vertes, porracées, dysentériques et mordicantes, sont toujours bien suspectes dans les maladies aiguës; mais elles sont encore plus fâcheuses si avec cela il y a tendance à la phthisie. (Aubry.)

La diarrhée avec fièvre, soif et langue sèche, qui survient chez des malades qui ont subi de grandes opérations chirurgicales, est très-souvent funeste : il faut y prêter une attention toute spéciale.

« Les selles atrabilaires, c'est-à-dire liquides, brunes, livides, noires, annoncent une mort prochaine, ainsi que celles dont l'odeur est cadavéreuse. » (Leroy.)

Les selles d'un sang noir, caillé ou liquide, qui surviennent quelquefois dans les fièvres graves, adynamiques ou ataxiques (putrides ou malignes), sont en général fâcheuses, mais le sont beaucoup moins que les déjections atrabilaires. *Ejectio alvi nigra repentina velut sanguinis, et cum febre et sine febre, mala.* (Hipp.) Dans quelques cas même, elles ont paru critiques et salutaires. Il est bon de faire remarquer que les selles sanguinolentes (surtout celles qui présentent du sang noir et caillé), qui

se manifestent après des vomissements de sang ou de fortes hé-
morrhagies nasales, sont sans valeur pronostique.

Les déjections alvines qui ont la couleur et l'apparence du pus,
sont généralement dangereuses, au moins dans la plupart des cas.

Les selles grises ou blanches ressemblant à du lait, dit Landré-
Beauvais, annoncent un grand danger dans les maladies aiguës
et bilieuses, surtout lorsqu'il y a phrénésie, délire. Des matières
noires et acides, faisant effervescence sur la brique, sont, suivant Hoffmann, mauvaises dans toutes les maladies aiguës.

« Les déjections liquides, jaunes, rougeâtres, couleur de
jaune d'œufs, symptomatiques, annoncent la violence, la briè-
veté et le danger de la maladie. Tout flux de ventre rougeâtre est
bien mauvais dans toutes les maladies aiguës; mais il est pernicieux quand il y a insomnie et assoupissement, avec des douleurs aux lombes et à la tête.

« Les selles liquides vertes, bilieuses, écumeuses, sont très-
suspectes dans les maladies aiguës, surtout lorsqu'elles sont
accompagnées de douleurs de reins. Les déjections bilieuses et
hautes en couleur annoncent un fâcheux avenir, principalement
quand elles paraissent telles dans un jour décrétoire (jour de
crise). » (Landré-Beauvais.)

Les selles blanchâtres, grises, muqueuses ou visqueuses, annoncent assez souvent la présence des vers dans les intestins.
L'existence des vers est souvent une complication assez fâcheuse
des maladies aiguës, et rarement leur expulsion procure du soulagement, surtout au début d'une maladie aiguë; il vaut mieux,
dit avec raison Landré-Beauvais, qu'ils sortent morts et à la fin
de la maladie, que vivants et au commencement.

Quant à l'odeur des matières, il faut distinguer l'odeur fécale
de la fétidité putride. L'odeur fécale est désagréable, mais elle
est naturelle, et n'annonce par conséquent rien de grave ni de
fâcheux. La fétidité putride est assez semblable à celle des cadavres et de la chair pourrie. Elle semble dépendre d'une putréfaction commençante qui a lieu dans les intestins. Cette odeur infecte
et cadavéreuse varie beaucoup suivant la nature et le caractère
des maladies. L'odeur très-fétide et cadavéreuse des selles est toujours fâcheuse, mais elle devient un signe bien plus dangereux lorsque les déjections sont liquides et noires (voyez plus haut, p. 72).

« Dans les maladies putrides et malignes, dans les fièvres pétéchiales, surtout lors de la période d'augment de la maladie ou vers la fin, les déjections exhalent une indicible fétidité. Elles sont vertes, livides, noirâtres, souvent mêlées de sang, et leur évacuation se trouve ou accompagnée ou précédée des plus violents ténesmes. Quelquefois aussi elles sont rendues sans aucune participation volontaire et tout à fait à l'insu du malade, et alors le danger est très-grand. » (Double.) Les déjections très-fétides avec diminution des forces chez les phthisiques, sont très-fâcheuses, à quelque époque qu'elles se manifestent.

Les selles presque entièrement inodores sont en général un mauvais signe : elles annoncent l'excessive faiblesse ou l'inertie des organes digestifs, qui laissent passer sans élaboration suffisante les matières alimentaires : c'est ce qu'on appelle la *lienterie*. Ce que l'on désigne sous le nom de *flux cœliaque*, ce sont des selles grisâtres ou blanchâtres rendues telles, dit-on, par leur mélange avec le chyle. On sent assez que ces sortes d'évacuations ne peuvent être que fâcheuses.

Les déjections involontaires et à l'insu des malades sans délire, survenant à la fin des maladies aiguës (les fièvres les plus graves, typhoïdes, adynamiques, typhus, etc.), sont un très-mauvais signe, et annoncent ordinairement une mort prochaine.

« Dans les maladies aiguës, le ténesme qui marche avec le hoquet est mortel. » (Double.) Ce pronostic grave ne doit s'appliquer qu'aux dysenteries fort graves et arrivées à leur dernière époque. Les déjections indépendantes de la volonté et de la sensation du malade sont mortelles dans la dysenterie : on peut assurer alors qu'il existe une atonie paralytique portée au plus haut degré, la gangrène ou le sphacèle des intestins. (Degner.)

Nous terminerons l'article des déjections alvines par une remarque qui n'aura probablement pas échappé à l'observation clinique des praticiens : c'est que très-souvent les malades, quelques instants avant la mort, éprouvent un besoin irrésistible d'évacuer, et que même quelquefois ils expirent durant l'acte ou pendant qu'ils sont sur le bassin.

## DES SIGNES TIRÉS DES URINES.

L'urine normale, physiologique, ou dans l'état de santé, est claire, jaune ou citrine. Mais il faut se rappeler que rien n'est plus variable que la couleur des urines; qu'elles deviennent noirâtres après l'usage de la casse et des ferrugineux; rougeâtres à la suite des bouillons d'oseille, d'une décoction de la racine de garance et de fraisier et par l'usage de la betterave; jaunâtres pendant l'emploi de la rhubarbe, etc.; que l'usage des asperges les rend extrêmement fétides, et que la térébenthine leur donne l'odeur de la violette. Il va sans dire que c'est de l'examen de l'urine du matin que l'on doit constamment tirer les données et les connaissances pronostiques. Mais il faut se rappeler surtout que les urines isolément examinées et considérées ne pourraient qu'égarer, et que, pour avoir une valeur pronostique, elles doivent toujours être réunies aux autres évacuations ou aux autres sources des signes des maladies. On voit quelquefois dans les fièvres les plus graves, peu d'heures avant la mort et au milieu des plus mauvais symptômes, les malades rendre des urines fort bonnes et même parfaitement naturelles : c'est le cas de se rappeler encore ici, comme à l'occasion du pouls naturel, le mot aphoristique d'Hippocrate : *Pulsus bonus, urina bona, œger moritur.*

Nous considèrerons dans l'urine, 1º son mode d'excrétion; 2º sa masse totale; 3º ses diverses parties sensibles à la simple vue.

La difficulté d'uriner, la douleur ou l'ardeur vive que déterminent l'excrétion urinaire et la petite quantité d'urine rendue, sont toujours, dans les maladies aiguës, des signes fâcheux qui annoncent que la maladie est accompagnée de beaucoup d'irritation et qu'elle sera intense, longue et opiniâtre. La strangurie ou l'émission de l'urine goutte à goutte est un mauvais signe dans les maladies aiguës.

La rétention d'urine, assez ordinaire dans les fièvres adynamiques, ataxiques, typhoïdes et typhus, est une circonstance très-fâcheuse qui peut avoir les suites les plus graves si l'urine n'est évacuée au moyen de la sonde. Cet accident indique ordinairement, dans ces fièvres graves, une grande faiblesse générale, et surtout une grande atonie ou même une paralysie de la vessie; ou il dépend d'un état de perturbation ou de dérangement des fonctions du cerveau, et quelquefois de la moelle épinière, si la rétention d'urine a été l'effet immédiat d'une chute sur le dos, et qu'elle coïncide avec la paralysie des jambes et des

cuisses (paraplégie). C'est un signe des plus fâcheux et presque
toujours mortel.

La suppression d'urine qui succède au refroidissementet aux
frissons est funeste dans les maladies aiguës. Silène eut les extrémités froides; peu après il survint une suppression d'urine,
et le malade finit par succomber. Une femme atteinte d'une
angine eut un frisson violent le troisième jour de sa maladie; les
urines se supprimèrent, et elle mourut le cinquième jour. (Hipp.)
La suppression inopinée des urines aux approches des crises et
sans aucune diminution des symptômes ou de l'intensité de la
maladie, est mortelle. Chez la femme Cysique, les urines se
supprimèrent subitement le quatorzième jour, et la mort suivit
de près. Dans la maladie du jeune Mélibée, les urines furent
supprimées tout à coup le vingtième jour, et il mourut le vingt-
quatrième. (Hipp.) Il ne faut pas confondre la suppression d'u-
rine avec la rétention du même liquide : dans le premier cas, la
sécrétion urinaire est suspendue et la vessie est vide; dans la
rétention, le contraire arrive : la sécrétion de l'urine continue
toujours dans les reins, la vessie se remplit outre mesure et
manque de force contractile pour se vider. La suppression d'u-
rine dans la fièvre jaune est l'indice d'une mort prochaine. C'est
un signe de fort mauvais présage, dit Double, lorsque dans les
maladies aiguës les malades oublient d'uriner, et qu'ils ne le font
que sur la demande des assistants, bien qu'ils rendent librement
une urine presque absolument naturelle.

L'écoulement involontaire des urines qui a lieu à l'insu des
malades et sans qu'ils soient en délire, est un très-mauvais signe.
Celui qui survient pendant le délire n'a d'autre valeur pronostique que celle du délire lui-même. La femme qui demeurait sur
la place des Menteurs rendit involontairement beaucoup d'u-
rines le huitième jour de sa maladie, et elle mourut le quatorzième. (Hipp.) L'incontinence des urines est donc en général,
dans les fièvres aiguës, un signe mortel, à moins qu'il ne soit
compensé par plusieurs autres bons signes. Nous ne devons
point parler ici d'une foule d'autres incontinences d'urine chroniques et dépendant de la paralysie de la vessie, des calculs urinaires ou de quelque lésion organique, etc., parce que le danger en est éloigné, et que d'ailleurs il est lié et entièrement subordonné à la gravité de la maladie principale.

Dans les maladies aiguës, la diminution considérable de la quantité des urines aux jours non critiques, et sans qu'elle ait été précédée d'abondantes sueurs, de diarrhée copieuse ou de la suppression des boissons, est de mauvais augure, surtout si les urines sont claires et ténues, comme le prouve l'histoire des maladies du jeune fils de Mélibée, de la fille d'Eurianax, de la femme qui demeurait chez Pantimède, de celle qui était chez Tisamène et de la femme d'Æceta. (Hipp., citation de Double.) Les urines rares et très-peu abondantes sont un mauvais signe après les maladies aiguës, les fièvres éruptives et particulièrement la scarlatine : on a lieu de craindre alors quelque suite fâcheuse, une rechute et surtout une enflure locale (œdème) ou générale (anasarque). Les urines rares, comme le fait remarquer avec raison Landré-Beauvais, que l'on observe à la suite des inflammations de poitrine, indiquent souvent la formation de l'hydrothorax (hydropisie de poitrine). On sait assez que les urines rares, modiques et rouges, sont un des principaux caractères des hydropisies.

Une abondance excessive des urines avec amaigrissement considérable, perte des forces, etc., est un très-mauvais signe, et annonce même le plus souvent une terminaison funeste, comme on l'observe dans le diabète sucré, ainsi appelé parce que les urines contiennent une grande portion de matière sucrée. Double rapporte que Frank a vu un cas dans lequel le malade rendait jusqu'à vingt-cinq kilogrammes d'urine par jour (vingt-cinq litres). La consomption est dans ce cas une terminaison à peu près inévitable.

Les urines sanguinolentes sont, dans les fièvres adynamiques (putrides), un signe fort dangereux et souvent mortel. Ces mêmes urines, coïncidant avec de violentes douleurs de reins, annoncent également beaucoup de danger dans le cours de la petite vérole, et la maladie doit être réputée mortelle, si en même temps on observe des taches noires parmi l'éruption et quelque accident hémorragique. Les urines mêlées de sang sont aussi d'un mauvais présage lorsqu'elles surviennent après les chutes et les coups violents. Dans tous ces cas, le danger est toujours proportionné à la quantité de sang rendu.

Les urines noires et surtout celles qui déposent un sédiment noir, sont en général, dans les maladies aiguës, d'un mauvais présage. Cependant on rapporte quelques cas où elles ont été critiques et salutaires; et alors probablement elles étaient copieuses, rendues avec facilité, et appuyées par plusieurs autres bons signes.

L'urine purulente, qui provient ordinairement d'une affection organique de la vessie, des reins ou de la pierre, est toujours très-fâcheuse : son pronostic est entièrement subordonné à la maladie principale, qui est ordinairement incurable.

Les urines glaireuses ressemblant au blanc d'œuf indiquent ordinairement l'existence du catarrhe de la vessie, maladie chronique incurable chez les vieillards.

Les urines peuvent être albumineuses sans lésion de la vessie, comme dans la maladie de découverte moderne nommée *albuminurie*, liée ordinairement à une altération ou à une affection organique des reins. On constate l'albumine dans l'urine en faisant bouillir celle-ci : la matière albumineuse se coagule comme le blanc d'œuf. Cette maladie chronique, encore peu connue, est fort dangereuse et le plus souvent mortelle.

Les urines claires, ténues, aqueuses, appelées *crues* par les anciens, sont celles qui, dans les maladies aiguës, ne donnent ni nuage ni dépôt. Les urines *cuites* sont presque naturelles pour la couleur et la consistance, et offrent par le refroidissement un nuage, un sédiment ou un dépôt. Les urines qui pendant une maladie aiguë grave deviennent tout à coup claires, limpides, aqueuses, en un mot nerveuses, comme on dit, sont d'un très-mauvais augure, parce qu'elles annoncent de grandes perturbations internes, des spasmes violents, des convulsions, du délire, etc. Les urines ténues, claires ou crues, annoncent que la maladie n'est pas près de se terminer. Lorsque les urines, dans tout le cours d'une maladie aiguë, demeurent toujours ténues, claires et crues, sans que le malade soit précisément en danger de mort, on doit s'attendre à une crise suppuratoire ou à quelque abcès. « Aux approches d'une suppuration lente, externe ou interne, les urines deviennent claires. » (Double.) On sait assez que les urines claires, limpides, blanches, transparentes, inodores, insipides, comme l'eau de roche, annoncent ordinairement les spasmes et les maladies nerveuses.

Les urines sont souvent troubles dans les fièvres gastriques, les rhumatismes, les catarrhes, et conservent ce caractère pendant toute la période de crudité de ces maladies. L'urine trouble qui ne dépose pas et qui ressemble à l'urine des animaux herbivores, est appelée pour cela *urine jumenteuse* : elle annonce un grand désordre fonctionnel, et on l'observe assez constamment, dit Landré-Beauvais, dans les fièvres adynamiques et ataxiques. Elle est donc fâcheuse. Les urines épaisses et qui ne déposent pas, annoncent en général, ajoute le même auteur, que la maladie n'est pas près de se terminer. Suivant Hippocrate, l'urine épaisse et trouble, qui ne s'éclaircit pas par un repos prolongé, est d'un très-mauvais présage : la femme de Philiscus en rendit de semblables le onzième jour de sa maladie, et mourut le vingtième; la femme de Droméades, qui mourut le sixième jour, en avait rendu de pareilles le second; enfin les urines d'Hermocrate étaient rougeâtres, épaisses, sans dépôt le onzième jour, et il mourut le vingt-septième. Les urines troubles et blanches, comme laiteuses, s'observent souvent dans les affections vermineuses, dans les maladies scrofuleuses, catarrhales et muqueuses, et dans les engorgemeuts du bas ventre.

L'urine grasse ou huileuse, qui file à peu près comme l'huile quand on la verse, est-fort dangereuse si sa couleur est très-foncée, et surtout si elle tire sur le brun ou sur le noir.

Les urines jaunes ou safranées sont un indice des affections bilieuses; elles sont de plus un des signes de l'hépatite ou de l'inflammation du foie. Si, dans la jaunisse ou l'ictère, l'urine est d'un jaune foncé ou brun, et qu'elle communique sa couleur au linge qu'elle touche, c'est un signe qui indique que le mal est symptomatique, et que par conséquent il est grave et sera long et opiniâtre; si au contraire l'urine conserve sa couleur naturelle dans la jaunisse, on a tout lieu d'espérer que la maladie ne durera pas longtemps.

Les urines sont ordinairement rouges dans les maladies inflammatoires tant locales que générales, et elles le sont surtout dans les fièvres inflammatoires. Si elles se montrent longtemps rouges, sans donner ni nuage ni dépôt, c'est une marque que la maladie n'est pas près de se terminer. Les urines rouges, épaisses et rares, dit Double, jointes à l'aridité, à la sécheresse de la langue et à une chaleur âcre sur tout le corps, sont le signe certain de l'existence d'une phlegmasie interne. Le pronostic ne peut donc être que grave. Quelques lignes plus bas, le même auteur ajouté : « Les urines rouges enflammées sans hypostase (sédiment ou dépôt), mais tenant seulement quelques portions de mucosité en suspension, sont un signe de délire. » Les urines sont pour l'ordinaire troubles et d'un rouge briqueté (couleur de brique) dans les hydropisies graves et anciennes, les fièvres intermittentes, etc., et tant que dans les fièvres intermittentes elles restent rouges et déposent un sédiment briqueté, il ne faut pas compter sur une guérison solide; si les accès cessent momentanément, ils ne tarderont pas à reparaître bientôt. Au contraire, on peut croire à la cessation absolue et prochaine de la fièvre, si les urines reprennent leur couleur naturelle. Le sédiment briqueté peut servir quelquefois à faire connaître une fièvre pernicieuse. Les urines très-rouges, couleur de feu et ardentes, sont de mauvais augure et laissent toujours à craindre jusqu'à ce qu'elles prennent leurs qualités normales : le danger devient plus grand si elles ne donnent aucun sédiment. Les plus mauvaises de toutes les urines, dit Baglivi, sont celles qui offrent une couleur rouge très-ardente. Suivant Hippocrate, l'urine rouge qui dépose un sédiment de la même couleur avant le septième jour, annonce que la maladie aura une heureuse terminaison le septième jour. Si l'urine rouge devient très-foncée et tire sur le brun-noirâtre, elle annonce un danger réel, soit qu'elle dépose ou non un sédiment de la même couleur. L'urine rouge signale généralement l'invasion de la fièvre hectique, c'est-à-dire lente et consomptive.

« On a observé quelquefois des urines froides durant le cours des fièvres malignes; et toujours, dans ce cas, la maladie a été mortelle. » (Double.) Nous n'avons jamais eu l'occasion de constater ce fait et d'en vérifier le pronostic.

On considère, dans l'urine pathologique ou morbide, quatre parties qui se manifestent successivement au bout de quelques heures de repos : 1° la pellicule ou la crème qui se forme à la superficie de l'urine; 2° un peu au-dessous, mais encore vers la partie supérieure, on voit le nuage ou suspension supérieure; 3° au-dessous, vers le milieu ou le tiers inférieur, on remarque l'énéorème ou suspension inférieure; 4° l'hypostase, sédiment ou dépôt, occupe le fond du vase.

La pellicule qui présente diverses couleurs est presque toujours d'un fâcheux augure. Elle annonce aussi très-souvent les fièvres hectiques commençantes.

Quant au nuage ou suspension supérieure, Landré-Beauvais, d'après Hippocrate, assure que lorsqu'il reste fixe pendant plusieurs jours sans changer de place, il fait connaître que la coction ne peut se faire, que les efforts sont insuffisants ou irréguliers, et que l'on doit craindre des spasmes ou du délire. Suivant ce séméiologiste distingué, ces pronostics sont d'autant plus certains que l'urine est plus limpide et plus pâle, que le nuage est plus épais et se déplace moins facilement.

Ordinairement après le nuage vient l'énéorème ou la suspension inférieure. D'après l'auteur encore que nous venons de citer, lorsque l'énéorème monte vers la partie supérieure de l'urine et se convertit en nuage, il donne les mêmes signes dangereux que le nuage qui ne se précipite point. L'énéorème noir est, dit Double, de très-mauvais augure.

Les signes qui ont le plus de valeur pronostique se tirent de l'hypostase ou du sédiment. Les urines ne déposent ordinairement qu'à une époque plus ou moins avancée de la maladie, c'est-à-dire vers les jours critiques (plus loin nous exposerons la doctrine des jours critiques). Cependant Boerhaave regardait comme le meilleur présage pour le présent et l'avenir les urines qui déposent, pendant tout le cours de la maladie et jusqu'à la fin de la crise, un sédiment blanc, léger, lisse, inodore, homogène et qui se précipite promptement. Et en effet, cette dernière qualité, c'est-à-dire un dépôt qui se forme promptement et abondamment, est un des meilleurs caractères de l'urine critique et salutaire. Les sédiments ou dépôts qui se forment dans la plupart des maladies aiguës, vers le septième, le neuvième, le onzième, le quatorzième jour, sont en général un signe de *coction*, une marque d'une bonne crise ou de la solution heureuse de la maladie.

La couleur de l'hypostase critique est ordinairement blanche ou grise, quelquefois rosacée, rougeâtre ou jaunâtre. Ces dépôts critiques sont ordinairement visqueux, épais, opaques et puriformes. Le sédiment noir ou brun se fait remarquer dans quelques fièvres typhoïdes, ataxiques, malignes, etc. Il indique le plus souvent un grand danger dans les maladies aiguës graves;

dans les maladies chroniques, il annonce au moins une longue durée.

Le dépôt est quelquefois graveleux et sablonneux, surtout, d'après Landré-Beauvais, dans les engorgements du bas ventre. L'expulsion des graviers prévient plus souvent la formation des calculs urinaires qu'elle n'annonce leur présence. Double fait observer qu'un caractère bien important dans les urines critiques, est qu'elles se trouvent assez communément chargées de petits graviers, qui quelquefois flottent à la superficie sans s'attacher aux parois du vase. Ces graviers sont ordinairement d'une couleur brune, et sont toujours friables, c'est-à-dire qu'ils s'écrasent facilement sous les doigts; c'est par là qu'ils diffèrent des graviers ordinaires. Morgagni, Dehaen, Joubert et Grati, paraissent attacher à ce signe la plus haute importance. Il paraît qu'il est souvent lié aux affections cérébrales.

Dans les affections bilieuses bien prononcées, le sédiment urinaire est le plus souvent jaune. Dans les maladies inflammatoires, il est ordinairement rougeâtre ou rosacé. Ce dernier est généralement favorable, excepté pourtant dans les fièvres hectiques et la phthisie pulmonaire. Le dépôt est de couleur rouge briquetée dans les fièvres intermittentes.

Le sédiment furfuracé ou qui a l'apparence du son est en général un signe défavorable.

Chez les vieux goutteux et surtout chez les sujets rachitiques, on rencontre ordinairement des dépôts fournis par du phosphate calcaire. C'est dans les derniers une circonstance grave et fâcheuse, puisque le système osseux éprouve une véritable décomposition par la soustraction du principe salin qui en assure la solidité. De là la déformation de la taille, du thorax et des membres.

« Un dépôt jaune-safran, épais, de consistance d'argile détrempée, est assez commun dans les maladies où les fonctions du foie et de la sécrétion de la bile sont dérangées. » (Landré-Beauvais.)

### DES SIGNES TIRÉS DES SENSATIONS.

La vue, dans les maladies, subit des altérations diverses. Elle s'exalte, se pervertit, diminue, cesse pour quelque temps, ou se perd entièrement et sans retour.

Dans les maladies aiguës et surtout dans quelques fièvres graves, nerveuses, ataxiques, la vue s'exalte, devient plus intense, plus perçante. Mais c'est plus particulièrement la sensibilité optique ou oculaire qui est douloureusement excitée par l'impression de la lumière, comme on le voit tous les jours dans les fièvres aiguës graves, inflammatoires, cérébrales, nerveuses, ataxiques, malignes ; dans les inflammations du cerveau et de ses membranes ; dans quelques hydrophobies, etc. Dans tous ces cas, une très-grande sensibilité des yeux est généralement défavorable et annonce plus ou moins de danger. *Malum est lucis splendorem fugere.* (Hipp.) Nous ne parlons pas ici de l'excessive sensibilité des yeux dans les ophthalmies graves, parce qu'elle n'est pas de nature à pouvoir compromettre la vie des malades.

La perversion de la vue s'observe fréquemment dans les maladies aiguës graves. Ainsi, dans les fièvres inflammatoires très-fortes, les affections cérébrales, les phlegmasies très-aiguës, certains malades disent voir tous les objets colorés en rouge, ou apercevoir des feux, des bluettes, des étincelles. D'autres, qui croient voir tous les objets colorés en jaune, doivent être regardés comme prochainement menacés d'ictère ou de jaunisse. La vision des objets en rouge, la rougeur de la figure et des yeux, la démangeaison dans les narines et au bout du nez, sont les signes probables d'une hémorragie nasale. Les flocons et les brouillards que les malades disent apercevoir dans les paroxysmes des fièvres aiguës, sont au nombre des signes qui annoncent le délire. La diplopie ou vue double, qui survient dans la fièvre hectique ou l'étisie avec un grand épuisement des forces, est le signe précurseur d'une mort prochaine.

Toutes sortes d'hallucinations ou visions d'objets fantastiques, imaginaires, qui n'existent pas ou qui n'ont pu affecter le sens de la vue, sont des signes fâcheux, indépendamment de toute lésion intellectuelle. Chez les individus sanguins et pléthoriques, quand les étincelles, les flammes, les feux et les bluettes se manifestent sans fièvre, ils doivent faire craindre une attaque d'apoplexie. La diminution ou l'affaiblissement considérable de la vue se manifeste souvent, dans les maladies chroniques, plusieurs semaines avant la mort des malades : vers la fin ils ne voient presque plus du tout, ou ils voient mal les objets, les voient

comme changés de nature ou remplacés par des objets fantastiques. Tout cela annonce une mort très-prochaine ou imminente. Il n'est pas très-rare que dans le cours des fièvres adynamiques et ataxiques les malades perdent complétement la vue.
Si cette cécité, qui annonce une extrême faiblesse et une grande
perturbation nerveuse, est accompagnée d'autres symptômes
très-fâcheux, elle est le fatal indice d'une mort prochaine.
Double assure que la cécité qui existe avec le délire est un signe
de mort prochaine. Il dit avoir eu occasion de confirmer plusieurs
fois cette vérité d'observation. Prosper Alpin avait déjà, bien
avant Double, constaté le même fait clinique : *Si desipientes non
videant, ipsis profecto haud longe exitium.*

L'ouïe est sujette aux mêmes altérations que la vue. Elle est
augmentée, pervertie, diminuée ou abolie.

L'exaltation acoustique est portée quelquefois, dans les fièvres
ataxiques, à un degré extrême, au point même d'exciter des
spasmes, de l'agitation et même des convulsions. On sait d'ailleurs assez que très-souvent le moindre bruit fatigue beaucoup
les malades. C'est toujours un signe défavorable qui annonce un
désordre nerveux plus ou moins fâcheux.

L'ouïe est pervertie ou dépravée lorsque les malades éprouvent
des hallucinations acoustiques, c'est-à-dire quand ils disent ou
croient entendre des sons imaginaires qu'aucun objet ou corps
extérieur n'a produits, ou lorsqu'ils croient entendre parler des
personnes qui n'existent plus ou qui sont absentes, ou que des
sons de voix, d'ailleurs doux et agréables, leur paraissent aigres
et durs. C'est toujours un signe dangereux quand les malades
affirment qu'ils entendent des bruits fantastiques ou qui n'existent réellement point ; c'est un trouble, un désordre intellectuel,
du délire en un mot. Le tintement, le battement, le bourdonnement d'oreille, sont au nombre des signes précurseurs de l'apoplexie. Si le bourdonnement et le tintement surviennent au
commencement d'une maladie aiguë intense, c'est un très-mauvais signe : *Bombus in acutis et sonitus aurium, lethalis.* (Hipp.)
On doit craindre alors une inflammation du cerveau ou de ses
membranes, le délire phrénétique et la mort. Si, d'après Hippocrate encore, le tintement des oreilles, accompagné de dépravation ou d'hallucination de la vue et de pesanteur ou embarras
des narines, se manifeste dans les fièvres ardentes et très-aiguës,

c'est un signe constant de délire, à moins qu'il ne survienne une hémorragie nasale : *In ardentibus superveniens sonus aurium, cum hallucinatione oculorum et narium gravitate, hi insaniunt; nisi sanguis è naribus fluxerit.*

La dureté de l'ouïe ou la surdité complète s'observe quelquefois dans le cours des fièvres graves, typhoïdes, adynamiques et ataxiques (putrides et malignes) : c'est presque toujours un très-mauvais présage si la surdité survient au commencement de ces sortes de fièvres, et même de toutes les maladies aiguës en général. Elle est alors symptomatique, et par conséquent fâcheuse; elle ne pourrait être critique et salutaire qu'à la fin des maladies aiguës graves, ou du moins à une époque avancée, c'est-à-dire au temps des crises. *Surditas in acutis, post septimam diem, cum aliis bonis signis, reconvalescentiæ indicia præbet.* (Baglivi.) Hermocrates devint sourd le premier jour de sa maladie, perdit connaissance le sixième et mourut le vingt-septième ; Philiscus de Thase, atteint de surdité dès le second jour de sa maladie, délira le troisième, et mourut le cinquième ; Hérophon, ayant eu une surdité le cinquième jour de sa maladie, fut bientôt après pris de délire ; Clazomène devint d'abord sourd, les urines furent ténues et variables, la langue sèche, aride, et puis survint le délire. (Hipp.) La surdité qui coïncide avec un grand épuisement des forces, une extrême faiblesse et d'autres mauvais symptômes, est le plus souvent un signe mortel, quelle que soit l'époque de la maladie. *Si in febribus acutis æger aut non videat, aut non audiat, debili jam existente corpore, lethale.* (Hipp.) La surdité devient aussi un des signes du délire. *Quibus, in febribus acutis, aures obsurdescunt, furiosi.* (Hipp.) « Lorsque la surdité et le délire se manifestent chez un malade, il faut observer si la surdité succède au délire, ou le délire à la surdité. Dans le premier cas, le danger est moindre : on peut conjecturer que l'affection du cerveau se porte sur l'oreille. Dans le second, au contraire, il y a plus à craindre, puisqu'on peut présumer que l'affection de l'oreille se transporte sur le cerveau : mais il faut alors que cette métastase ait été précédée de quelques signes d'une affection du cerveau, tels que l'insomnie, l'assoupissement, le tremblement de la langue, des douleurs violentes de la tête. Si aucun de ces signes ne paraît, le délire qui suit la surdité est peu important. » (Landré-

Beauvais.) La surdité accompagnée de vertiges, de douleurs ou de pesanteur de tête, est un des signes précurseurs de l'apoplexie. L'inégalité de l'ouïe dans les maladies aiguës graves est un signe très-fâcheux : il annonce le délire, une longue durée de la maladie et quelquefois une terminaison funeste.

L'exaltation de l'odorat, dans les fièvres aiguës graves, annonce souvent le délire ; il en est de même de la perversion de ce sens.

La perte de l'odorat accompagnée d'autres signes fâcheux indique, dans les maladies aiguës, un danger plus ou moins grand et prochain, suivant l'état général des forces et le caractère de la maladie. La perte totale de l'odorat, jointe à une faiblesse extrême, est un signe mortel dans les maladies chroniques.

Le goût ne nous offre pas plus de signes pronostiques graves que le sens de l'odorat. Nous n'insisterons donc pas beaucoup sur ce point de séméiotique. Nous nous contenterons de dire que le goût amer appartient à toutes les maladies bilieuses, à toutes les affections du foie, à l'ictère ou à la jaunisse : ce n'est jamais un signe fâcheux par lui-même, au moins à notre point de vue. Il est d'une plus grande utilité pratique aux médecins. Ajoutons néanmoins encore que l'amertume de la bouche, au moment de la convalescence, est un signe presque certain d'une rechute prochaine ; et en général on peut assurer, comme le fait observer Double, qu'une maladie, quelle qu'elle soit, n'est pas entièrement jugée tant que le malade conserve un mauvais goût à la bouche. Le vomissement de sang (hématémèse) est presque toujours annoncé par un goût douceâtre, fade, comme de sang. Ce goût de sang indique assez souvent l'invasion d'un crachement de sang abondant (hémoptysie).

Un mot sur le toucher pour terminer cet article. Une exaltation excessive du tact général dans les fièvres nerveuses très-intenses, les typhus, les fièvres ataxiques très-graves, annonce en général du délire, et quelquefois même une mort plus ou moins prochaine : *Qui ad manum exiliunt, male habent.* (Hipp.) La privation ou une grande diminution du toucher sans fièvre, doit faire craindre une paralysie ou une apoplexie. La perte du sens du toucher qui survient au début d'une maladie aiguë, annonce ordinairement une fièvre maligne ou ataxique. Dans l'état d'épuisement général des forces, l'abolition du toucher ou plutôt du tact général indique une mort très-prochaine.

## DES SIGNES TIRÉS DES FACULTÉS DE L'ENTENDEMENT.

Les facultés intellectuelles peuvent être exaltées, perverties, diminuées ou abolies.

Dans l'état d'exaltation intellectuelle qui s'observe dans les maladies aiguës, les malades parlent avec une grande clarté et une grande abondance d'idées ; ils prononcent des discours qui étonnent par la justesse et l'élévation des pensées, c'est-à-dire qu'ils s'élèvent beaucoup au-dessus de leur état intellectuel ordinaire ou normal. Arétée dit qu'assez souvent, vers la fin des fièvres ardentes qui s'acheminent vers la mort, les malades qui jusque-là avaient été dans le délire revenaient à eux, et qu'alors ils montraient un esprit plus vif et plus élevé que celui dont ils jouissaient dans leur état de parfaite santé. Reid rapporte qu'un paysan récita, pendant la chaleur de la fièvre, des vers grecs dont auparavant il ne paraissait avoir aucune idée ; dans la suite, on apprit du malade qu'il avait étudié le grec dans son enfance, mais il l'avait entièrement oublié. On a remarqué aussi que les enfants phthisiques et rachitiques montrent une grande précocité intellectuelle ou une raison bien au-dessus de leur âge. Quelquefois même les accès de manie développent fortement l'imagination, la portent au plus haut degré d'exaltation et de fécondité, et semblent donner momentanément à l'aliéné l'air surnaturel de l'inspiration. « L'imagination dans plusieurs maladies, soit aiguës, soit chroniques, prend une telle extension, les idées s'agrandissent à un tel point, que les malades paraissent animés d'une pénétration et d'une inspiration surnaturelles. Semblables à la divinité allégorique de l'ancienne mythologie, dont la double face était tournée, l'une vers les siècles écoulés, et l'autre du côté des siècles à venir, on dirait que le passé et le futur se déroulent à leurs yeux ; de là le délire de prophétie ou de prédiction dont parlent quelques médecins. Cette exaltation d'imagination est également fâcheuse, et dans les maladies aiguës, où elle a les mêmes significations que le délire en général, et dans les maladies chroniques, la manie par exemple, l'hysté-

rie, l'hypocondrie, le rachitis, la phthisie, où elle annonce
d'étranges disparates, un manque de rapport extrême entre le
physique et le moral... L'exaltation de l'imagination qui suit le
délire est promptement mortelle. » (Double.) C'est-à-dire que
lorsque l'exaltation des fonctions de l'entendement coïncide avec
un ensemble des signes qui annoncent une extrême faiblesse, un
pouls très-petit, très-faible et très-fréquent, etc., on a tout lieu
de craindre une mort prochaine.

Le malade, comme dit Landré-Beauvais, se trompe lui-même
et trompe les spectateurs peu éclairés, par son calme apparent,
par la vivacité et la lucidité de ses idées, l'étendue de sa mémoire et la justesse de ses jugements. On explique d'une manière assez vraisemblable, suivant le même auteur, cette exaltation des facultés de l'entendement, par l'exécution bien plus
facile de toutes les fonctions lorsque, par la gangrène ou par la
mort locale de quelque partie, la douleur a promptement
cessé.

La perversion des fonctions intellectuelles ou le délire a lieu,
1º lorsque le malade combine, allie des idées incompatibles, et
prend ces idées alliées pour des vérités réelles ; 2º lorsqu'il a des
idées fausses sur un ou plusieurs objets.

Nous ne devons parler ici que du délire symptomatique, c'est-
à-dire de celui qui survient dans le cours des maladies aiguës.
Il est des signes qui précèdent presque toujours le délire ; en
voici les principaux : des insomnies opiniâtres ou veilles prolongées, tant la nuit que le jour ; des anxiétés, des inquiétudes,
des soupirs, des larmes, des plaintes, des ris, des désirs ou ré-
pugnances extraordinaires, la rougeur de la figure et des yeux,
et une grande sensibilité de ces derniers, battement des artères
du cou et de la tête (carotides et temporales), pouls dur, fréquent et irrégulier ; de violents maux de tête, des agitations,
bourdonnements d'oreilles, étourdissements, aberrations sensitives ou illusions optiques et acoustiques, crachottements fréquents, mouvements de la langue, parole précipitée, loquacité,
voix tremblante, ou même tout changement même léger survenu
dans la voix, dans la parole, dans le discours, dans les procédés,
dans les gestes, dans le regard du malade ; tout changement enfin qui annonce que son âme n'est pas dans son assiette naturelle. Voilà le prodrome ou même le commencement du délire.

Mais il ne faut pas confondre avec ces signes précurseurs les rêvasseries des malades qui, soit en dormant, soit à moitié endormis, marmottent, parlent entre leurs dents (mussitation), et tiennent quelques discours incohérents ou déraisonnables : rien de plus commun qu'un tel symptôme, même dans les fièvres les plus bénignes. Ces rêvasseries fébriles n'offrent rien de grave ni d'alarmant, pourvu que le malade une fois bien éveillé reprenne son regard naturel, et réponde à propos aux questions qu'on lui adresse.

Le délire est extrêmement variable dans sa forme et dans son intensité. Quelquefois à peine aperçoit-on que les malades délirent : ils sont fort tranquilles, ne remuent presque pas, et ils ne parlent qu'à voix basse, mais disent des choses incohérentes, sans suite ni liaison. Plus souvent on remarque un regard fixe, morne, triste, des yeux hagards, mobiles, brillants, étincelants, menaçants, comme de feu et de sang; des vociférations, des fureurs, des propos désordonnés, extravagants, ou des discours frénétiques, blasphématoires, obscènes, même chez les personnes très-bien élevées et très-délicates. Le malade crie, menace, pleure, rit, chante, grince des dents, se mord, se frappe, se blesse, bat les personnes qui l'assistent, crache sur elles et leur jette tout ce qu'il peut atteindre. D'autres fois il est morose, triste, taciturne, pusillanime, tremblant; il chasse aux mouches, semble ramasser sans cesse des objets qui l'environnent, et surtout ses couvertures et ses draps, qu'il roule comme pour en faire un paquet; il s'efforce péniblement et d'une main mal assurée de détacher des portions de tapisserie, ou d'arracher des clous des murs qu'il peut atteindre. Sans éprouver des coliques et contre son habitude, il se couche sur le ventre. Puis il se lève précipitamment sur son lit, le quitte brusquement et court comme s'il poursuivait quelqu'un ou comme s'il était lui-même poursuivi, et se sauve indifféremment ou par la porte ou par la fenêtre. Dans les maladies naturellement très-douloureuses, il ne se plaint d'aucune douleur, et, par contre, accuse des souffrances vives lorsque rien ne semble indiquer qu'elles soient réelles. Il s'agite, se tourne, se retourne, et se découvre sans cesse et souvent indécemment. Il ne se plaint point de la soif, bien qu'il ait la langue et la bouche extrêmement sèches avec une fièvre vive et une chaleur brûlante. Si on lui demande à voir sa langue, il vous regarde fixement, et ne fait aucun effort pour la tirer et la montrer; ou, s'il la montre, il oublie de la retirer; s'il demande l'urinoir, il ne pense pas à s'en servir, etc. Il est inutile de dire combien sont dangereux, nous ne dirons pas l'ensemble de tous ces symptômes, mais seulement une partie et surtout les derniers, à cause de la profonde ataxie ou de l'extrême perversion ou perturbation nerveuse qu'ils décèlent.

Le délire peut offrir une foule de modifications : il peut être calme et gai, ou triste, ou violent et furieux. Le premier est toujours moins dangereux que les derniers; car ceux-ci, outre le danger inhérent au désordre nerveux, présentent encore celui de la faiblesse et de l'épuisement des forces.

« Si le délire cesse subitement et sans raison, si le malade reprend la connaissance sans que ce changement ait été occasionné par quelque mouvement critique, tous les symptômes funestes qui accompagnent le délire persistant d'ailleurs, la mort est très-prochaine. » (Double.) Ce pronostic formidable, que rapporte Double d'après Leroy, ne doit être accepté qu'avec réserve et commentaire, c'est-à-dire qu'il n'aura la valeur grave indiquée par l'auteur que lorsque le malade sera réduit au dernier degré de faiblesse et à l'adynamie la plus profonde avec un pouls très-fréquent, très-petit et très-faible. Ce n'est donc pas précisément l'absence d'une crise sensible qui constitue ici le danger, puisque les fièvres graves, ataxiques ou malignes, dans lesquelles se manifeste le délire, se terminent très-souvent sans crise apparente ou appréciable. « Le délire, ajoute plus bas le même auteur, joint à une violente douleur d'oreilles et à une forte fièvre, est très-mauvais. Les malades qui sont jeunes meurent au septième jour de cet accident. Chez les vieillards, la mort arrive plus tard, parce que chez eux tous les mouvements étant moins prononcés, le délire et la fièvre restent beaucoup moindres. » Ce pronostic encore ne doit pas être admis d'une manière absolue, mais avec réserve et restriction; car, pour être fort grave, il est loin d'être constamment mortel : il n'y a probabilité de mort que dans le cas de phlegmasie du cerveau ou de ses membranes, et cette probabilité diminue considérablement s'il n'existe qu'une forte inflammation de l'oreille, c'est-à-dire une violente otite.

Si vers les jours critiques, comme les septième, onzième et

quatorzième, il survient tout à coup du délire avec forte céphalalgie ou mal de tête violent, rougeur de la figure et des yeux, tintement d'oreilles, battement des artères carotides et temporales, pouls fréquent, dur, rebondissant ou dicrote, trouble général, agitation considérable, on doit s'attendre à une crise salutaire par une hémorragie nasale ou un saignement abondant du nez. Si cette crise n'a pas lieu, le cas devient d'une haute gravité et annonce une inflammation du cerveau ou de ses membranes, et par conséquent le plus grand et le plus imminent danger.

Le délire, dans les fluxions de poitrine ou dans la pneumonie et même la pleurésie, est très-dangereux et très-souvent mortel; la respiration devient plus difficile, s'embarrasse, l'expectoration se supprime, et le plus souvent la terminaison est promptement funeste. La difficulté de respirer jointe au délire est toujours fâcheuse. Un délire violent suivi de surdité est souvent un signe de mort; on en trouve plusieurs exemples dans Hippocrate, entre autres celui de la femme d'Hermozigès. Le délire qui survient après les contusions et les plaies de tête est aussi très-dangereux et très-souvent mortel.

Tout délire furieux annonce un grand danger, et il se termine rarement sans convulsions. Les soubresauts des tendons qui se font sentir aux poignets rendent toujours le délire plus dangereux; une circonstance qui l'aggrave encore considérablement, c'est de voir les malades en proie à une très-grande sensibilité ou à une peur excessive : ils frémissent quand on les touche, comme les hydrophobes. Lorsque le délire fréquent est accompagné de grincements des dents et de violentes convulsions, il annonce une inflammation cérébrale ou méningienne, et une mort extrêmement probable.

Le délire qui se prolonge et qui conduit à la mort est accompagné des symptômes suivants : lèvres écartées, dents couvertes d'une matière visqueuse, sèche, brune, noire; langue tremblante, sèche, aride, brûlée, brune, noirâtre; altération et décomposition des traits de la figure, qui s'amaigrit et s'empreint de tristesse et de stupeur; les yeux se ternissent et s'éteignent peu à peu; la faiblesse augmente progressivement; le pouls devient très-fréquent, petit, faible et misérable, et alors la mort frappe à la porte, comme dit Baglivi. Le délire qui augmente

'intensité avec les paroxysmes de la fièvre annonce une maladie
rès-grave. Le danger est encore plus grand si le délire est con-
inu et fort, et la fièvre sans rémission sensible ; on doit craindre
lors une affection cérébrale, c'est-à-dire une inflammation du
erveau ou de ses méninges (membranes). Si le délire est suivi
e quelque évacuation, de sueurs ou d'un flux de ventre qui
oulage le malade, c'est un bon signe ; il en est de même lorsque
e violentes douleurs de tête s'apaisent et se portent sur les
embres. Le délire est également de bon augure, s'il se calme
our faire place à un sommeil doux et paisible : mais si le som-
eil est inquiet, troublé et agité, c'est un signe fâcheux ; car le
malade se réveillera plus souffrant et plus fatigué. La léthargie
ui suit le délire, comme dit Double, « est un signe d'apoplexie
orte, menaçante : le malade succombe presque toujours. » Le
délire compliqué de convulsions, de tremblements, de mouvements convulsifs de la face, du resserrement convulsif des
mâchoires (trismus), ou de roideur partielle ou générale (teta-
nos), est ordinairement mortel. Si le malade, en apparence assez
calme et silencieux, sort continuellement ses mains tremblantes
et qu'il s'occupe sans cesse, comme nous l'avons déjà dit plus
haut, à éplucher ou à rouler sa couverture, ou à ramasser des
fétus de la muraille voisine, on a tout à craindre qu'il ne succombe. C'est ce qu'on appelle la *carphologie*, qui est un signe
ordinairement mortel. *Contremiscere simul ac stultè palpare
manibus phreneticum... in febribus acutis, aut pulmonum
inflammationibus, aut phrenetide aut capitis doloribus, quibus ante faciem feruntur, et aliquid frustrà venantur, et fes-
tucas colligunt, aut flocos à vestibus evellunt, et ex pariete
paleas carpunt; ex his omnibus malum et mortem portendi.*
(Hipp.)

Le délire qui roule sur des objets essentiels au rétablissement
du malade, et qui l'empêche de boire et de prendre la nourriture
ou les remèdes nécessaires, est un très-mauvais signe. *Quœ circa
res necessarias versantur deliria, pessima : indèque si ingra-
vescant, mortifera.* (Hipp.)

Si l'on trouve le malade les mains et les pieds hors du lit
quoique froids, s'il paraît indifférent à tout ce qui devrait l'inté-
resser vivement, s'il répond, lorsqu'on l'interroge sur sa santé,
qu'il se porte bien, à merveille, parfaitement, bien qu'il soit

dans un état de stupeur somnolente, de prostration et d'abattement profond, on doit porter le pronostic le plus fâcheux et s'attendre à une mort prochaine.

Souvent, dans les maladies aiguës, il survient des douleurs violentes aux extrémités, dont la cessation subite est aussitôt suivie du délire. Ces métastases ont été constatées par tous les praticiens ; Hippocrate en cite plusieurs cas ; Piquer les a observés également ; Double dit aussi en avoir vu plusieurs exemples. D'un autre côté, comme nous l'avons déjà dit plus haut, on voit souvent le délire cesser par la manifestation subite de douleurs vives aux membres ou au tronc.

Le délire est promptement mortel dans les fièvres hectiques et consomptives.

Nous allons rapporter encore ici quelques passages d'Hippocrate relatifs aux troubles des fonctions de l'entendement ; joints à ceux déjà cités, ils confirmeront ce que nous venons de dire sur le délire, ou plutôt ils seront le principal fondement de tout notre article sur les aberrations et perturbations intellectuelles. *In quovis morbo valere ratione, et rectè se ad ea quœ offeruntur habere, bonum. Contrarium vero, malum. — In acutis rectus oculorum intuitus ac motûs pernicitas, somnus turbulentus, pervigilium, interdumque sanguinis è naribus stillatio, nihil boni denuntiant. — In febribus ardentibus, aurium tinnitus, visûs hebetudo, narium gravitas, in delirium prœcipitant, nisi sanguis è naribus proruperit. — Facere aliquid prœter consuetudinem, velut instituere, velleque ea quœ priùs non consueverat, aut contrarium iis quœ fuerant consueta, malum et dementiœ proximum. — Screatio frequens, si quod aliud signum accesserit, phrenitidis nuntia. — In cephalalgiâ, vomitus œruginosi, cum surditate, et somni vacuitate, insaniam brevi denuntiant. — Quibus pellucidœ et albœ sunt urinœ, malum. Maximè verô tales in phreneticis apparent. — In ventrem jacere ei qui per bonam valetudinem ita dormire minimè consuevit, delirium arguit. — Ab homine moderato ferox responsio et vox acuta malum portendunt. — Deliria quœ cum risu fiunt, tutiora. Quœ vero studio adhibito, periculosiora. — Ubi delirium somnus sedaverit, bonum. — Phrenetici parum bibunt, ex levi strepitu facilè irritantur, tremuli sunt, et facilè convelluntur. — Qui cum*

*silentio, nec tamen aphoni, à potestate mentis exeunt, lethale.*
*— Cervicis dolor cum in omni febre terrificus, tum verô mor-*
*tiferus iis qui sunt in metu insaniæ. — Quibus jàm desperatis*
*levis tremor incidit et æruginosa vomitio, mors propè est. —*
*Egregiè phreneticorum tremores citam mortem denuntiant.*
*— Dentium collisio aut stridor præter consuetudinem à tene-*
*ris contractam, insaniam ac mortem denuntiant. Quod si jam*
*deliranti id accidat, prorsus lethale. Quin et dentes resiccari*
*perniciem denotat. — Deliria cum fixâ virium exolutione,*
*funesta. — A rigore familiares non agnoscere, malum. —*
*Qui aliquâ corporis parte dolentes, ferè dolorem non sentiunt,*
*iis mens ægrotat. — Omninô malum denuntiat quæ in acutâ*
*febre immeritô sitis extincta est. — Exitiosa alvi dejectio quæ*
*sensum ægri fallit. — Perniciosa est urina quæ inscio ægro*
*redditur. — Quibus oculi lacrymantur citra voluntatem, ma-*
*lum.* (Hipp. passim.)

La diminution, l'affaiblissement ou même l'abolition des
fonctions intellectuelles, se reconnaissent à une grande difficulté
ou à une impuissance complète d'exercer la mémoire, l'imagination, le jugement. Cette faiblesse ou cette diminution de la
puissance intellectuelle peut être portée, dans les maladies aiguës,
depuis le premier degré de la stupeur jusqu'à la léthargie et le
carus. Nous avons déjà vu combien est fréquente, dans les fièvres
graves, la perte de la mémoire. La perte subite de cette faculté
annonce le délire. Si l'imagination s'exalte quelquefois, on la
voit bien plus souvent s'affaiblir et s'éteindre complétement.
Quant au jugement, son affaiblissement et son abolition ne sont
souvent que trop évidents dans les fièvres aiguës graves : ce sont
toujours des signes fâcheux qui annoncent une faiblesse générale
et radicale de toute l'économie.


## DES SIGNES TIRÉS DU SOMMEIL OU DE L'ASSOUPISSEMENT.


La stupeur est une sorte d'engourdissement des facultés intellectuelles, accompagné d'une expression d'indifférence ou d'étonnement dans la physionomie, et d'une diminution du sentiment
et du mouvement. C'est la stupéfaction du cerveau. Le malade a
le regard indécis, hébété et stupide ; il comprend difficilement

ce qu'on lui dit, et y répond mal, avec peine, ou point du tout; il ne se plaint d'aucun mal, est indifférent à tout, et paraît dominé, accablé par un sommeil irrésistible. Cet état est le prélude ou le prodrome d'un grand danger.

Le *sopor* ou le *cataphora* des Grecs est un assoupissement fâcheux, un sommeil fatigant, lourd et pesant, dont le réveil est difficile et qui contribue à aggraver l'état des malades et à diminuer la mesure ou la somme de leurs forces.

Le *coma* est un sommeil profond dont le réveil est plus difficile encore. On le distingue en *coma vigil* et en *coma somnolentum* : le premier est une espèce d'assoupissement très-accablant, ou plutôt une envie de dormir irrésistible accompagnée de délire. Le malade tient les yeux fermés; il les ouvre quand on le touche, et les referme aussitôt; il parle entre ses dents, s'agite, se tourne et se retourne, et cherche toujours à se lever : cet état annonce un grand danger. Le *coma somnolentum* est un assoupissement profond et contre nature; c'est un signe très-grave, un signe de mort.

La léthargie est un sommeil très-profond, continu et très-prolongé. Si l'on parvient à réveiller les malades, ils retombent promptement dans leur funeste assoupissement; et si alors ils profèrent quelques mots, ils ne savent ce qu'ils disent; leurs facultés sont absolument nulles et oblitérées : cet état est l'indice du plus grand et du plus imminent danger.

Le *carus* enfin est le dernier degré du coma ou de l'assoupissement pathologique ou morbide; c'est un état de complète insensibilité qu'aucune stimulation ne peut interrompre. Dans le carus, les malades conservent la respiration et la circulation ou le pouls; c'est par là que l'état carotique diffère essentiellement de la syncope, dans laquelle ces deux importantes fonctions sont suspendues. Le carus, que l'on peut regarder comme un commencement d'apoplexie, survient quelquefois dans la plus grande violence des fièvres adynamiques et ataxiques, du typhus et des fièvres dites typhoïdes. Il est inutile de dire que ce signe annonce un extrême danger, ou plutôt une mort extrêmement probable.

« Les malades qui, traités convenablement, et ayant recouvré toutes leurs forces, restent dans l'idiotisme après les fièvres adynamiques et ataxiques, périssent presque tous en peu de temps. » (Landré-Beauvais.)

Un assoupissement excessif, extraordinaire et profond, est

toujours à craindre au commencement des maladies aiguës, et surtout dans le début des fièvres intermittentes et rémittentes, à cause du caractère pernicieux qu'elles peuvent revêtir, et qui par là les convertit en fièvres pernicieuses, soporeuses ou comateuses. Si ces dernières (intermittentes ou rémittentes), au bout de deux, trois ou quatre accès, ne sont pas arrêtées ou coupées par le quinquina (sulfate de quinine), elles feront inévitablement périr le malade.

Le sommeil prolongé, avec refroidissement des extrémités, sueurs froides, faiblesse et petitesse du pouls et une extrême prostration des forces, est mortel.

Si le sommeil est fortement agité et troublé par des frayeurs, des grincements de dents, des réveils en sursaut, des rêves fatigants ou sinistres, on a tout lieu de craindre des convulsions ou du délire, et dans tous les cas un grand danger. Le sommeil fait quelquefois cesser le délire : c'est alors un bon signe : *Ubi somnus delirium sedat, bonum*. (Hipp.)

Les veilles excessives, dans les maladies aiguës, ont aussi quelquefois leur danger. Si les malades ne dorment ni le jour ni la nuit, et que cette insomnie ne soit pas causée par de violentes douleurs, c'est un signe de délire imminent, et peut-être, par la suite, d'une terminaison funeste. Silenus ayant été pris d'un délire furieux à la suite d'insomnies prolongées, mourut le onzième jour de sa maladie. (Hipp.)

Si, dans une enflure œdémateuse locale ou générale, le malade s'éveille souvent en sursaut avec un sentiment d'anxiété ou d'oppression de poitrine, on a à craindre l'hydrothorax ou l'hydropisie de poitrine. Des réveils en sursaut sont aussi assez souvent l'indice d'une affection organique du cœur : c'est toujours un signe très-fâcheux. Le sommeil diminue ou cesse entièrement dans les aliénations mentales, dans la manie avec délire, etc.

### DES SIGNES TIRÉS DES PASSIONS.

Nous n'avons à parler ici que des passions capables d'aggraver l'état des malades, et particulièrement des affections tristes, pénibles et dépressives.

En général, c'est un mauvais signe quand les affections, le caractère, les idées, les habitudes des malades changent tout à coup, de sorte qu'un homme doux et affable devient âpre et farouche, qu'il traite durement ses parents ou ses amis. Il est également fâcheux qu'il soit sombre, morose, triste contre son habitude, et que, fort sensible naturellement, il ne se plaigne pas, et soit impassible dans les plus violentes douleurs ou dans les circonstances où les individus les moins sensibles expriment de vives souffrances. L'indifférence que l'on remarque quelquefois chez des malades qui en santé s'occupent beaucoup d'eux-mêmes ou des choses qui les environnent ou les touchent, est souvent l'indice d'une maladie dangereuse, du délire et parfois de la mort.

Dans toutes les maladies aiguës, la crainte de la mort est de mauvais augure. Il est plus dur, comme dit Double, d'appréhender la mort que de la souffrir. Que de gens, ajoute-t-il, ont succombé seulement à la peur de mourir! Ce qu'il y a de sûr, c'est que les impressions de crainte et de terreur diminuent et abattent la puissance ou l'influence nerveuse, et affaiblissent par conséquent le moral, c'est-à-dire la force vive et radicale de l'âme et la résistance vitale. La crainte de la mort trouble ou arrête souvent les crises les plus salutaires, ou détermine de funestes métastases (répercussions ou rentrées des maladies). On a vu quelquefois certaines éruptions cutanées, comme la petite vérole ou la rougeole, rentrer subitement chez des sujets que la crainte soudaine de la mort avait saisis et bouleversés au moment même où tout annonçait une prochaine et heureuse terminaison. Il est rare alors que les malades ne succombent pas en fort peu de temps.

Un chagrin subit et violent, qui survient dans une maladie aiguë, fait développer ordinairement des symptômes graves d'ataxie ou de malignité. Le même accident moral, arrivant dans le cours même d'une fièvre maligne, ou ataxique, ou typhoïde, ou dans le typhus, est souvent un signe mortel. « Dans les maladies aiguës, dit Double, les frayeurs violentes et durables ou souvent répétées, sont presque toujours un signe fâcheux. Elles précèdent le délire et les convulsions : celles qui arrivent le jour ont bien plus dangereuses que celles qui ont lieu la nuit. On doit aussi redouter les frayeurs qui se manifestent pendant la veille, beaucoup plus que celles que le sommeil procure. Les premières annoncent un très-haut degré de malignité. »

D'un autre côté, la fausse sécurité de certains malades qui ne veulent pas reconnaître la gravité de leur position, est le plus souvent un signe de mort : c'est ainsi que l'on voit souvent espérer fermement contre toute espérance, les hydropiques, les malades qui sont dans le marasme et surtout un grand nombre de phthisiques. « Quand les malades, parvenus à la plus grande violence des maladies aiguës, soutiennent toujours qu'ils se trouvent bien, la mort n'est pas éloignée. Un calme et une tranquillité d'âme qui viennent tout à coup dans une maladie très-douloureuse, après beaucoup d'inquiétude et sans autres signes favorables, annoncent la mort. » (Landré-Beauvais.) Au commencement des maladies, comme le fait observer le même auteur, on doit se défier d'une gaieté trop vive, trop expansive ; elle annonce quelquefois le délire. A cette époque, une légère tristesse n'annonce rien de fâcheux ; c'est l'effet ordinaire du travail des organes souffrants ou de l'accablement de la maladie : on sait assez d'ailleurs que les maladies de tous les viscères qui sont contenus dans la cavité abdominale impriment au moral de l'homme un cachet particulier de tristesse et de mélancolie.

C'est un signe fâcheux quand la femme demeure indifférente et insensible au plaisir vif que lui procure une heureuse parturition. Il est à craindre alors que la sensibilité ne soit épuisée ou usée, ou du moins notablement pervertie. Cet état d'apathie peut être l'annonce ou plutôt la cause prédisposante de très-graves complications, soit malignes, soit putrides, et surtout il y a à redouter la fièvre puerpérale ou la péritonite puerpérale, qui est si souvent une maladie mortelle.


### DES SIGNES TIRÉS DU VERTIGE.


Le vertige ou tournoiement de tête se manifeste dans un grand nombre de maladies aiguës, sans en aggraver notablement le pronostic. Il précède souvent le délire, la syncope, l'épilepsie, l'apoplexie, les convulsions, les paralysies. Le vertige est dangereux quand il est produit par des métastases ou des répercussions des maladies externes sur le cerveau, comme de la goutte, de quelque affection ou éruption cutanée aiguë ou chronique, etc. Il est également très-fâcheux dans les cas de plaie de tête et de toute lésion cranienne ou d'affection cérébrale. S'il est le résultat d'un *raptus* violent ou d'une grande congestion sanguine sur le cerveau, il devient souvent le siége d'une mort prochaine, ou du moins d'une apoplexie imminente très-grave. Le vertige, au début de la petite vérole, annonce, d'après Sydenham, que l'éruption sera confluente, c'est-à-dire dangereuse. Cet accident du reste est fâcheux dans le commencement de toutes les fièvres éruptives telles que la rougeole, la scarlatine, etc. Quand on a déjà eu une ou plusieurs attaques d'apoplexie, comme le fait observer Double, le vertige est un signe certain du retour très-prochain de la maladie.

Quant aux maladies chroniques qui se terminent ordinairement par la mort, comme les phthisies, les hydropisies, les affections organiques du cœur, etc., il est rare que dans ces cas le vertige ne signale pas quelques jours d'avance la triste fin des malades.

### DES SIGNES TIRÉS DE LA DOULEUR.

Les douleurs violentes, excessives, sont des accidents fâcheux : elles peuvent produire des convulsions, du délire ; et, portées au plus haut degré de violence, elles peuvent donner lieu à la gangrène, et à la mort même. Les douleurs continues et fortes annoncent la suppuration : *A dolore diuturno suppuratio.* (Hipp.) C'est un mauvais signe que des parties naturellement sensibles demeurent insensibles à l'action des causes irritantes : cela indique l'extinction de la sensibilité ou un violent délire, comme on l'observe souvent dans les fièvres ataxiques graves. Les douleurs brûlantes et intérieures, surtout lorsqu'elles sont accompagnées d'un sentiment de froid extérieur, sont très-fâcheuses et presque toujours funestes aux malades. A l'extérieur, quand elles sont à la fois et très-brûlantes et très-violentes, elles doivent faire craindre la gangrène des parties affectées. On rencontre ces douleurs dans la pustule maligne, l'anthrax ou le charbon, les bubons pestilentiels et dans quelques cas d'érysipèle malin. « Des douleurs qui, nées de l'intérieur de la poitrine, se propagent d'abord au cou et puis à l'extrémité supérieure, du côté gauche principalement, sont un signe certain de l'existence de la maladie connue sous le nom d'*angine de poitrine,* nécessairement mortelle. » (Double.) C'est une maladie qui se déclare par des attaques violentes plus ou moins souvent renouvelées, et qui finissent par une mort subite. Nous en parlerons encore ailleurs.

Les douleurs inflammatoires sont beaucoup plus dangereuses que les douleurs purement nerveuses ou spasmodiques. Le pouls fréquent et dur, la chaleur de la peau, la soif, l'urine rouge, et, lorsque la douleur est à l'extérieur, le gonflement et la rougeur de la partie affectée, font distinguer les douleurs inflammatoires ou phlegmasiques. On reconnaît les douleurs nerveuses ou spasmodiques par l'urine aqueuse, ténue, claire et limpide, et par l'absence des autres signes dont nous venons de parler. Plus une douleur est fixe, intérieure, concentrée et vive, plus elle est dangereuse ; et *vice versâ*, plus elle est mobile, erratique, large, diffuse et externe, moins elle est fâcheuse. Les douleurs violentes de toute la tête, avec pesanteur et battement des tempes, figure rouge et gonflée, yeux vifs, brillants, étincelants, vertiges, tintement d'oreilles, si elles ne sont pas suivies d'un saignement de nez copieux, sont le prélude du délire, des convulsions, d'une inflammation cérébrale, et surtout, en l'absence d'une maladie aiguë, elles annoncent une apoplexie imminente et très-probablement mortelle. Les douleurs d'oreilles violentes, intolérables, qui surviennent quelquefois dans les maladies aiguës, sont un accident très-fâcheux qui peut causer le délire, des convulsions et la mort même, s'il ne se manifeste pas quelque évacuation critique.

Les douleurs violentes du cou sont dangereuses dans toutes sortes de fièvres, surtout dans les fièvres typhoïdes, ataxiques ou malignes. Une douleur très-vive à la nuque est quelquefois un des premiers phénomènes qui signalent ces fièvres si graves et si dangereuses. Suivant Hippocrate, les malades qui respirent avec peine et qui ont le cou tellement roide qu'ils ne peuvent le tourner, périssent dans une suffocation convulsive.

Les douleurs de poitrine diffèrent suivant l'organe affecté : elles sont superficielles, mobiles et diffuses dans la pleurodynie ou inflammation des muscles du thorax, et peu fâcheuses ; fixes, très-vives et pongitives ou lancinantes dans la pleurésie, et dangereuses ; profondes et gravatives dans la pneumonie, et également dangereuses ; générales et obtuses dans le catarrhe, mais peu dangereuses. Toutes augmentent par les secousses de la toux. C'est toujours un mauvais signe, dit Hippocrate, qu'une douleur fixe et permanente sur la poitrine, à laquelle se joint de l'engourdissement ou de la stupeur; et s'il survient en outre, ajoute-t-il, de la fièvre et de la chaleur, les sujets meurent promptement. Il faut ici sous-entendre : s'ils ne sont pas promptement et efficacement secourus. Lorsqu'un point ou une douleur vive de côté disparaît brusquement et sans raison suffisante, on doit craindre l'explosion d'un délire violent, et par conséquent une terminaison funeste. Des douleurs violentes et lancinantes dans la région du cœur, avec un grand désordre dans les battements de cet organe, sont des signes qui annoncent l'inflammation du péricarde (enveloppe du cœur) ou du cœur lui-même, et par conséquent ils sont l'indice d'un très-grand danger.

Toutes les douleurs de la région de l'estomac et particulièrement du ventre, qu'il soit élevé et tendu ou non, sont très-dangereuses si elles sont accompagnées d'un pouls petit et profond, de nausées ou vomissements, de soif, d'une altération notable des traits de la face (figure grippée), et surtout si ces douleurs augmentent à la moindre pression manuelle. Elles annoncent alors une forte inflammation abdominale, c'est-à-dire de l'estomac, des intestins ou du péritoine (membrane séreuse, fine et transparente qui tapisse la cavité abdominale et recouvre la masse intestinale). La cardialgie ou une douleur très-vive de l'estomac, qui est causée par quelque répercussion ou métastase quelconque et surtout goutteuse (transport de la goutte sur l'estomac), est un accident très-fâcheux. Une douleur forte ou seulement sourde et profonde à l'hypocondre droit, c'est-à-dire à la partie supérieure moyenne et latérale du ventre, au-dessous des côtes, avec fièvre intense, nausées, vomissements bilieux, est un signe grave qui annonce l'inflammation du foie, et conséquemment un danger plus ou moins grand.

Dans les inflammations intenses des viscères, la cessation subite de la douleur avec un pouls très-petit, très-faible, misérable ou insensible, la décomposition de la face, les extrémités froides, annonce la gangrène et une mort prochaine. C'est un indice de mort, dit Hippocrate, lorsque dans les cas très-graves les malades se trouvent soulagés sans raison, contre toute attente, ou avec de mauvais signes.

En général les douleurs vives, extraordinaires, au dos, aux lombes, aux cuisses et aux jambes, au début des maladies aiguës, sont graves, et annoncent de l'ataxie ou de la malignité. *Quæ ex dorsi dolore principia morborum ducuntur, difficilia.* (Hipp.) Quelquefois, au commencement des maladies aiguës, des douleurs violentes, fixées aux membres inférieurs, disparaissent brusquement, et sont suivies d'un délire furieux ou d'un violent point de côté : cette métastase est très-dangereuse, et doit inspirer les plus grandes craintes pour la vie du malade.

Presque toutes les douleurs, dans les maladies aiguës, s'exaltent, s'exaspèrent pendant la nuit, troublent ou empêchent le sommeil, causent quelquefois du délire, et fatiguent et épuisent toujours plus ou moins les malades; ce qui a fait dire à un de nos poëtes :

« Ah ! qu'une nuit est longue à la douleur qui veille ! »

On rapporte qu'un jeune médecin attaqué d'un anévrysme du cœur passait d'effroyables nuits : « Chaque palpitation que je sens, disait cet infortuné malade, me semble un coup de pioche donné pour ma fosse. »

Il est très-dangereux d'étouffer par une révolte insensée contre la nature ou un effort d'une sotte vanité, les douleurs immenses que l'on ressent dans les grandes opérations chirurgicales. Brantôme rapporte qu'un paladin ridicule ne se faisait saigner que debout (1) et la lance à la main, prétendant que le sang d'un preux chevalier ne devait être versé qu'en cette attitude. Ayant reçu au côté une blessure qui nécessita de profondes incisions, il eut beau vouloir rester levé et armé, au premier coup de bistouri la pertuisane lui tomba des mains et il se mit à crier de toutes ses forces. Le héros disparut, et l'homme resta. Il faut que tout homme paie son tribut à la misère humaine, le grand comme le petit, le roi comme le pâtre. Louis XIV, pendant qu'on l'opérait de la fistule, cria comme le moindre de ses sujets; d'abord il avait essayé de se faire violence et de conser-

_________

(1) Cela nous rappelle le mot de Vespasien : Les empereurs romains doivent mourir debout.

ver sa haute supériorité, mais il se démentit bientôt et descendit au rang de simple et paisible mortel. Anne d'Autriche avait un cancer au sein qui la faisait horriblement souffrir : toutes les fois que, pour obéir à son confesseur, elle retenait ses cris, elle était prise de suffocations excessives. Le maréchal de Muy se fit opérer de la taille, il ne poussa pas un seul cri; mais il ne survécut que trois jours à l'opération. « J'ai extirpé, dit Percy, une mamelle cancéreuse à une femme d'une piété accomplie, laquelle, au plus fort des douleurs et lorsque le corps en était le plus cruellement agité, souriait et parlait tranquillement à un crucifix qu'elle tenait à la main. Elle fut affectée après l'opération d'une névralgie universelle qui mit ses jours dans le plus grand danger, et retarda sa guérison de plus de six mois. Une autre fois j'ai opéré, d'un anévrysme considérable de l'artère poplitée, un directeur de séminaire qui, quoique jeune encore et assez impressionnable, supporta l'opération, alors très-compliquée et très-douloureuse, avec un silence et un calme aussi imperturbables que si je l'eusse faite à un autre et qu'il n'eût pas été question de lui : il y eut une forte réaction à la suite de ce combat intérieur entre la douleur et la nature, des spasmes et des crampes terribles tourmentèrent le malade pendant les quinze premiers jours qui suivirent l'opération... » Il est utile de crier quand on est aux prises avec d'excessives douleurs. Les cris sont dilatants et expansifs; les douleurs dévorées, comprimées et retenues, sont concentrantes et contringentes. Le cri exhale la douleur, et dilate et détend tout ce que la douleur a serré et comprimé. Une douleur vive épanchée dégage le cœur, soulage le système nerveux, prévient et empêche les congestions sanguines et les inflammations mortelles.

Deux mots résumeront tout ce que nous venons de dire sur la valeur pronostique de la douleur : elle est de mauvais augure toutes les fois qu'elle est fixe, concentrée, violente, continuelle; qu'elle attaque un organe essentiel à la vie et entrave l'exercice de ses fonctions, et qu'enfin elle abat et épuise les forces, et empêche par là la nature de lutter avec avantage contre la violence et le génie destructeur de la maladie.

## DES SIGNES TIRÉS DE L'ANXIÉTÉ.

L'anxiété est un état très-pénible de malaise, d'inquiétude, d'agitation, accompagné d'un sentiment de constriction à l'épigastre ou à la région précordiale, et d'un besoin irrésistible de changer continuellement de place et de position. C'est l'anxiété qui pousse sans cesse les malades à passer d'une chambre ou d'un lit à un autre. C'est encore un effet de l'anxiété de la part des malades de tenir les pieds hors du lit, sans qu'ils paraissent avoir besoin de les rafraîchir. Toutes ces circonstances sont de mauvais signes, comme tout le monde sait. Une extrême inquiétude, une agitation excessive est toujours fâcheuse, indépendamment du caractère du mal qui le produit, parce qu'elle trouble la marche de la maladie et en dérange et intervertit les crises. Il est cependant une anxiété qui n'est pas fâcheuse : c'est celle qui annonce et précède les crises par les vomissements, les selles, les sueurs, les hémorragies, etc. On la reconnaît aux autres signes qui indiquent les crises, comme les jours critiques, les diverses qualités du pouls critique, etc. Dans les maladies inflammatoires, l'anxiété est souvent un signe précurseur du délire, et, d'après Double, dans le cours des phlegmasies ou des inflammations locales, elle doit faire craindre la gangrène ou le sphacèle. L'anxiété qui commence avec une fièvre fort grave, typhoïde, ataxique ou maligne, et qui continue et s'accroît dans toutes les périodes de la maladie, doit inspirer les plus vives craintes. Elle est très-dangereuse si elle survient après une métastase ou la rentrée subite de quelque exanthème ou éruption cutanée. Une extrême, une inexprimable anxiété accompagnée d'une respiration très-difficile et stertoreuse, et d'un pouls très-faible, très-petit, très-fréquent et misérable, est souvent l'annonce d'une mort très-prochaine. Et en effet, comme le fait observer Double, aux approches de la mort on remarque souvent une agitation générale excessive : les malades poussent leurs extrémités hors du lit, et cependant ces membres sont froids; ils se redressent, se lèvent, sortent de leur lit et veulent s'en aller; ces efforts extraordinaires usent le peu de forces qui leur restent et déterminent des syncopes très-souvent mortelles. Les anxiétés qui surviennent à la suite d'évacuations considérables annoncent un affaiblissement et un épuisement souvent funestes.

L'anxiété qu'on peut appeler pectorale s'observe dans presque toutes les maladies graves qui ont leur siége dans la poitrine, et notamment dans les affections organiques du cœur et de l'aorte, ou d'autres gros vaisseaux voisins ; l'angine de poitrine, l'hydrothorax, l'asthme et la phthisie, lorsqu'ils sont arrivés à leur dernière période. Dans tous ces cas, une grande anxiété annonce une mort prochaine.

L'anxiété ordinaire ou précordiale est un des premiers signes qui indiquent l'intoxication miasmatique, ou l'impression délétère de la contagion.

Une grande anxiété qui a lieu à la suite de chutes graves ou de blessures profondes, est généralement d'un mauvais présage. On doit craindre qu'un viscère très-essentiel à la vie ne soit lésé et très-gravement compromis.

### DES SIGNES TIRÉS DES FORCES VITALES.

La science du pronostic consiste essentiellement à bien apprécier l'état des forces des malades. C'est là le point le plus important et souvent aussi le plus difficile de la dynamique vitale. On ne doit jamais, dans les maladies aiguës, désespérer d'un malade tant que ses forces se conservent et s'harmonisent avec la nature et le caractère de la maladie. La résistance vitale, ou les forces vives et radicales de toute l'économie, en vertu desquelles s'exécutent tous les mouvements volontaires et les fonctions de tous les organes du corps, sont donc la première et la principale condition du rétablissement des malades.

Dans les maladies aiguës et particulièrement dans les fièvres, on peut, d'après Richerand, ranger les forces dans l'ordre suivant :

1° *Oppressio virium.* Oppression des forces, comme on l'observe dans la fièvre inflammatoire.

2° *Fractura virium.* Brisement des forces, comme dans la fièvre bilieuse.

3° *Languor virium.* Langueur des forces, comme dans la fièvre muqueuse ou pituiteuse.

4º *Prostratio virium*. Prostration des forces, comme dans la fièvre putride ou adynamique.

5º *Ataxia virium*. Perversion des forces, comme dans la fièvre maligne ou ataxique (on donne aujourd'hui le nom de *fièvre typhoïde* à toutes les fièvres graves qui présentent la forme extérieure des typhus d'Europe, et qui sont le plus souvent un composé, une combinaison de la fièvre adynamique et de la fièvre ataxique); nous en parlerons ailleurs avec plus de détails.

6º *Sideratio virium*. Sidération des forces, comme dans la peste, où les malades sont atterrés par une stupeur subite et profonde des forces vitales.

Les principales différences que nous offre dans les maladies l'état des forces vitales, et qui doivent le plus influer sur la valeur du pronostic, sont : 1º l'augmentation ou l'exaltation; 2º la diminution; 3º l'oppression; 4º la perversion; 5º la suspension ou l'abolition.

L'exaltation des forces se fait remarquer dans les délires bruyants et furieux, dans quelques affections ou phlegmasies cérébrales, la phrénésie, la manie, l'hydrophobie, etc. On reconnaît cet état d'augmentation dynamique à la force de l'âge et du tempérament du malade, aux grands mouvements musculaires, à l'espèce de la maladie, à l'intensité de ses symptômes, à la force et à la dureté du pouls, à la chaleur de la peau, à l'étendue de la respiration, etc. Lorsque dans les inflammations l'exaltation des forces est excessive, on doit craindre la gangrène ou tout au moins la suppuration, ce qui est toujours fort grave et ordinairement mortel dans les phlegmasies internes ou viscérales.

La diminution des forces se fait connaître d'abord par le contraire des signes qui nous en révèlent l'augmentation, et puis par le fait des maladies précédentes, par les pertes excessives de sang, de sueur, de sperme, d'urine; par des vomissements, des flux de ventre abondants, de grandes suppurations, des jeûnes prolongés, des veilles énervantes, des passions tristes et dépressives, en un mot par toutes les causes débilitantes quelconques. Il n'est pas rare de voir survenir, dans l'état du plus complet épuisement, des mouvements spasmodiques et de véritables convulsions. C'est ce que l'on observe après certaines évacuations excessives et surtout après d'énormes et foudroyantes hémorragies. Ces mouvements insolites et désordonnés, loin d'être l'expression de la force, sont les derniers efforts de la nature défaillante et épuisée, et annoncent presque toujours une mort prochaine.

Les modes et les degrés d'affaiblissement varient suivant la nature et le caractère des maladies. Dans les fièvres putrides ou adynamiques, la faiblesse n'est à son comble que lorsque le malade, couché sur le dos dans un état de prostration complète, est dans la stupeur, a tous les sens émoussés, n'avale plus les boissons et les laisse sortir de sa bouche. Voilà une faiblesse extrême qui annonce une mort très-prochaine. Au contraire, quelques jours avant la mort, souvent les phthisiques peuvent encore manger, boire, causer, se tenir debout et même marcher.

On connaît la grande diminution des forces motrices dans les affections apoplectiques et paralytiques, dans le scorbut grave, etc.

Si au commencement d'une maladie aiguë les forces des malades sont très-abattues, on doit s'attendre à une fièvre adynamique ou ataxique, ou à la fièvre dite typhoïde.

C'est à la diminution notable des forces qu'il faut rattacher les syncopes, dont on distingue deux degrés d'intensité. Le premier degré se traduit par les mots évanouissement ou défaillance; le second degré est la syncope proprement dite. « Dans la défaillance ou lipothymie, il y a diminution subite et considérable des forces du corps et de l'esprit, accompagnée d'un pouls petit et faible, d'une respiration presque insensible, d'une pâleur et d'une froideur aux extrémités, aux pieds, au visage. La syncope se reconnaît à ce que tout à coup il y a perte de connaissance, de sentiment et de mouvement; il survient une sueur froide, le pouls devient petit et presque insensible; la respiration est imperceptible. » (Landré-Beauvais.)

Les défaillances et surtout les syncopes qui surviennent dans les maladies aiguës graves, et surtout dans les fièvres typhoïdes, adynamiques et ataxiques, sont des signes extrêmement fâcheux, si l'on n'en trouve d'autre cause que la faiblesse radicale du malade, ou la malignité ataxique de la maladie : on a tout lieu de craindre, dans l'espèce, qu'une syncope nouvelle et complète n'emporte brusquement le malade. Les syncopes, toutes graves qu'elles sont dans les accès des fièvres intermittentes et rémittentes pernicieuses, sont beaucoup moins dangereuses que dans les fièvres purement continues sans accès, parce qu'on arrête toujours ces accès pernicieux par le quinquina (sulfate de quinine), sans quoi ils sont constamment mortels.

Les syncopes sont également très-dangereuses dans les maladies organiques du cœur, dans la phthisie pulmonaire, le cancer du pylore, les hydropisies graves et au dernier degré, et dans toutes les lésions organiques incurables.

La syncope, soit dit en passant, est souvent d'une grande utilité dans les hémorragies, puisqu'elle en devient le meilleur et le plus prompt remède. Combien de blessés abandonnés sans secours sur les champs de bataille avec de gros vaisseaux ouverts, auraient infailliblement succombé à l'hémorragie, si une syncope salutaire ne fût venue les arracher à une mort certaine en arrêtant chez eux la circulation, et par suite l'écoulement sanguin !

Les syncopes fortes, fréquentes et courtes, et sans cause connue, doivent faire soupçonner une affection organique du cœur ou de l'aorte, et faire craindre en même temps une mort subite : *Qui sœpe et fortiter excsolvuntur absque causa manifesta, derepente moriuntur*. (Hipp.) Après des accouchements très-laborieux, la syncope est quelquefois mortelle. D'après Double, de violentes syncopes sont souvent mortelles dans la fièvre de suppuration de la petite vérole confluente. Quelques lignes plus bas, le même auteur ajoute : « Dans les suppurations internes abondantes, la syncope est un signe promptement mortel; cela est surtout vrai pour les abcès du foie. » Il faut seulement entendre, par ce passage de Double, que la syncope peut être promptement mortelle chez des malades très-affaiblis et épuisés par une fièvre lente hectique, produite par une affection organique interne quelconque, avec ou sans suppuration. Il n'est pas très-rare de voir des syncopes mortelles chez des convalescents qui s'abandonnent imprudemment à leur appétit excessif. Cette syncope est ici le résultat d'une indigestion mortelle. Toutes les syncopes qui surviennent chez des personnes affaiblies et épuisées par de longues et puissantes causes débilitantes, sont toujours d'un très-fâcheux pronostic, et peuvent devenir promptement mortelles. Il en est de même de celles déterminées par des métastases ou des répercussions subites, des éruptions cutanées graves et suppurantes. La syncope est souvent l'effet de toute évacuation abondante et subite, comme on l'observe si souvent dans les saignées et la ponction des hydropiques (paracentèse). Le moyen le plus prompt et le plus efficace de faire cesser toute espèce de syncope, c'est de faire coucher le malade et de le placer dans une position absolument horizontale.

On sent assez que nous ne devons pas parler ici des syncopes produites par des causes externes, morales ou physiques, comme la commotion violente ou l'affection vive de l'âme, la vue d'objets capables de bouleverser le système nerveux; par le séjour dans un lieu très-circonscrit et fortement échauffé, ou enfin par des causes atmosphériques. Il est, dit Double, des personnes tellement nerveuses, qu'aux approches des orages violents, des éclipses et d'autres changements subits dans l'atmosphère, elles éprouvent des syncopes plus ou moins fortes. On sait que les animaux eux-mêmes sont saisis d'épouvante pendant les grandes éclipses du soleil. Deux ou trois jours avant le terrible tremblement de terre de Lisbonne, qui se fit sentir jusqu'au delà de Cadix, et dont l'influence sur les maladies a été si prononcée, les habitants de Cadix se plaignirent tous de faiblesse, d'abattement, et éprouvèrent de légères syncopes. On lit dans Baillou qu'aux approches de l'éclipse qui eut lieu en 1574, il y eut un grand nombre d'individus qui éprouvèrent des faiblesses et des syncopes telles, qu'ils semblaient près d'expirer. (Épidém. et Éphémérid.)

Souvent les forces des malades paraissent entièrement perdues, et, dans la réalité, elles ne sont qu'opprimées, c'est-à-dire enchaînées et enrayées dans leur exercice. C'est la fausse faiblesse, la faiblesse indirecte ou la force en puissance et non en acte; tandis que dans la débilité véritable les forces sont réellement épuisées, et elles n'existent ni en puissance ni en acte.

Dans l'oppression des forces que l'on constate surtout chez les individus robustes dans la force de l'âge, les malades, loin d'être faibles, sont embarrassés de l'excès de leurs forces et opprimés sous leur propre puissance. Les forces sont opprimées au début des fièvres inflammatoires, des phlègmasies aiguës, des hémorragies actives; dans les violentes apoplexies où les malades sont incapables de se mouvoir, tant ils paraissent privés de forces motrices ou musculaires. Dans cette faiblesse fausse et apparente, le meilleur tonique, le meilleur fortifiant ce sont les saignées. Il est fort rare qu'au commencement des maladies, les sujets sains et robustes qui n'ont point été soumis à l'influence des causes débilitantes, soient atteints d'une véritable débilité; leurs forces ne sont qu'opprimées et non encore épuisées.

La perversion des forces se fait particulièrement remarquer dans le système musculaire soumis à l'empire de la volonté : ce sont les convulsions ou contractions violentes et involontaires de ces muscles.

Lorsque le mouvement convulsif est partiel, se borne à un seul muscle et imprime une secousse brusque à son extrémité tendineuse, on appelle ce symptôme *soubresaut des tendons,* qu'on observe particulièrement dans les fièvres ataxiques ou malignes, les fièvres typhoïdes, ainsi que, quoique plus rarement, dans les fièvres adynamiques ou putrides : c'est toujours, dans ces divers cas, un signe très-fâcheux. Le délire accompagné de soubresauts des tendons est toujours dangereux. S'il arrive, dit Leroy, dans le cours d'une maladie aiguë, compliquée des symptômes les plus fâcheux, que le pouce de l'une ou de l'autre main soit de temps en temps agité de mouvements brusques et convulsifs, si l'on rencontre de semblables mouvements soit dans un poignet (car les soubresauts des tendons se font sentir ordinairement au poignet), soit dans quelques parties de la face, soit même, comme cela arrive quelquefois, dans les muscles qui meuvent la tête sur le cou, on peut annoncer une mort certaine et prompte.

La carphologie, dont nous avons déjà dit un mot plus haut, est ce mouvement mal assuré des mains et des doigts, par lequel le malade semble ramasser des flocons ou éplucher sa couverture : on l'observe dans les fièvres malignes graves et avancées, et c'est toujours un signe très-dangereux.

Les convulsions proprement dites, ou ces alternatives de contraction et de relâchement des muscles, sont toujours fâcheuses quand elles surviennent dans les maladies aiguës et surtout dans les fièvres nerveuses graves, c'est-à-dire les fièvres ataxiques, typhoïdes, ou les typhus véritables. *Convulsio febri superve-*

*niens, funesta.* (Hipp.) Elles sont beaucoup plus dangereuses lorsqu'elles se manifestent vers la fin de ces maladies qu'à leur début, et alors elles sont presque toujours mortelles, de même que celles qui arrivent à la fin d'une maladie chronique. Les convulsions, nous l'avons déjà dit quelque part, accompagnées de délire, sont ordinairement funestes. Celles qui sont déterminées par une hémorragie excessivement abondante, ou par une super-purgation, annoncent également le plus grand danger: *A copioso sanguinis fluxu singultus aut convulsio, malum. A purgatione immodica convulsio aut singultus, malum.* (Hipp.) Les convulsions qui se déclarent au commencement des fièvres éruptives (surtout de la petite vérole) et qui persistent après l'éruption, doivent inspirer les plus vives craintes pour les jours du malade. La mort est certaine et prompte si les convulsions surviennent dans l'apoplexie. Dans les maladies des femmes en couches, les convulsions sont toujours de mauvais augure. Celles qui précèdent, accompagnent ou suivent l'accouchement, sont ordinairement mortelles. De ces convulsions, les moins funestes sont celles qui, occasionnées par la violence et la durée des douleurs de l'accouchement, cessent après qu'il est terminé. Lorsque le travail est excessivement douloureux et prolongé, il occasionne quelquefois des convulsions qui, lorsqu'elles doivent être suivies de la mort, se terminent en affections soporeuses apoplectiques. (Leroy.)

Le trismus ou le resserrement convulsif des mâchoires, les crampes violentes et surtout les mouvements tétaniques (on entend par tétanos des contractions roides et permanentes des muscles), qui surviennent dans les maladies aiguës, sont des signes extrêmement dangereux et annoncent souvent une terminaison funeste; nous en parlerons encore ailleurs. Le trismus et autres accidents tétaniques, ainsi que les convulsions, sont généralement sans danger dans les accès hystériques. Le tétanos général, traumatique, c'est-à-dire celui qui se déclare chez les blessés, est presque toujours mortel : il est extrêmement rare que la mort ne s'ensuive pas.

Lorsqu'un blessé éprouve une roideur, une tension douloureuse dans les muscles du cou, et surtout lorsque les deux mâchoires se serrent fortement l'une contre l'autre (trismus) sans que le malade puisse ouvrir la bouche, il faut s'attendre à la

redoutable invasion du tétanos général et à une mort très-prochaine.

Les convulsions à la suite des plaies graves ou très-douloureuses sont ordinairement funestes. Hippocrate les a vues suivies
de la mort chez le fils de Carpas, chez Herpage et chez la fille
de Nérée. *Convulsio vulneri superveniens, lethale.* Les convulsions accompagnées de sueurs froides sont mortelles.

Les mouvements convulsifs des muscles de la face, des lèvres,
des paupières, des yeux, des ailes du nez, de la mâchoire inférieure, sont des signes très-fâcheux dans les maladies aiguës des
adultes; ils sont peu à craindre chez les jeunes sujets et les enfants. « Les mouvements convulsifs partiels des extrémités dans
les maladies aiguës deviennent sans cesse redoutables; ils le
sont encore davantage lorsqu'ils se manifestent à la fin de la
maladie, et sans que les autres signes viennent infirmer ce
pronostic... Les mouvements convulsifs de la tête et du cou,
dans les maladies aiguës, sont promptement suivis de la mort.
Hippocrate, qui notait avec beaucoup de soin les diverses
manières de mourir, dans les différentes maladies, s'exprime
ainsi dans l'histoire de la maladie et de la mort du onzième
malade du troisième livre des épidémies : *Paulo post, con-
vulsionibus à capite subortis, celeriter defuncta est.* » (Hipp.)
(Double.)

Les forces peuvent être abolies ou seulement suspendues dans
un certain nombre d'organes. Si la perte des forces vitales est
complète dans une partie, cette abolition absolue et sans retour
est ce qu'on appelle la gangrène ou la mort de cette partie, qui
est par conséquent entièrement privée de contractilité, de sensibilité et de nutrition. Si les forces vitales qui président aux mouvements volontaires sont seulement suspendues ou même ont
cessé, cet état est ce qu'on nomme paralysie du mouvement; la
sensibilité est-elle également suspendue ou a-t-elle cessé, c'est
une double paralysie de la partie malade. Quoique privée de
contractilité et de sensibilité, elle conserve la circulation, la calo-
ricité et la nutrition, c'est-à-dire qu'elle est encore vivante. On
appelle *hémiplégie* la paralysie d'un côté du corps, et *paraplégie*
la paralysie des extrémités inférieures.

Une hémiplégie ou une paralysie croisée (paralysie du bras
droit et de la jambe gauche ou *vice versâ*), qui se manifeste

dans une fièvre grave typhoïde ou ataxique, nous révèle le plus grand danger.

La paraplégie qui est le résultat d'une violente commotion de la moelle épinière, c'est-à-dire d'une chute grave sur le dos ou sur les reins, est presque toujours mortelle; nous en avons observé un grand nombre de cas, et nous ne nous rappelons pas un seul fait de guérison. Les paralysies qui surviennent après les plaies de tête, les fortes commotions de cerveau, sont aussi très-fâcheuses. Si dans les fièvres très-graves adynamiques, ataxiques, typhoïdes, typhus, etc. (putrides, malignes), il survient une paralysie des muscles du pharynx qui empêche la déglutition des boissons ou qui fait qu'elles sont brusquement précipitées dans l'estomac avec un bruit particulier, c'est un signe qui annonce toujours le plus grand danger.

Un autre accident grave arrive assez fréquemment dans ces sortes de fièvres, c'est la paralysie de la vessie : les urines, dans ce cas, ne sont plus rendues volontairement; elles ne sortent que par regorgement. Quelquefois encore, dans ces mêmes maladies, la paralysie de la vessie coïncide avec celle du rectum, et alors l'excrétion des selles et des urines est involontaire. C'est toujours un très-mauvais signe.

## DES SIGNES TIRÉS DE LA VOIX ET DE LA PAROLE.

La voix, dans l'état de maladie, peut devenir plus forte, plus faible, discordante, aiguë, rauque ; enfin elle peut se perdre tout à fait : c'est l'aphonie.

La parole subit aussi diverses altérations, dont les principales sont la mussitation, la lenteur, la précipitation, l'hésitation, le bégaiement et enfin la perte complète : c'est la mutité ou le mutisme.

Toutes ces perturbations de la voix et de la parole sont plus ou moins fâcheuses suivant les causes morbides qui les produisent. Nous ne devons signaler ici que les changements phoniques et glossiques graves et capables de nous fournir des données et des lumières pronostiques.

Dans les fièvres adynamiques ou putrides, la voix est faible, languissante et traînante dès le début ; à une période avancée, cette faiblesse de voix se change en aphonie ou en râlement, et ordinairement la mort s'ensuit sans délai. La faiblesse de la voix est toujours un signe très-dangereux, si elle dépend de la faiblesse générale, quelle que soit la maladie qui l'ait occasionnée.

La voix claire et aiguë qui survient tout à coup dans les fièvres adynamiques et ataxiques, annonce, suivant Landré-Beauvais, des métastases ou le délire. Le même caractère de voix joint à l'obscurcissement de la vue est le signe précurseur des convulsions : *Convulsiones minantur acuta vox et lugubris cum aliis signis. Vox acuta clangosa, mala est.* (Hipp.) Une voix tremblante, persistante et coïncidant avec une diarrhée opiniâtre, est du plus mauvais augure; c'est souvent un signe mortel : *Cum voce tremulâ alvi prœter rationem solutio, in iis longiore tempore corpus malè habentibus, lethale.* (Hipp.) Suivant un auteur recommandable, Rampont, la voix est constamment changée dans le tétanos; elle est sifflante et en fausset : il suffit souvent de faire parler les blessés pour reconnaître s'ils sont menacés ou non du tétanos. Nous n'avons point encore eu l'occasion de vérifier ce fait. Dans le croup, la voix est ordinairement aiguë et glapissante, ou plutôt elle est semblable au cri d'un jeune coq; c'est ce qu'on appelle la voix croupale : c'est un signe extrêmement fâcheux. Dans l'angine laryngée et trachéale des adultes, la voix est aiguë et sibilante : c'est aussi un signe de mauvais présage.

La voix rauque ou la raucité est dangereuse dans les maladies aiguës, si elle est jointe à une violente angine pharyngienne ou à une forte inflammation de l'arrière-bouche : c'est ce qu'on observe souvent dans les fièvres éruptives et surtout dans la petite vérole et la scarlatine. Au commencement de la phthisie laryngée, la voix s'altère, devient rauque, et quelquefois plus aiguë qu'en santé; elle diminue insensiblement, et constamment elle s'éteint entièrement vers la fin, c'est-à-dire à la troisième période, alors que la maladie est absolument incurable. La voix rauque, dit Double, excepté dans le cas de rhume ou de toute affection catarrhale, est un des signes qui annoncent la formation d'une ulcération dans le larynx (phthisie laryngée). « La raucité, ajoute le même auteur, qui provient de l'abus du mercure, se guérit rarement; elle est presque toujours suivie de phthisie laryngée... En général, les enrouements qui durent plus d'un an ne sont guère susceptibles de guérison ; ils finissent presque toujours par la consomption : *Frequenter subsoporatœ vocis intercessiones consistentes tabem prœsignant* (Hipp.). » La raucité qui se déclare au dernier degré de la phthisie pulmonaire est l'annonce d'une mort très-prochaine. Dans l'hydrothorax (hydropisie de poitrine), lorsque la voix devient rauque, la mort est prochaine. (Wratislav.) C'est, dit Double, un fort mauvais signe dans les fièvres putrides et malignes, que la voix devienne subitement nasale ; cela suppose un affaiblissement presque toujours funeste.

L'aphonie ou l'extinction de la voix dans les maladies aiguës est un symptôme très-fâcheux et presque toujours mortel, surtout si elle survient vers la fin de la maladie. Elle comporte le même danger lorsqu'elle se manifeste même dès le début des fièvres ataxiques ou malignes. *Si quis in febre fandi sit impotens, malo est loco... Quœ cum exolutione fiunt aphoniœ, lethales... Vocis defectio cum virium exolutione, pessima... Qui ex dolore fiunt aphoni, crudeliter moriuntur.* (Hipp.)

L'aphonie avec une respiration élevée, *sublime,* suffocante, est, suivant Hippocrate, un très-mauvais signe. *In vocis interceptione spiritus sublimis, sicut iis qui suffocantur, malum.*

L'aphonie qui survient à la fin des angines est un signe grave, et quelquefois même il est mortel. Hippocrate en cite un exemple.

L'aphonie suite de l'affaiblissement général dans les maladies aiguës est très-souvent un signe mortel ; Hippocrate en rapporte plusieurs observations. La femme de Philinus, de Thase, affaiblie par l'accouchement, la fièvre, le délire et par des convulsions, devint aphone le dix-septième jour de sa maladie, et mourut le vingtième. Philinus, après avoir perdu ses forces dans une fièvre bilieuse, ardente, rémittente, très-forte, avec sueurs abondantes et délire, perdit la voix et la parole au point du jour, et mourut à midi, le sixième jour de sa maladie. Silenus, après avoir éprouvé les mêmes symptômes, perdit la parole le huitième jour de sa maladie, et succomba le onzième. La femme de Thase, proche la Fontaine-Froide, et la femme de la place des Menteurs, ayant perdu la voix et la parole, subirent le même sort.

L'aphonie qui est jointe, soit aux convulsions, soit au délire, ou à ces deux symptômes réunis, est presque toujours mortelle : *Aphoniæ quæ convulsivo modo fiunt, perniciosum* (Gal.) *Insaniæ vehementes cum vocis interceptione, lethales.* (Hipp.) Voyez-en un exemple ci-dessus dans la femme de Philinus de Thase. La sœur d'Hippias fut prise de frénésie, de délire et de convulsions, chassait aux mouches (carphologie): vers le sixième jour de sa maladie, elle perdit la voix et la parole, et elle mourut le septième. Un autre frénétique eut du délire avec des convulsions générales ; le second jour de sa maladie, la voix et la parole lui manquèrent, et il mourut le quatrième. Lorsque, dans tous ces faits ci-dessus mentionnés, on ne parle que de l'aphonie ou de l'extinction de la voix, il faut y comprendre ordinairement la perte de la parole. L'aphonie précède ou suit quelquefois l'apoplexie. Quand elle continue après cette maladie, il y a lieu de craindre une rechute plus ou moins prochaine.

La parole nous présente aussi de nombreuses altérations. La mussitation ou le mouvement des lèvres et de la langue à l'aide duquel les malades articulent des lettres ou des demi-mots, parlent entre les dents, est un signe de mauvais augure, que l'on observe dans les fièvres adynamiques, ataxiques, typhoïdes très-avancées. Dans les mêmes maladies, la voix tremblante est un mauvais signe qui annonce la faiblesse ou un délire prochain. L'embarras de la langue, la parole momentanément arrêtée, suspendue, et le bégaiement insolite, sont des signes précurseurs de l'apoplexie. Le bégaiement accidentel s'observe quelquefois dans les fièvres malignes, et s'il existe en même temps quelques signes de congestion cérébrale, comme rougeur de la figure, yeux vifs et étincelants, pesanteur ou douleur de tête, étourdissements, tintements d'oreilles, envies de dormir, etc., on a tout lieu de craindre les convulsions ou le délire. La précipitation de la parole est quelquefois aussi un signe de délire, de même que la loquacité et la garrulité insolites, en un mot tout propos déraisonnable et qui s'écarte des discours ordinaires du malade. *Ferox responsio in homine modesto, atque in feroci modesta, delirium significat ; et garrulitas in taciturno, ac silentium in garrulo.* (Hipp.)

La perte de la parole, la mutité ou le mutisme peut exister avec ou sans aphonie. La mutité est très-dangereuse dans toutes les maladies aiguës, surtout si les forces sont en partie ou entièrement épuisées. La perte de la parole, dans les fièvres ataxiques ou typhoïdes, est très-fâcheuse; et, si elle survient après le délire, elle annonce une mort prochaine. Le silence obstiné dans les maladies aiguës, suivant Double, est ordinairement un très-mauvais signe. S'il dépend du délire, le malade peut parler, mais il ne le veut pas : c'est dans ce cas, dit Double, que le silence est souvent mortel. *In febribus insaniæ vehementes silente ægro, sed non etiam privato voce, lethale.* (Hipp.). Sauvages rapporte qu'on a vu, dans les environs de Montpellier, des voleurs faire boire du vin dans lequel ils avaient fait infuser des semences de pomme épineuse (*datura stramonium*) : les individus devenaient muets, et ne pouvaient, pendant deux jours, rien répondre aux questions qu'on leur faisait, bien qu'ils fussent éveillés et en pleine connaissance. Nous ne parlons pas ici de la mutité et de l'aphonie que l'on observe quelquefois dans les maladies nerveuses, comme l'hystérie, l'hypocondrie, etc., parce que, dans ces cas, ces accidents spasmodiques sont ordinairement sans danger pour la vie.

## DES SIGNES TIRÉS DE L'ATTITUDE DU CORPS.

Plus les attitudes des malades s'éloignent de celles qu'ils gardent en santé, plus elles doivent inspirer de crainte pour le pronostic. Dans les fièvres les plus graves, comme les fièvres adynamiques, etc., les malades sont constamment couchés sur le dos. Ce décubitus dorsal ou ce coucher en supination est le signe d'une grande faiblesse. Si la prostration et l'abattement des forces sont à leur comble, le malade, comme une masse inerte, ne conserve plus aucune attitude; il glisse vers le pied du lit; c'est en vain qu'on le relève vers le chevet et qu'on le hausse sur l'oreiller, il le quitte bientôt, et redescend au point le plus déclive de sa couche. Ce signe de faiblesse extrême est un des plus fâcheux. *Si pronus ad pedes de lectulo delabatur, formidandum.* (Hipp.) Si, dans cette attitude, le malade a les bras et les jambes écartés, les mains, les pieds hors du lit et froids, la poitrine découverte, ces signes d'abandon, d'insensibilité et d'angoisse annoncent le plus grand danger dans toutes les maladies aiguës et surtout dans les fièvres essentielles très-avancées (ataxiques, adynamiques, typhoïdes, etc.). *Ubi vero pedes nudos, neque admo-*

*dum calidos habere comperietur, et manus, cervicem, et crura inæqualiter disjecta, et nuda, malum. Anxietatem enim indicat.* (Hipp.) « Quand les malades couchés en supination sont dans la nécesssité de porter la tête en arrière, et qu'avec cela, la bouche restant entr'ouverte, les lèvres ne recouvrent pas convenablement les dents, il est rare qu'il ne s'ensuive pas une terminaison fâcheuse. » (Landré-Beauvais.) Le malade qui, étant couché en supination, a les membres fortement fléchis et roides, est dans un grand danger : *Lethale est crura supini jacentis valdè incurvata esse ac complicata.* (Hipp.) S'il est couché en travers ; s'il cherche à changer de position et qu'il porte les pieds vers le chevet ; s'il a les mains et les pieds froids et pendants hors du lit, on doit croire qu'il est dans le délire et que sa mort n'est pas éloignée : *Cœteris consentientibus.* « C'est le signe d'une extrême oppression des forces, et même d'une mort prochaine, que le malade, pesamment couché sur le dos, ait la tête penchée en arrière et le cou saillant en avant ; ou bien que, la tête étant fortement penchée en avant, le menton soit comme spasmodiquement serré contre les clavicules. J'ai eu souvent occasion d'observer l'un et l'autre signes quelques heures avant la mort, qui a eu lieu à la suite des fièvres ardentes bilieuses et des fièvres putrides et malignes. » (Double, d'après Prosper Alpin.) C'est aussi un très-mauvais signe quand on voit les malades se porter toujours vers l'un ou l'autre bord du lit, ou du côté de la ruelle. Le décubitus sur le ventre est mauvais ; il annonce le prélude du délire ou de violentes coliques. *In ventrem decubere, si quis non sit adsuetus dùm sanus fuit ita dormire, delirium significat, aut dolorem locorum circà ventrem.* (Hipp.) Si le malade s'agite beaucoup, s'il change sans cesse de position, s'il se découvre, se met tout nu, se lève, sort de son lit ou se couche par terre, on est assuré qu'il est en plein délire, et qu'il est poussé par des transes et des angoisses mortelles. *Inquieti vero et anxii sunt ægroti qui locum stare quique ferre nequeunt, sed formas mutant, jactantes assiduè, inæqualiter moventur, agitantur et æstuant.* (Galien.) Silénus eut de violentes anxiétés et agitations le sixième jour de sa maladie, et il mourut le onzième. La femme de la place des Menteurs fut très-agitée le septième jour de sa maladie, et elle mourut le quatorzième. (Hipp.)

A la dernière période de la fluxion de poitrine ou dans la pneumonie et la pleurésie, c'est un très-mauvais signe quand le malade veut rester levé ou assis sur son lit : cela annonce un épanchement dans la poitrine, ou une suppuration ou un engorgement considérable du poumon. Cette orthopnée peut encore déterminer des syncopes ou une suffocation subite. *Erectum sedere velle malum est in acutis, pessimum autem in peripneumonicis et pleuriticis.* (Hipp. et Baglivi.) « Je me rappelle, dit Zimmermann, un homme de moyen âge, qui avait passé sa vie presque toujours assis, à lire, à boire et à fumer; à la fin d'une inflammation de poitrine, il sortit du lit contre mon avis, se promena dans sa chambre, et mourut quelques heures après. » Si, dans les affections de poitrine aiguës ou chroniques, le malade est constamment couché sur le même côté, on doit croire qu'il s'est formé dans ce côté un épanchement séreux ou purulent, ou un large abcès dans le poumon correspondant : dans tous les cas, le danger est très-grand. S'il existe un épanchement ou un abcès dans les deux côtés à la fois, le malade se couche sur le dos, ou est assis sur son lit. Ici le danger est extrême et la mort prochaine. Dans les inflammations de poitrine très-avancées ou à leur dernière période, si le malade a les jambes pendantes, s'il est dans le délire et qu'il veuille toujours sortir du lit ou être levé, c'est en général un signe de mort imminente.

### DES SIGNES TIRÉS DU VOLUME DU CORPS.

C'est en général un mauvais signe, dans les maladies aiguës, que l'embonpoint des malades ne diminue pas, et qu'ils ne maigrissent pas en raison de la gravité et de la longueur de l'affection qui travaille et secoue toute l'économie. On doit craindre alors de l'ataxie, de la malignité qui pourra aisément conduire à la mort, ou du moins faire prolonger indéfiniment la maladie.

L'œdème est une enflure séreuse ou hydropique bornée à certaines parties extérieures, telles que la figure, les mains, les pieds, etc. Les parties œdématiées ou enflées cèdent sous le doigt et en conservent l'impression pendant quelque temps. L'œdème des mains, des pieds, des paupières, de la face, qui se manifeste à une période avancée des maladies chroniques, est un signe très-fâcheux : il annonce un grand affaiblissement ou une lésion organique mortelle de quelque viscère ou de quelque organe important. Les infiltrations partielles sont également fâcheuses dans le cours ou à la suite des maladies aiguës. *Aqua inter cutem omnis, si ex acuto morbo existit, malum.* (Hipp.) L'œdème ou la tuméfaction des paupières supérieures, qui dans les maladies aiguës persiste après la disparition des autres symptômes, annonce en général une rechute plus ou moins prochaine. *Tumores in supernis palpebris relicti, dùm alia circumcircà gracilescunt, recidivos faciunt.* (Hipp.) Lorsque, suivant Double, l'hydropisie du bas ventre est essentielle, l'enflure des pieds se manifeste la première; mais quand elle dépend d'une affection organique des viscères abdominaux, c'est la tuméfaction du bas ventre qui se montre dès le début de la maladie. Cette dernière est donc très-fâcheuse, puisqu'elle est ordinairement incurable et mortelle. Dans la phthisie, dans les maladies organiques du cœur, dans l'hydrothorax, l'hydropéricarde, l'œdème des extrémités est l'annonce d'une fin prochaine. Si l'enflure est générale (anasarque ou hydropisie générale), le danger est plus grand encore, ou plutôt il arrive à son comble. Dans l'hydrothorax, l'enflure commence ordinairement du côté où existe l'épanchement. L'œdème des parties génitales est un des signes les plus certains de l'hydropisie de poitrine très-avancée. Chez les individus atteints de scorbut grave, l'enflure œdémateuse des extrémités est fort mauvaise. On peut porter le même pronostic sur celle qui, développée pendant la grossesse chez des femmes faibles et cachectiques, ne se dissipe pas par l'accouchement.

L'emphysème est un gonflement mou, élastique, indolent, formé par l'air introduit dans la partie tuméfiée; il ne retient point l'impression du doigt comme l'œdème. L'emphysème qui survient à la suite des fractures des côtes est ordinairement un cas mortel : *Contusis fractisque costis emphysema, lethale.* (Ambroise Paré, Boerhaave, Vanswieten.) Si l'air a pénétré dans la cavité abdominale et en distend considérablement les parois, ou si cette tuméfaction est produite par l'accumulation des gaz intestinaux, on constate un accident grave connu sous le nom de *tympanite*, parce qu'alors le ventre très-gonflé résonne

comme un tambour lorsqu'on le frappe. La tympanite est extrêmement grave, et presque toujours mortelle.

C'est en général un très-mauvais signe, si, dès le début d'une
maladie, les malades maigrissent promptement, excessivement et
d'une manière sensible. On doit également mal augurer d'un
malade, si, dans une fièvre aiguë, il ne subit aucun dépérissement appréciable : c'est, suivant Hippocrate, un indice que la
maladie sera longue et difficile. Si, sur la fin d'une maladie, on ne
remarque aucun amaigrissement, on a lieu de craindre une re-
chûte. On peut même dire, d'après le père de la médecine, que,
si après une longue maladie le malade ne perd rien de son embonpoint, il y a le même danger que s'il éprouve un amaigrissement considérable : *Febricitantium non omnino leviter permanere corpus et nihil minui, vel etiam plus quam ratio
postulat contabescere, malum; hoc si quidem virium imbe-
cillitatem, illud morbi diuturnitatem significat.* (Hipp.) On doit
craindre une maladie grave et dangereuse, si l'amaigrissement
survient sans raison connue, ou sans cause suffisante appréciable :
*Si sinè causà quis emacrescit, ne in malum habitum corpus
ejus decidat, metus est.* (Celse.) L'amaigrissement qui va toujours en augmentant dans les maladies chroniques, organiques,
les phthisies, les cancers, les grandes suppurations, etc., est un
signe très-fâcheux et ordinairement mortel. On doit porter le
même pronostic sur l'amaigrissement qui persiste et s'accroît à
la suite des phlegmasies aiguës de la poitrine, de la pleurésie, de
la péripneumonie, des catarrhes pulmonaires, ou d'une hémoptysie abondante, surtout si à l'émaciation il se joint une fièvre
lente ou hectique. Dans tous ces cas, la phthisie est fort à
craindre, si elle n'existe déjà.

## DES SIGNES TIRÉS DE LA COULEUR DE LA PEAU.

Nous nous bornerons à signaler les principaux changements
que la couleur de la peau peut nous offrir dans les maladies, soit
aiguës, soit chroniques. Nous remarquerons donc particulièrement : 1º la peau pâle et blafarde ; 2º la peau terreuse, plombée,
livide ; 3º la peau d'un rouge plus ou moins intense ; 4º enfin, la
peau jaune.

La pâleur excessive de la peau dans les maladies aiguës est

généralement un signe fâcheux, surtout si cette pâleur tire sur
le terreux ou le livide, ce qui annonce souvent l'invasion de l'état
adynamique ou ataxique (putridité et malignité). Le danger devient grand si, dans les éruptions cutanées, la peau cesse d'être
rouge et prend une teinte pâle et blanchâtre, où l'on découvre
à peine quelques traces de l'éruption rentrée. On a tout lieu de
craindre, dans ce cas, une métastase sur les viscères, le cerveau et
les poumons particulièrement.

La couleur plombée, livide, terreuse, est un très-mauvais signe
dans les maladies aiguës et à la dernière période des maladies
chroniques. La lividité qui survient dans les fièvres putrides et
malignes est très-fâcheuse, et, si elle s'accroît progressivement,
elle annonce une mort à peu près certaine : *Livores oborientes
in febre brevi mortem affore denuntiant.* (Hipp.) Le jeune
homme de la place des Menteurs eut les extrémités froides et livides au troisième jour de sa maladie, et il mourut le septième.
Chez Erasime, du torrent de Bootas, les parties supérieures du
corps furent livides et froides le cinquième jour, et la mort eut
lieu le soir même. (Hipp.) La lividité et le froid des extrémités
annoncent une mort très-prochaine, dans le cas de gangrène ou
d'inflammation gangréneuse, comme le charbon et la pustule
maligne. La couleur livide, plombée, à la dernière période des
hydropisies, est également un signe de mort prochaine. Dans
tous ces cas, les forces sont épuisées, et le pouls ordinairement
est petit et fréquent, en un mot misérable.

La couleur rouge de la peau se fait remarquer dans une foule
de maladies, comme dans l'érysipèle, le zona, la scarlatine, etc.
Mais ces divers exanthèmes n'étant point des signes de maladies,
mais des maladies véritables, nous ne devons point en parler
ici; nous les indiquerons dans la deuxième partie de cet ouvrage.
Nous nous bornerons à l'examen des pétéchies et des taches
pourprées.

On appelle pétéchies de petites taches rouges semblables à des
morsures de puces, sauf le petit point central qui est la trace de
la piqûre de l'insecte. Elles surviennent à peu près partout, excepté à la figure. Les pétéchies se montrent ordinairement dans
le cours des fièvres aiguës graves, le typhus, les fièvres typhoïdes,
les fièvres putrides et malignes, etc.

Les taches pourprées, ou le pourpre, offrent une couleur plus

foncée, tirant sur le vineux ou le violet; on les confond souvent
avec les pétéchies. Il y a pourtant quelque différence entre ces
deux sortes d'éruptions : les véritables pétéchies ressemblent
plutôt aux piqûres de puces un peu anciennes, qui ont déjà perdu
leur disque rosacé, tandis que le pourpre, plus foncé, conserve
son disque rouge à peu près de la largeur d'une lentille : il ressemble donc aux piqûres de puces à disque rouge, c'est-à-dire
toutes fraîches et récentes, sauf le point central. Les taches
pourprées s'observent fréquemment dans toutes les fièvres de
mauvais caractère, et dans les petites véroles très-graves et confluentes; c'est toujours un mauvais signe. Plus ces taches sont
nombreuses et comme confluentes, foncées et livides, violacées,
noirâtres, plus la mort est à craindre. Cependant le pronostic
ne doit jamais s'établir sur ce signe seul, mais plutôt sur l'ensemble de plusieurs autres mauvais symptômes et sur les circonstances concomitantes.

La rétrocession ou la disparition brusque des pétéchies est
quelquefois fort grave et même mortelle. Si, dit Double, en
même temps que les pétéchies disparaissent, la respiration devient fréquente, inégale et difficile avec une forte oppression ; si
le pouls se montre faible, vite, petit, intermittent; si le délire
survient avec des sueurs froides, partielles, et des convulsions,
la mort est certaine. « Mais, ajoute le même auteur, si en même
temps que les pétéchies n'existent plus l'ensemble de la maladie
n'empire pas, et s'il se déclare des sueurs, des urines ou une
diarrhée, on peut hardiment rassurer tout le monde autour de
soi. » La rentrée du pourpre qui coïncide avec la suppression
des urines est généralement de mauvais augure. Le pourpre
qui survient dans le cours d'une angine est toujours un signe
très - fâcheux. C'est un signe de mort prochaine dans les angines couenneuses, lorsqu'en même temps on observe un gonflement considérable du cou et de toutes les parties voisines. Les
taches pourprées, suivant Double, sont plus à craindre dans les
fièvres inflammatoires que dans toute autre maladie aiguë. Le
hoquet qui se joint au pourpre est souvent un signe mortel. Les
pétéchies ou le pourpre qui viennent se joindre aux diverses
fièvres éruptives, comme la petite vérole, la rougeole, la scarlatine, la miliaire, etc., sont toujours un signe fâcheux, et doivent
faire craindre une terminaison funeste.

La coloration de la peau en jaune est, comme tout le monde sait, la jaunisse ou l'ictère. Le jaune est quelquefois si foncé qu'il est vert, et que même il tire sur le livide et le noir. Les objets paraissent aux ictériques tout teints en jaune; de même, par un vice de sécrétion de la langue, ils trouvent tous les aliments amers. Suivant Hippocrate, la jaunisse symptomatique, c'est-à-dire celle qui survient dans les maladies aiguës et que nous avons seulement en vue ici, est en général d'un mauvais présage si elle se manifeste avant le septième jour; elle est au contraire avantageuse lorsqu'elle paraît un jour critique, comm ele septième, neuvième, onzième et quatorzième, à moins toutefois qu'elle ne soit le résultat d'une inflammation du foie ou de quelque autre affection grave de ce viscère : *Morbus regius ante septimum diem accedens, malum; septimo vero ac nono, et undecimo ac decimoquarto, judicatorius est, si non præcordia induret.* (Hipp.) Tout ictère qui est joint à un pouls petit, faible, irrégulier, intermittent, et à de fréquentes syncopes, est un signe grave et dangereux. Les plus mauvaises jaunisses sont celles qui tirent sur le vert, le bleuâtre, le noirâtre, et qui changent le plus souvent de couleur ou de nuance. Au reste, toute couleur jaune ne provient pas nécessairement de la bile : on voit quelquefois de larges plaques jaunes à la suite d'ecchymoses ou extravasations de sang dans la peau par l'effet d'une forte contusion; de même les crachats jaunâtres, expectorés à la fin d'une péripneumonie, paraissent venir de la même source, c'est-à-dire d'une exhalation sanguine pulmonaire.

## DES SIGNES TIRÉS DE LA TEMPÉRATURE DU CORPS.

On observe souvent, dans les fièvres ataxiques (malignes), une grande inégalité dans la température du corps. Quelquefois la tête est brûlante, et les pieds sont glacés; ou un côté de la figure est froid, et l'autre chaud. Ces aberrations de la calorification et ces anomalies sensitives, car les malades quelquefois se plaignent de froid bien qu'ils aient le corps chaud, et *vice versâ*, concourent, avec d'autres mauvais signes, à faire connaître le danger toujours inséparable de ces sortes de fièvres. Le froid qui dure très-longtemps, qui est excessif et accompagné de signes qui annoncent une grande faiblesse ou l'épuisement des forces, est en général dangereux. Si un froid de ce caractère, indépendamment de tout signe de faiblesse, signale le début d'une fièvre intermittente ou rémittente, ce que l'on reconnaîtra par son mode de terminaison; si un nouvel accès survient avec un refroidissement excessif, glacial, des extrémités inférieures, on est moralement sûr que le malade succombera dans un de ces accès qui constituent ce qu'on appelle la fièvre pernicieuse algide. Voici l'ordre de ces accès formidables : le premier accès est marqué par le froid excessif et prolongé des pieds; au second, le froid gagne les jambes; au troisième, les cuisses sont glacées; au quatrième enfin, le tronc est envahi par le froid devenu extrême, et le malade succombe infailliblement; quelquefois même il meurt au troisième accès (celui du froid des cuisses). Il serait même très-imprudent de laisser venir le second, ou celui du froid des jambes. Le lecteur étranger à la connaissance de la médecine pratique sera peut-être surpris de cette expression *laisser venir;* mais son étonnement cessera quand il saura que la médecine possède l'heureuse et merveilleuse puissance de prévenir avec certitude ces accès mortels, à l'aide de l'héroïque quinquina. Grâce à ce magnifique bienfait de la divine Providence, le médecin peut dire aujourd'hui à la fièvre pernicieuse : *Hic usque venies, et non procedes amplius.* (Job.) Nous parlerons encore ailleurs des fièvres pernicieuses en général et en particulier.

Les frissons qui reviennent fréquemment dans les maladies aiguës annoncent beaucoup de danger suivant les observations d'Hippocrate. La femme de Droméade mourut le sixième jour de sa maladie, à la suite d'un troisième frisson. Une des domestiques de Pantimède eut le premier jour de sa maladie un frisson qui revint le lendemain, et la malade mourut le septième. Pythion eut aussi plusieurs frissons, et mourut le dixième jour de sa maladie. Ces trois maladies, d'assez courte durée, étaient probablement des fièvres rémittentes malignes ou pernicieuses, ou peut-être encore des fièvres pernicieuses algides. Aujourd'hui on arrête, on abat net ces sortes de fièvres à l'aide du quinquina, que l'on ne connaissait pas au temps d'Hippocrate.

S'il arrive à la fin d'une fièvre rémittente (fièvre continue avec accès en froid), dont les accès ont toujours été en augmentant avec des symptômes formidables; s'il arrive dans de telles circonstances qu'un nouveau redoublement débute par un refroidissement excessif des extrémités; si ce refroidissement s'étend et se propage au point de gagner les extrémités inférieures dans toute leur étendue, qu'il rend froides comme le marbre; si ce froid dure deux à trois heures ou davantage, de tels signes donnent tout lieu de craindre que le malade ne succombe dans le redoublement (accès) dont ils sont le prélude. (Leroy.)

Un long et violent frisson qui survient dans une fièvre continue chez un malade déjà très-faible, est un signe très-fâcheux et quelquefois même mortel : *Si rigor incidat in febre non intermittente, ægro jam debili, lethale.* (Hipp.) Le cas sera certainement mortel s'il y a des sueurs partielles, froides, avec des douleurs fortes à la tête, au cou, et aphonie : *Qui ex rigore perfrigent, et unà dolore tum capitis, tum cervicis impliciti, mox voce capti, parvo sudore madent, ut se collegerint, moriuntur.* (Hipp.)

Le refroidissement livide des extrémités, dès le début ou pendant la période croissante des maladies aiguës, est ordinairement un signe très-fâcheux et même souvent mortel. Hippocrate en cite un grand nombre d'exemples dans ses épidémies, entre autres Silène, Philiscus, Eracinus, la femme d'Œceta, la femme et le jeune homme de la place des Menteurs, qui moururent tous au bout de peu de jours, ayant les extrémités froides et livides. Suivant Hippocrate, si dans les maladies aiguës la tête et les extrémités restent froides, tandis que le ventre et les côtés sont chauds, c'est un mauvais signe : *Caput autem et manus et pedes si frigida sunt, malum est, ubi et venter et latera calida.* La mort n'est pas éloignée quand les doigts et les ongles deviennent froids et livides.

Si dans les fièvres aiguës continues les parties extérieures sont froides pendant que le malade se plaint d'une chaleur brûlante à l'intérieur et d'une soif vive, la maladie devient très-grave et très-dangereuse : *In febribus non intermittentibus, si partes externæ sint frigidæ, internæ vero urantur et siticulosæ sint, lethale est.* (Hipp.) Le refroidissement excessif des extrémités, qui est causé par des douleurs vives du bas ventre, est en général un mauvais signe : *Ex vehementi partium quæ ad ventrem attinent dolore, extremorum refrigeratio, malum.*

(Hipp.) Le froid des extrémités, des sueurs froides, visqueuses, grasses, avec un pouls misérable, excessivement petit ou nul, annoncent ordinairement une terminaison prompte et funeste. C'est le même pronostic que porte Landré-Beauvais en termes équivalents : « Le froid des extrémités, des sueurs visqueuses, grasses, froides, le pouls auparavant très-petit, actuellement nul après que la connaissance est revenue; tous ces signes, qui surviennent assez ordinairement dans les fièvres adynamiques, annoncent la mort. »

On observe ordinairement des frissons irréguliers lorsqu'une phlegmasie ou une inflammation passe à l'état de suppuration. C'est toujours un très-mauvais signe qui annonce le plus grand danger, si l'inflammation attaque un viscère ou un organe interne. Si, dans la péripneumonie ou fluxion de poitrine, il survient des horripilations vagues souvent répétées avant le quatorzième jour, ou plutôt depuis le septième jusqu'au quatorzième jour, ces frissonnements annoncent que la suppuration s'établit dans le poumon enflammé, et que par conséquent le danger devient imminent et immense. Il en est de même dans l'hépatite ou l'inflammation du foie : les frissons irréguliers indiquent également la suppuration commençante de ce viscère avec un danger non moins grand, mais cependant moins prochain. Dans ces deux cas, le froid se fait sentir davantage vers les points affectés. Des frissons irréguliers, à la suite des plaies graves de la tête, doivent inspirer de la crainte; trop souvent ils annoncent un épanchement ou du moins une suppuration interne ou du délire. Les frissons qui surviennent après les évacuations critiques sont en général mauvais. *A sudore horror, non bonum... Qui post sanguinis ex naribus eruptionem ex tenuibus sudoribus perfrigescunt, male habent.* (Hipp.) En général, plus les frissons sont longs et intenses, plus ils sont fâcheux; plus aussi les maladies où ils surviennent sont graves, difficiles et dangereuses.

Si dans les fièvres éruptives et surtout dans la petite vérole il survient des frissons violents et réitérés pendant la suppuration des boutons, ou même seulement après leur complète éruption, on a lieu de craindre le plus grand et le plus imminent danger, surtout s'il se manifeste en même temps des spasmes et des convulsions.

Quant à la chaleur, son augmentation est un des symptômes de la fièvre et des inflammations. Dans les fièvres bilieuses fortes, elle est âcre et mordicante au toucher. Lorsque, dit Double, ce caractère est poussé à un certain degré, et qu'il s'y joint une sécheresse extrême, on doit s'attendre aux dégénérations putride et maligne, c'est-à-dire à un grand danger.

« Si avec une augmentation considérable de la chaleur il se déclare des convulsions de quelque durée, il faut désespérer du malade. Cela arrive trop souvent dans les fièvres malignes, et le délire s'y joint presque toujours. » (Double.) Ce passage ne veut dire dans la réalité autre chose sinon que le danger est très-grand, extrême, mais que la position du malade n'est pas pour cela absolument désespérée, alors même que le délire viendrait encore se joindre à cet état déjà si fâcheux. D'après Double, « lorsque dans le cours d'une maladie aiguë quelconque une chaleur forte, universelle ou partielle, cesse tout à coup, ou même fait place à un froid plus ou moins considérable, le cas est mortel, surtout s'il s'y joint une diminution considérable des forces vitales. » Il ne faut encore accepter ce pronostic mortel qu'avec réserve ou avec commentaire. Si dans l'espèce la mort arrivait, ce ne pourrait être que par l'effet d'un collapsus excessif et général ou de la perte subite et totale des forces, et non par suite de la cessation de la chaleur ou par l'impression du froid, à moins toutefois que ce froid ne fût excessif, extrême, et qu'il ne constituât un accès de fièvre pernicieuse algide. (Voyez la page 124.)

Dans les maladies aiguës, une forte et constante concentration de la chaleur sur la tête doit faire craindre le délire, la frénésie et les convulsions. Si chez les hydropiques les extrémités (surtout les pieds et les jambes), de très-froides qu'elles sont ordinairement, deviennent tout à coup chaudes, brûlantes et érysipélateuses, on a lieu de craindre que la gangrène n'en soit la funeste conséquence : *Hydropici crura marmoris instar frigida, dum incipit putrescere stagnans lympha, calent, inflammantur.* (Vanswieten.) « Dans les inflammations, soit aiguës, soit chroniques, de la vessie, mais surtout dans les premières, les malades se plaignent d'une ardeur interne considérable ; ils ont besoin de respirer un air frais et souvent renouvelé, et cependant la température du corps est très-basse, et les

extrémités inférieures et supérieures restent très-froides : non-
seulement alors l'inflammation est très-grave, mais je l'ai vu
souvent se terminer par la gangrène de l'organe, et peu après
par la mort. » (Double.) Nous croyons à la vérité de ce pronostic
formidable, bien que nous n'ayons pas encore eu l'occasion de
le vérifier dans la pratique : car il est certain que rien n'est plus
dangereux, comme nous l'avons déjà fait remarquer ailleurs,
que ces ardeurs intolérables de l'intérieur coïncidant avec un
grand refroidissement extérieur. On doit craindre alors une gangrène interne ou une suppuration interne qui n'est guère moins
dangereuse que la première. C'est un signe de grande malignité que quelques parties du corps s'échauffent et se refroidissent alternativement et en fort peu de temps. Si à ce signe se
joint une prostration considérable des forces, le malade est
dans le plus grand danger, pour ne pas dire que sa perte est
presque inévitable.

Nous avons déjà vu que les inégalités de température sont
toujours fâcheuses et annoncent la malignité ou l'ataxie, c'est-à-
dire un grand trouble nerveux ; il en est de même des alternatives irrégulières de froid et de chaud. Pithion de Thase éprouva
ces alternatives malignes avec d'autres symptômes, et il mourut
le dixième jour de sa maladie. (Hipp.) Le sentiment d'une chaleur brûlante dans une partie où le toucher n'en donne aucune
connaissance, est quelquefois le prélude et l'annonce d'une gangrène spontanée ou d'un sphacèle de tout un membre. Souvent
aussi c'est purement nerveux, et par conséquent sans aucun
danger. Double va plus loin, et il affirme que « dans les gran-
grènes sèches et dans les gangrènes spontanées qui se trouvent
encore à leur période d'imminence, les malades se plaignent
d'une chaleur intolérable dont ils fixent le siége à la partie même
menacée de gangrène, bien que cette partie soit sensiblement
refroidie. »

### DES SIGNES TIRÉS DES ODEURS.

Dans les fièvres graves typhoïdes ou typhus véritables, adynamiques et ataxiques, putrides et malignes, une odeur fétide,
repoussante, nauséabonde, comme terreuse et cadavéreuse, est
généralement un signe très-fâcheux, à moins que la fétidité ne

provienne de quelque excrétion ou évacuation critique. « Quelquefois le malade, parvenu à une époque critique et accablé par les symptômes les plus fâcheux, surtout par un assoupissement léthargique, est tout à coup inondé dans son lit par une selle épaisse, jaune ou noirâtre, dont l'odeur infecte l'appartement et jette l'alarme parmi ceux qui l'entourent. Cette même infection rassure au contraire le médecin : elle annonce une crise heureuse que la diminution des symptômes confirme bientôt après. Une autre fois, il voit une selle huileuse et rougeâtre, d'une odeur cadavéreuse différente de la précédente, qui n'a que la puanteur de la rancidité bilieuse ; et le pronostic fâcheux qu'il en porte est ordinairement suivi de la mort du malade. » (Landré-Beauvais.)

Dans les fièvres adynamiques et ataxiques ou typhoïdes, ou dans les véritables typhus, on sent quelquefois une odeur particulière que l'on a comparée à celle qu'exhalent les souris : c'est ce qu'on appelle en médecine pratique *odeur de souris* ; elle est toujours de mauvais augure, et avec les progrès de la maladie elle devient terreuse et cadavéreuse, et par conséquent elle constitue un signe mortel. Une grande expérience clinique et une grande habitude olfactive font souvent prédire aux médecins, quelques jours d'avance, la mort des malades par l'odeur seule ou par les émanations cadavéreuses qu'ils exhalent. Dans les malades qui vont mourir, dit Baglivi, j'ai souvent senti, quelques jours avant la mort, en leur tâtant le pouls, une odeur fétide et comme cadavéreuse, semblable à celle qu'exhalent les morts dans les églises : *In ægris qui morituri sunt, nonnullis ante mortem diebus, solet, dum pulsum tangimus, ab eorum exhalare corpore fœdus quidam ac veluti cadavericus odor, qualem spirant in templis cadavera, ut sæpe observavi...* Meïbomius affirme aussi que dans les fièvres malignes il a souvent reconnu une odeur particulière qui lui faisait prédire la mort dès le troisième ou le quatrième jour. *In ægris maligna febre laborantibus, talem percepi odorem, unde mortem tertio aut quarto die prædixerim.*

On connaît l'extrême fétidité des petites véroles confluentes, avancées et devenues putrides et malignes : le degré ou la mesure de cette fétidité est souvent l'expression ou la traduction fidèle du danger où se trouvent les malades. En général, comme nous l'avons déjà vu plus haut, cette grande fétidité, ou cette odeur fade, nauséeuse, repoussante et comme cadavéreuse, est du plus mauvais augure dans toutes les maladies graves : elle semble annoncer un commencement de décomposition ou d'altération profonde des humeurs ou de tout l'organisme humain. Cependant, si cette fétidité ne provient que des excrétions critiques, elle peut être non-seulement sans danger, mais un signe d'une solution heureuse, comme nous l'avons dit plus haut.

C'est, dit Double, un signe mortel si la sérosité du sang sorti accidentellement ou par la saignée offre une odeur fétide plus ou moins forte dans les maladies adynamiques ou putrides, et dans les ataxiques ou malignes. Huxam, ajoute le même auteur, en avait fait plusieurs fois la triste expérience sur les malades attaqués de la fièvre lente nerveuse qu'il a décrite. On peut en dire autant de l'extrême fétidité des matières fécales, des urines, des sueurs, des crachats, etc., non reconnus évidemment critiques.

Si l'odeur aigre des femmes en couches devient fétide, elle annonce la fièvre puerpérale, la fièvre miliaire et la dysenterie, toutes maladies plus ou moins dangereuses aux nouvelles accouchées.

Quant aux odeurs spécifiques du cancer et de la gangrène, on ne peut ni les définir ni les comparer à rien ; il faut les avoir senties, et une seule fois suffit pour les reconnaître toujours.

### DES SIGNES TIRÉS DE LA TRANSPIRATION ET DE LA SUEUR.

Nous examinerons : 1º les sueurs critiques ou salutaires, et celles qui sont symptomatiques ou défavorables ; 2º les sueurs générales et les sueurs partielles ; 3º la quantité ou l'abondance des sueurs ; 4º leurs diverses qualités physiques, leur chaleur, leur odeur, leur couleur, etc.

La sueur critique arrive communément vers la fin des maladies aiguës ou vers les jours critiques dont nous parlerons plus loin ; elle est générale et a lieu ordinairement vers le matin : elle procure toujours du soulagement. La sueur symptomatique, au contraire, se manifeste pour l'ordinaire au commencement des maladies, arrive souvent le jour, ne diminue en rien la violence de la maladie, et ne fait qu'affaiblir le malade.

Les sueurs critiques et bienfaisantes se font remarquer par une détente générale, la diminution des douleurs, de l'accablement, de la chaleur, de l'insomnie ; ou plutôt, après une sueur de cette nature, le malade s'endort tranquillement ; le pouls devient moins fréquent, plus égal, ondulant et mou ; la peau devient souple et molle, et perd son aridité ; en un mot, le malade éprouve un soulagement et un bien-être général que jusqu'alors il n'avait point encore senti. Mais revenons aux sueurs symptomatiques, qui doivent nous occuper plus particulièrement.

Toute sueur en général, quelle qu'elle soit et à quelque époque de la maladie qu'elle survienne, est symptomatique et fâcheuse si elle augmente la fatigue, l'accablement ou l'anxiété du malade ; si elle augmente les douleurs, la chaleur, les crampes et l'insomnie ; si le pouls devient plus fréquent, plus vite, plus dur, plus irrégulier, plus inégal ; si en un mot le malade se sent plus affaibli et plus épuisé. Une pareille sueur est non-seulement mauvaise de sa nature, mais elle annonce encore du danger pour la marche ultérieure de la maladie. Les sueurs qui arrivent à la période d'accroissement ou au plus haut degré d'intensité des maladies, en augmentent encore la violence et la gravité ; car alors aucune évacuation ne peut être critique.

Les sueurs sont générales ou partielles. Les premières sont répandues sur toute la surface du corps ; les autres n'occupent que certaines parties, comme la tête, le cou, la poitrine, les mains, les pieds, etc. Elles sont généralement fâcheuses et indiquent des lésions organiques, des phlegmasies ou des suppurations internes, et alors souvent elles se montrent à la partie du corps correspondante au siége de la maladie : *Ubi sudor, ibi dolor vel morbus*, comme dit Hippocrate. Ainsi, chez les phthisiques et les asthmatiques, les sueurs couvrent la poitrine, et la tête chez les apoplectiques. D'après Vanswieten, les sueurs du front, du cou et de la poitrine, annoncent dans la péripneumonie qu'il se forme un abcès aux poumons. Les sueurs partielles ou nocturnes des phthisiques et des malades atteints de fièvre hectique, annoncent ordinairement que la maladie est déjà arrivée à un degré qui la rend incurable. Les sueurs partielles ou locales sont quelquefois salutaires, et en quelque sorte critiques ou prophylactiques, comme on le voit parfois dans les angines et les douleurs rhumatismales et goutteuses. Bertrand assure que durant la peste qui fit tant de ravages à Marseille en 1720; il en fut préservé par des sueurs qui lui survinrent dans les aisselles, et qui continuèrent jusqu'à ce que la contagion eût cessé.

Les sueurs symptomatiques, quoique abondantes et générales, sont non-seulement toujours fâcheuses, mais elles deviennent encore funestes et mortelles si elles sont accompagnées de très-mauvais signes, comme épuisement, prostration des forces, pouls petit et faible, misérable, décomposition de la face, etc.

Les sueurs abondantes, au commencement des maladies aiguës, sont toujours fâcheuses, surtout chez les malades faibles et cachectiques, dont elles diminuent encore les forces. En général, à quelque époque que se manifeste une sueur abondante, elle est mauvaise si elle n'est pas critique, et même elle est très-dangereuse si elle coïncide avec d'autres symptômes fâcheux. Les sueurs qui se manifestent avec du délire et des convulsions, sans que ces symptômes perdent de leur intensité, annoncent ordinairement une mort prochaine. Des sueurs abondantes et débilitantes sont un des principaux signes qui annoncent un épanchement ou une suppuration déjà faite dans la poitrine. Dans ce cas, elles se montrent plus particulièrement sur la poitrine ou sur la région correspondante aux organes affectés.

Les sueurs froides sont en général très-fâcheuses dans presque toutes les maladies. Dans les inflammations internes, elles annoncent souvent le passage à la gangrène et à la mort. Dans toutes les fièvres aiguës, les sueurs froides, soit générales, soit partielles, sont mortelles si d'ailleurs elles sont précédées et accompagnées des symptômes les plus fâcheux et les plus funestes; mais survenant dans des accès d'hystérie, d'hypocondrie, dans la syncope, etc., elles ne changent rien à l'état général de la maladie, et n'ont par conséquent que très-peu de valeur pronostique. De plus, il faut se rappeler que les sueurs peuvent se refroidir accidentellemeut par l'action de l'air extérieur auquel donnent accès quelquefois les malades en se découvrant ou par imprudence ou par l'effet du délire ; et alors, comme on le pense bien sans doute, on ne peut en tirer aucune induction grave pour le pronostic. On trouve dans Hippocrate une foule de faits où les sueurs froides ont été suivies de la mort. Philiscus eut des sueurs

dès la première nuit d'une maladie aiguë, lesquelles reparurent
ensuite au troisième jour ; le sixième il survint des sueurs froides,
et le malade mourut ce jour-là même. Silenus eut des sueurs
partielles autour de la tête le sixième jour d'une maladie aiguë ;
le huitième jour les sueurs furent générales et froides, et le malade succomba le onzième. La femme de Droméade fut prise de
sueurs froides le troisième jour de sa maladie ; le cinquième
jour, nouvelles sueurs avec des convulsions et la mort. La femme
d'Æcète fut prise d'une fièvre violente avec des sueurs partielles
et froides à la tête ; elle mourut le septième jour. La femme de
la place des Menteurs eut des sueurs froides à la tête le second
jour de sa maladie ; le septième, sueurs froides sur tout le corps ;
le onzième, nouvelles sueurs à la suite d'un grand frisson et
toujours au milieu des symptômes de crudité et d'accidents
graves : elle mourut le quatorzième jour. Pithion de Thase eut
des sueurs partielles à la tête le deuxième jour de sa maladie ; il
mourut le dixième avec une sueur abondante et des refroidisse-
ments considérables. Le danger des sueurs froides est enfin confirmé par les oracles hippocratiques : *Pessimi autem (sudores)
frigidi, quique circa caput tantummodo, faciem et cervicem
exoriuntur. Iique namque cum acuta febre mortem, cum mi-
tiore vero morbi longitudinem prœnuntiant. Similiter et qui
in toto corpore eodem quo et in capite modo proveniunt.*
(Hipp.) Dans toutes les maladies, soit aiguës, soit chroniques,
les sueurs colliquatives, c'est-à-dire abondantes, continues, col-
lantes, visqueuses et fétides, et qui sont suivies d'un grand collapsus et d'un grand épuisement, sont toujours très-fâcheuses.
Les sueurs épaisses, froides, ramassées par gouttes sur le corps,
sont en général un signe de mort prochaine : c'est la sueur des
mourants et des agonisants. « On observe vers la fin des grandes
hémorragies une sueur épaisse, visqueuse et comme gluante ;
elle est un des signes les plus certains de la terminaison heureuse de ces maladies. » (Double.)

D'après Boërhaave et Vanswieten, les sueurs acides sont salutaires dans les maladies aiguës, et fâcheuses, au contraire,
dans les affections chroniques.

Les sueurs sont très-fétides dans les maladies putrides ou
adynamiques. Si ces sueurs se manifestent aux jours critiques
avec d'autres signes favorables, on doit bien en augurer, sinon

mal. Dans les attaques de goutte, la sueur fétide est en général salutaire.

## DES SIGNES TIRÉS DES HÉMORRAGIES.

Nous ne devons considérer ici que les hémorragies symptomatiques, c'est-à-dire celles qui, n'étant pas primitives, ne constituent pas des maladies par elles-mêmes, et qui, n'étant point critiques, sont toujours plus ou moins fâcheuses. Quant aux hémorragies critiques, nous nous contenterons de dire que ce sont des évacuations salutaires qui ne se manifestent que dans certaines maladies et particulièrement dans les affections inflammatoires, et ordinairement à certaines époques, c'est-à-dire aux jours décrétoires ou critiques, comme le 4e, 7e, 9e, 11e et 14e. Le plus souvent les hémorragies critiques viennent du nez, de l'anus et de l'utérus. Un saignement de nez critique (épistaxis) est ordinairement annoncé par un sentiment de pesanteur, de douleur sourde et gravative à la tête, insomnie ou assoupissement, vertiges, rougeur et gonflement de la figure et des yeux, obscurcissement de la vue, tintements d'oreilles, battement des artères temporales et de celles du cou, un prurit plus ou moins considérable dans les narines avec aridité et chaleur. Si le visage est notablement plus rouge d'un côté que de l'autre, on peut croire que le sang viendra du côté le plus coloré ; le pouls ordinairement est grand, vif et rebondissant, ou dicrote (*bis feriens*). Les auteurs ajoutent encore à ces signes quelques autres, comme la tension des hypocondres, la perception des objets colorés en rouge, etc. : *A vero quibus in febre continuâ caput dolet, et suffusionis caliginosæ loco habescunt oculi, aut etiam ignes micant ex oculis, et cardialgiæ loco dextrâ aut sinistrâ hypocondriorum parte distentio quædam percipitur, doloris et inflammationis expers, his narium profluvium vomitionis loco jamjam adfecturum spes est... Sed juvenibus potiùs illud expectandum est... Si cui febricitanti rubor in facie luceat, unàque capitis prægrandis, et venarum emicet pulsus, ferè profluvium è naribus indè venit... Qui dolore capitis gravi ad sinciput affliguntur, somni expertes, sanguinem profundunt è naribus, præsertim si quid in cervice contendatur.* (Hipp.)

Les signes particuliers qui annoncent que l'hémorragie critique aura lieu par l'utérus chez les femmes, et par l'anus (flux hémorroïdal) chez les hommes, sont la chaleur, la tension, la pesanteur, la douleur de la région des lombes ou des reins et de l'hypogastre, ou la partie la plus inférieure de l'abdomen. Il existe aussi ordinairement quelques inégalités dans le pouls, en un mot les caractères généraux du pouls que l'on remarque dans les hémorragies.

Le siége des hémorragies varie suivant les différents âges. Dans l'enfance jusqu'à environ quinze ans, elles se font par la tête, ce sont les saignements de nez ; depuis la puberté jusqu'à trente-cinq ou quarante ans au plus, on remarque les crachements de sang ou les hémoptysies : c'est l'époque des phthisies pulmonaires, qui débutent souvent par des hémorragies des poumons ou des hémoptysies ; plus tard, jusque vers soixante ans, c'est le temps des hémorroïdes et des hématuries (par les voies urinaires) ; à soixante ans et au delà, le sang revient à la tête, d'où il était parti dans l'enfance, et forme le cercle complet, c'est-à-dire qu'alors s'effectuent les épanchements de sang dans le cerveau ou les apoplexies cérébrales. Mais revenons à notre objet principal, c'est-à-dire aux hémorragies symptomatiques ou fâcheuses.

Les hémorragies, quelles quelles soient, sont toujours fâcheuses dans les fièvres adynamiques, ataxiques, typhoïdes et dans tous les typhus, alors surtout que ces diverses fièvres sont bien déterminées et plus ou moins avancées. Tout écoulement de sang en petite quantité est un mauvais signe dans les maladies aiguës : *Per exigua stillicidia, malum.* (Hipp.) « J'ai vu, dit Double, dans des fièvres nerveuses graves, survenir des hémorragies opérées comme par gouttes et à plusieurs reprises, toujours au grand préjudice des malades. » Le délire et les convulsions après les hémorragies sont de très-mauvais signes : *A sanguinis fluxu delirium, aut etiam convulsio, malum.* (Hipp.) Dans les grandes hémorragies, les tintements d'oreille, les éblouissements, l'obscurcissement de la vue, les faiblesses fréquentes avec un froid excessif, annoncent le plus grand danger, tant que le sang continue de couler.

Voici du reste le tableau des principaux symptômes ou accidents formidables auxquels peuvent donner lieu les hémorragies les plus graves, soit externes, soit internes : pâleur de la face et de toute la peau, froid général, sueur froide sur le front et la figure, malaise, anxiété, palpitations, défaillances ; pouls petit, faible, rare et lent ; trouble et obscurcissement de la vue, tintements et bourdonnements d'oreilles, nausées, vomissements, bâillements, tremblement de tous les membres, convulsions, syncope et la mort.

L'hémorragie nasale (voyez-en les signes précurseurs, page 135) est généralement plus ou moins fâcheuse, et toujours très-suspecte dans toutes les fièvres graves, adynamiques, ataxiques, typhoïdes, dans tous les typhus, en un mot, et dans toutes les fièvres ou maladies aiguës qui excluent sévèrement les saignées générales et même locales.

D'après Corvisart, il n'est pas rare de voir de très-abondantes hémorragies nasales précéder la fin tragique des malades atteints d'affections organiques du cœur. Les hémorragies nasales qui surviennent chez les vieillards à la suite de la suppression d'hémorroïdes ou d'une hématurie habituelle, doivent, d'après Double, faire craindre l'apoplexie. Le même praticien, toujours grand et profond observateur, rapporte de plus ce passage remarquable : « Dans les maladies, soit aiguës, soit chroniques du foie, les hémorragies nasales sont mortelles, si elles se répètent fréquemment et avec une grande abondance. J'en compte deux exemples dans ma pratique, et les annales de la science en fournissent un assez grand nombre de preuves. » A l'occasion de cette citation, nous allons rapporter un passage extrait de notre *Thérapeutique appliquée*, qui, sous le rapport de la conformité des vues ou des données pronostiques, peut avoir ici sa place. « Nous sommes très-réservé sur l'emploi des sangsues dans les affections chroniques du foie accompagnées d'ictère, et encore davantage quand la jaunisse existe seule, ou du moins sans lésion organique appréciable du foie. Nous avons lu autrefois une note du traducteur des *Maladies des enfants*, par Rosen, médecin suédois, que dans les ictères, par une disposition particulière du sang, l'application des sangsues était souvent suivie d'hémorragies très-difficiles à arrêter, au point de pouvoir quelquefois devenir mortelles. Nous avons, en effet, quelquefois constaté ce fait et vérifié la justesse de cette observation. Nous avons même vu, à l'Hôtel-Dieu de Paris, une jeune fille ictérique mourir d'hémorragie, qui était l'effet d'une application de sangsues faite à la région lombaire, dans le but apparemment de combattre un lombago ou une néphrite ; rien ne put arrêter le sang, pas même les cautérisations répétées. » Ainsi, d'après cela, que l'on ne perde jamais de vue les malades atteints de jaunisse, et qui éprouvent actuellement une hémorragie quelconque spontanée, naturelle ou artificielle.

Les hémorragies nasales qui surviennent pendant le cours des fièvres éruptives, comme petites véroles, scarlatines, rougeoles, etc., compliquées d'adynamie ou d'ataxie (putridité ou malignité), et déjà dans une période bien avancée, sont en général très-fâcheuses. Une douleur de tête violente et persistante dans une fièvre aiguë est quelquefois le prodrome du délire, s'il ne se manifeste pas une épistaxis ou un saignement de nez : *Dolor capitis in febre acutâ, non fluente sanguine ex naribus, in delirium abit.* (Hipp.) Suivant Double, « de fréquentes hémorragies nasales, à la suite de l'accouchement et pendant les premiers jours des couches, dans l'état puerpéral, sont d'un mauvais augure. »

C'est un très-mauvais signe dans les maladies aiguës, quand on voit sortir à plusieurs reprises quelques gouttes de sang par les narines, surtout si l'on observe en même temps d'autres mauvais signes : *Nasus sanguinis stillas fundens, exitiale.* (Hipp.) Plus bas on ajoute : *Quibus è naribus, cum surditate et somnolentiâ, parva est sanguinis destillatio, difficile quid habet.* (Hipp.) Philiscus rendit par le nez quelques gouttes de sang pur, le cinquième jour de sa maladie, et il mourut le sixième. La femme de Droméade en rendit aussi quelques gouttes le quatrième jour de sa maladie, et elle succomba deux jours après. Le fils de Parion, à Thase, ayant aussi rendu, dans le cours de sa longue maladie, quelques gouttes de sang, finit par subir le même sort. Quelquefois, cependant, cet écoulement de sang goutte à goutte est le signe avant-coureur d'une hémorragie nasale abondante et véritablement critique et salutaire.

L'hémoptysie ou un crachement de sang très-abondant, au point de simuler le vomissement, est un accident très-grave et très-dangereux dans la phthisie pulmonaire avancée : il peut même faire mourir subitement, comme il en existe tant d'exemples. (Voyez la page 42.) L'hémoptysie est aussi un symptôme fâcheux dans les maladies organiques du foie, ainsi que dans toutes les autres affections, engorgements ou obstructions des viscères abdominaaux. L'hémorragie pulmonaire, si peu abondante qu'elle soit, est toujours très-fâcheuse dans les hydropisies passives par atonie et faiblésse ou par affection organique, c'est-à-dire les hydropisies ordinaires. L'hémoptysie, assez commune dans les diverses affections organiques du cœur, ne fait qu'ajouter au danger ou à la gravité de ces dernières maladies ordinairement incurables.

Dans toutes les fièvres graves, adynamiques, ataxiques, typhoïdes, et dans tous les typhus; dans les fièvres éruptives et particulièrement dans la rougeole et dans la petite vérole, l'hémoptysie est un accident grave et redoutable. D'après Sydenham, l'hémoptysie qui survient dans la petite vérole est toujours suivie d'une terminaison funeste.

L'hématurie, ou l'écoulement sanguin par les voies urinaires, est ordinairement un très-mauvais signe dans les maladies aiguës, et surtout dans les fièvres graves, putrides, malignes, typhoïdes, les typhus, etc. Leroy assure que l'hématurie est, dans la petite vérole, l'annonce d'une mort certaine. Sydenham porte le même pronostic. Ainsi, la miction sanguinolente est, en général, un signe de mort dans la petite vérole.

Les pertes utérines qui surviennent aux grossesses de sept, huit ou neuf mois, sont ordinairement fort dangereuses. Elles sont en général mortelles, si, très-abondantes, elles sont accompagnées de convulsions et de hoquet ; plus elles sont voisines de l'accouchement, plus elles offrent de danger. Les hémorragies utérines sont toujours fort à craindre chez les femmes scorbutiques et ictériques, dans quelque état qu'elles puissent être d'ailleurs. De fréquentes pertes de sang, précédées ou accompagnées de douleurs dans les reins, vers le siége, à l'hypogastre ou tout à fait au bas du ventre, doivent faire craindre une affection organique de la matrice, surtout si ces pertes fréquentes, irrégulières et peu abondantes, se manifestent après la cessation complète des règles, c'est-à-dire à l'époque critique. Ces lésions organiques de l'utérus étant très-souvent cancéreuses, sont, comme on sait, ordinairement mortelles. Voici du reste, d'après Double et tous les hommes livrés spécialement à la pratique de l'art obstrétique ou les accoucheurs, les signes qui, dans les pertes utérines très-considérables, annoncent ordinairement une mort certaine et prochaine : grande prostration des forces, obscurcissement de la vue, tintement des oreilles et bourdonnement considérable, refroidissement des extrémités, sueur froide et visqueuse à la figure, qui est fort pâle; pouls petit, irrégulier, inégal, intermittent; grande agitation, continuelles jactitations; soupirs profonds et fréquents, bâillements, tremblement, hoquet, convulsions, etc.

## DES SIGNES TIRÉS DE LA FACE.

Dans l'étude des signes que nous fournit la face, nous devons particulièrement considérer sa couleur, son état de plénitude et de maigreur, et ses diverses contractions ou crispations exprimant des souffrances nerveuses, phlegmasiques ou organiques.

Toute altération forte, extraordinaire, soit dans la couleur, soit dans les traits ou l'expression de la face, ou dans son état d'embonpoint, se manifestant dès le principe d'une maladie, doit faire craindre qu'elle ne soit fort grave et ne revête un caractère d'ataxie ou de malignité. La couleur rouge de la figure s'observe, comme on sait, dans les fièvres inflammatoires, dans les fièvres éruptives, dans un grand nombre de phlegmasies aiguës, et dans une foule d'autres maladies. Nous ne devons pas nous y arrêter, puisque ce signe fournit assez peu de données pronostiques; contentons-nous de dire que la face très-rouge et des yeux hagards sont un très-mauvais signe; si en même temps le front se contracte, il faut s'attendre au délire. D'autres fois, la rougeur de la figure annonce une épistaxis ou une hémorragie nasale; mais alors elle est ordinairement plus vive, plus intense autour du nez, et si elle est plus marquée d'un des côtés du visage, c'est de ce côté que probablement le sang s'écoulera. On rapporte que Galien, appelé en consultation avec plusieurs médecins de Rome auprès d'un malade atteint d'une fièvre inflammatoire, s'opposa à une saignée qu'on voulait pratiquer, déclarant qu'elle était inutile, vu qu'il allait se faire une hémorragie critique par la narine droite, qui était le côté le plus rouge. Pendant que l'on délibérait, le sang partit du nez du malade et justifia la prédiction de Galien.

La couleur d'un rouge très-foncé, brun, plombé, livide, de la face, accompagnée de prostration et d'un notable affaiblissement des forces vitales, est presque toujours un signe funeste : *Ubi livores in febre fiunt, propè affore mors significatur.* (Hipp.) Suivant un grand praticien, Stoll, dans les fluxions de poitrine ou péripneumonies qui vont se terminer d'une manière funeste, la face devient d'un rouge plombé, livide, noirâtre, et la physionomie présente un aspect stupide, hébété, soporeux, demi-apoplectique. La rougeur vive de la figure bornée aux pommettes annonce en général une forte irritation, une inflammation chronique des poumons, ou même la phthisie pulmonaire. « La rougeur de la face, et surtout des pommettes, du front et du menton, et qui arrive subitement, qui se dissipe sans cause connue, et qui revient et disparaît ainsi subitement, est le signe certain de la phthisie avancée et d'une fin prochaine. » (Double.) C'est un très-mauvais signe, un signe mortel même que, dans l'hydropisie ascite, la face devienne subitement plombée : *Cuicumque hydropico ascitico facies derepentè plumbea evadit, mors ostia pulsat.* (Baglivi.) Dans les affections organiques du cœur considérables ou fort avancées, la face est plus ou moins injectée, violacée, et surtout les lèvres sont livides, violettes ou bleuâtres.

La pâleur de la face est presque toujours l'indice d'une grande faiblesse radicale où la circulation est peu active, ou le signe de la chute des forces vitales. Dans les maladies, lorsque la pâleur est extrême, elle est fâcheuse et annonce une affection profonde avec plus ou moins de danger. La couleur pâle et livide de la figure est un des caractères de la face hippocratique, que nous décrirons bientôt. Une face pâle et un air triste annoncent ordinairement des maladies chroniques graves, profondes, viscérales, qui ont ordinairement leur siége dans la cavité abdominale. Le *facies* qui, dans une maladie aiguë, conserve jusqu'à la fin son état naturel, est un mauvais signe, parce que cela n'est pas naturel et annonce de la malignité. Ce signe devient encore plus fâcheux, si la tristesse s'y joint : *Facies bona cum mœstitiâ multâ, malum.* (Hipp.) « Il est avantageux, dit Leroy d'après Hippocrate, que le visage du malade s'exténue à proportion de la durée de la maladie ; mais si, les six, les huit premiers jours d'une fièvre aiguë, son visage paraît se soutenir, et même devenir plus plein que dans l'état de santé, on doit savoir que ce symptôme appartient aux fièvres malignes. » *Febricitantium non omnino leviter, permanere, et nihil minui corpus, aut etiam magis quàm pro ratione colliquari, malum. Illud enim morbi longitudinem, hoc vero debilitatem significat.* (Hipp.)

Lorsque la figure est à la fois gonflée et rouge, sans être enflammée, on l'appelle *face vultueuse*. Cette sorte de face est souvent, dans les maladies aiguës, un des signes du délire et de la frénésie ; elle précède aussi assez souvent les épistaxis, les parotides et les apoplexies. « Le gonflement du visage qui survient à la fin d'une fièvre aiguë est ordinairement salutaire et critique. Cette espèce de crise est particulière aux fièvres malignes. (Leroy.) C'est sans doute d'après ce passage aphoristique que les parotides sont quelquefois salutaires et critiques ; nous en parlerons plus bas.

L'amaigrissement subit de la face, sans raison manifeste ou sans cause appréciable, est toujours un mauvais signe. Il annonce en général, dans les maladies aiguës, la chute des forces vitales. Si cette soudaine émaciation est l'effet de quelque évacuation excessive, diarrhéique, cholérique, etc., elle est beaucoup moins fâcheuse. On sait que des veilles très-prolongées produisent le même effet. Dans les fièvres adynamiques et ataxiques (putrides et malignes), la face devient terreuse et maigrit, surtout aux joues, aux tempes et au nez. Les pommettes, dans les paroxysmes ou les redoublements, se colorent assez souvent d'un rouge vif et plaqué : ce *facies* est fort mauvais. Les rides sont souvent l'effet d'un prompt amaigrissement. « C'est, dit Double, un très-mauvais signe dans le choléra-morbus que les nombreuses rides du visage ; la maladie se termine presque toujours par la mort. »

Les mouvements convulsifs de la face sont en général un signe mortel dans les fièvres malignes ou ataxiques. Dans les maladies très-douloureuses, nerveuses ou inflammatoires, surtout dans celles qui ont leur siége dans le ventre, comme les coliques, les tranchées très-fortes et les inflammations violentes, on voit la figure se contracter en quelque sorte sur elle-même ; les traits se resserrent, remontent vers le haut et se rapprochent de la ligne médiane : c'est ce qu'on appelle la *face grippée*. C'est en général un très-mauvais signe, surtout dans les inflammations abdominales.

Enfin le facies le plus mauvais de tous, c'est cet ensemble de signes ou d'altérations de la figure que l'on a désigné sous le nom de *face hippocratique*, parce que apparemment Hippocrate l'a parfaitement décrite le premier. Voici donc ce fameux portrait assez peu flatteur pour la vaniteuse nature humaine : la peau du front tendue ou ridée, froide, glacée et aride ; les yeux caves, enfoncés, ternes, languissants, éteints, larmoyants, sales et à demi fermés ; les paupières pâles, livides, affaissées, sans mouvements et ne recouvrant pas complètement les yeux pendant le sommeil, de manière à en laisser entrevoir le blanc ; les poils des cils, ainsi que ceux des narines, parsemés d'une sorte de poussière ; le nez allongé et pointu par le rapprochement des narines ; les tempes affaissées, creuses et ridées ; les pommettes saillantes et laissant à la place des joues un creux plus ou moins profond ; les oreilles froides, sèches et retirées ; les lèvres pâles, décolorées, livides, plombées, flétries, froides, pendantes, tremblantes ; la peau faciale sèche, terreuse, couverte quelquefois d'une sueur froide ; le teint livide, plombé, d'un jaune-paille sale ; le menton ridé et racorni, etc. Ce facies effrayant, épouvantable, annonce presque toujours une mort prochaine surtout dans les maladies aiguës, à moins toutefois que cet état de la face n'ait été précédé et occasionné par d'excessives et subites évacuations, de très-abondantes diarrhées ou des vomissements violents et cholériques, ou le choléra-morbus proprement dit, comme on en a vu tant d'exemples dans la terrible épidémie de 1832. Une hémorragie foudroyante, une faim excessive, des veilles immodérées, une grande et subite frayeur, de violents chagrins, une douleur immense, intolérable, etc., peuvent produire en très-peu de temps une altération extrême de la face ; mais, dans tous ces cas, ordinairement cette apparence de face hippocratique disparaît dans les vingt-quatre heures et souvent plutôt : si elle subsiste pendant trois à quatre jours, quoique produite par une de ces causes, elle devient un très-mauvais signe et même un signe mortel s'il s'y joint d'autres mauvais signes, comme un pouls fréquent, petit, faible, inégal, intermittent, une respiration très-difficile, fréquente, anxieuse, sueurs froides, etc.

Tous les signes ci-dessus énumérés ne sont pas nécessaires pour caractériser la face hippocratique ; il suffit qu'on en rencontre les principaux, tels que les suivants déjà notés par Hippocrate il y a plus de deux mille ans : *Nasus acutus, oculi cavi, tempora collapsa, aures frigidæ ac contractæ, et extremitates aurium reversæ, cutis circa frontem dura et circumtenta ac arida, color totius faciei pallidus, aut etiam niger et lividus et plumbeus.* Les symptômes de la face hippocratique sont tellement unis, ont un tel rapport avec le prodrome ou les approches de la mort, que Fouquet, au rapport de Double, disait en avoir observé les caractères chez un grand nombre de criminels que l'on conduisait au supplice, même dans ceux qui montraient le plus de calme et de tranquillité d'âme.

### DES SIGNES TIRÉS DES YEUX.

Avant de parler du globe de l'œil, nous dirons quelques mots des signes que nous fournissent les organes adjacents, comme les sourcils, les paupières, les cils et les voies lacrymales.

L'abattement des sourcils sur les yeux annonce une grande faiblesse, une prostration extrême des forces : *In febre non intermittente, si labrum aut supercilium, aut oculus, aut nasus pervertatur... imbecillo jam corpore, quidquid ex his evenerit, in propinquo mors est.* (Hipp.)

Les mouvements des paupières, dans certaines fièvres graves et fort avancées, deviennent quelquefois fort difficiles et en quelque sorte pénibles. Les malades expriment ce sentiment de fatigue palpébrale en disant que leurs paupières sont pesantes. Ce signe annonce une grande faiblesse de tout le système musculaire : on le rencontre surtout dans les fièvres putrides ou adynamiques. D'autres fois, surtout dans les fièvres ataxiques ou malignes, les paupières se rapprochent l'une de l'autre et laissent à peine paraître le globe oculaire. Quelquefois ce rapprochement des paupières est plus considérable encore, et le blanc des yeux est entièrement recouvert, sans que pourtant ceux-ci soient absolument fermés et cachés, c'est-à-dire que les yeux sont entr'ouverts : c'est un très-mauvais signe, presque toujours mortel, que l'on observe très-souvent dans les fièvres très-graves, ataxiques, malignes, les typhus, etc. C'est de cet état qu'Hippocrate a dit : *Perniciosum et valde mortale habeo hoc phœnomenon, nisi ita dormire consueverit, aut ex alvo profluvio fuerit, vel purgationi idem adscribendum sit.*

L'œdème ou l'infiltration persistante des paupières est en général un mauvais signe : il annonce assez souvent une hydropisie, soit générale, soit locale. Aux approches de la mort, les paupières sont livides, terreuses, sales et ridées : ce sont autant de signes qui font partie de la face hippocratique.

Quant aux cils, ils n'offrent de remarquable, sous le rapport de la gravité du pronostic, que la matière pulvérulente qui s'attache à leurs poils. Cette espèce de poussière animale qui fait partie de la face hippocratique, jointe à celle qui s'attache aux poils des narines, est un des signes les plus certains d'une mort prochaine. Le renversement des cils en dedans est assez souvent une cause d'ophtalmie opiniâtre.

D'après Double, la tuméfaction et la rougeur intense de la caroncule lacrymale (petit corps glanduleux situé entre l'angle interne et le globe de l'œil) qui ne sont pas produites par une irritation locale accidentelle, sont un des signes qui, suivant les circonstances, annoncent la céphalalgie, le vertige, le délire, l'epistaxis ou l'hémorragie nasale, l'apoplexie, etc. L'état contraire ou l'affaissement et la pâleur de cette espèce d'excroissance charnue indiquent en général un affaiblissement considérable. Le gonflement et la pâleur de la caroncule lacrymale sont l'indice ordinaire de l'état cacochyme ou cachectique (altération ou dépérissement de toute l'économie ou de l'habitude générale du corps), du scorbut, des scrofules, de la chlorose, de l'anémie (1), des hydropisies, etc. On regarde même assez généralement l'extrême pâleur de la caroncule lacrymale comme un signe qui annonce l'invasion plus ou moins prochaine d'une hydropisie générale ou locale.

L'œil proprement dit, le globe oculaire, nous fournit beaucoup de signes pronostiques. Les yeux vifs, proéminents, hagards, effrontés, pleins de sang, de feu, d'audace et de fureur, se font remarquer dans la frénésie et les délires violents. Les yeux, au contraire, sont ternes, abattus, tristes, caves, hébétés

---

(1) Dans la chlorose, le sang est altéré, appauvri ou déplastiqué ; dans l'anémie, il y a privation ou diminution plus ou moins grande de la masse du sang.

et stupides dans les fièvres aiguës graves, très-avancées dans leur cours, ou arrivées à la période d'asthénie, d'adynamie ou de putridité. Dans les typhus et les fièvres graves dites typhoïdes ou revêtant la forme des typhus, ils expriment surtout la stupeur (*typhos*), de là leur nom. Dans quelques fièvres malignes ou ataxiques, les yeux sont dans un état de distorsion, c'est-à-dire de strabisme véritable : c'est ici un signe très-fâcheux et toujours mortel, s'il paraît dans la crudité de la maladie et accompagné d'autres mauvais signes. Il annonce quelquefois des convulsions; il est sans valeur pronostique dans l'hystérie et dans l'épilepsie.

La fixité des yeux est un des signes qui annoncent le délire; on peut dire que c'est sous ce rapport le plus sûr de tous. Cet état des yeux s'observe particulièrement dans les fièvres malignes ou ataxiques et dans la frénésie. *Hebetatus oculus vitiatusque et concretus, immobilisque, malum.* (Hipp.)

Le clignottement continuel est aussi un mauvais signe dans les fièvres aiguës graves : *Oculos perpetuo nictare perniciosum est.* (Hipp.) Les mouvements convulsifs dans les globes oculaires sont un signe mortel lorsqu'ils surviennent à la fin d'une maladie aiguë ou chronique.

Dans quelques maladies aiguës graves, les yeux paraissent retirés et profondément enfoncés dans les orbites; ce signe, qui s'observe surtout dans le marasme, est ici l'effet d'un amaigrissement subit et considérable, qui a fait en grande partie résorber et disparaître l'espèce de coussin graisseux sur lequel les yeux sont couchés : c'est un signe très-dangereux.

Les yeux contournés (*distorti*), renversés de manière à ne laisser voir que le blanc, se font remarquer dans les fièvres malignes très-graves, ou plutôt dans les fièvres ou phlegmasies cérébrales. Ils annoncent un état convulsif violent et le plus grand danger. Un des signes les plus pernicieux que puissent présenter les yeux, c'est de les voir inégalement entr'ouverts, de manière à laisser apercevoir un peu le blanc, mais plus dans un œil que dans l'autre. Une grande dilatation de la pupille est aussi, dans les mêmes maladies cérébrales, d'un très-mauvais augure : quelquefois l'état contraire, ou une excessive et convulsive constriction de la pupille, n'est pas moins fâcheux. Ce signe est ordinairement accompagné d'une très-grande sensibilité des yeux à l'impression de la lumière. Tous ces signes sont fâcheux, et annoncent une lésion aiguë du cerveau et de ses membranes, et par conséquent le plus grand danger. Suivant Landré-Beauvais, lorsqu'une vomique considérable se rompt dans la poitrine, les pupilles se dilatent : ce signe concourt à annoncer le plus grand danger.

Lorsque, dans les fièvres ataxiques, malignes, typhoïdes, etc., les pupilles se contractent fortement, et que les yeux fuient la lumière par un clignottement incessant, ou que les yeux restent continuellement fermés, c'est un signe d'un très-mauvais présage.

C'est aussi un très-mauvais signe lorsque l'on voit dans les maladies aiguës graves un des deux yeux plus petit que l'autre : *Ex oculis alterum minorem esse, perniciem denuntiat.* (Hipp.)

« C'est, dit Double, un signe très-fâcheux que la cornée transparente devienne opaque : aux approches de la mort, on la voit se couvrir d'une croûte plus ou moins épaisse et d'un blanc mat, sans doute parce qu'alors le froid de la mort laisse coaguler sur sa surface l'humeur muqueuse destinée à la lubrifier. » *Caligine obducti oculi, aut eorum album rubescens, aut livescens, aut nigris venis refertum, nihil probi præ se fert.* (Hipp.)

Les larmes involontaires, dans les fièvres aiguës graves, sont aussi un signe fâcheux, noté avec plusieurs autres dans le passage suivant d'Hippocrate : *Si oculi lucem refugiunt, aut illacrymant præter voluntatem, aut pervertuntur, aut alter ex iis minor fit; aut quæ in iis alba esse debent, rubescant; aut in iisdem venulæ livescant, aut nigricent; aut lippientium oculorum sordes circa eorum aciem appareant; aut etiam assidue mobiles aut tumidi, aut vehementer cavi fuerint; aut eorum aspectus squalidus, et minime lucidus, aut totius faciei color immutatus : hæc omnia mala, perniciosaque existimanda... Ubi, non commissis palpebris, ex albo quid subapparet : id si neque alvi profluvium, neque medicamentum purgans expressit, neque ita dormire consueverit æger, pravum est indicium, et lethale admodum.* (Hipp.)

Il est bon de faire remarquer, en terminant l'article relatif aux signes tirés des yeux, que la plupart de ces signes peuvent se rencontrer quelquefois dans le début des maladies aiguës, et cependant n'avoir aucun caractère de gravité ni valeur pronostique par conséquent. On voit en effet quelquefois des veilles excessives, des vomissements violents et opiniâtres, un grand abus de boissons spiritueuses, donner lieu à ces divers changements dans l'état des yeux.

## DES SIGNES TIRÉS DU FRONT, DES TEMPES, DES JOUES, DU NEZ, DES LÈVRES.

Le front ridé et abattu, sec ou recouvert d'une sueur froide, s'il est acccompagné de quelques-uns des signes qui annoncent le délire, est un indice de frénésie prochaine : *Quod si prœterea frons contrahatur, phreneticum.* (Hipp.) Les rides considérables d'un front pâle sont quelquefois l'annonce de fortes convulsions. Le front fortement ridé est, dans certains cas, l'indice d'un trismus prochain (serrement convulsif des mâchoires), signe qui annonce le plus grand danger et quelquefois même un tétanos mortel. Si la peau du front est dure, tendue, sèche ou couverte de sueur froide, elle est un signe fâcheux, comme faisant partie de la face hippocratique. Le front couvert de grosses gouttes de sueur froide, accompagnée de délire, de convulsions, etc., dans une maladie aiguë grave, est ordinairement un signe mortel. Mais on sent assez que la gravité de ce pronostic tire toute sa valeur des autres symptômes formidables, à savoir du délire, des convulsions, etc. Dans les affections gastriques, bilieuses, le front est presque toujours le siége d'une douleur plus ou moins vive, qu'on appelle céphalalgie susorbitaire.

Les battements considérables des artères des tempes annoncent souvent le délire et les convulsions. C'est un signe dangereux quand les artères temporales et carotides ou celles du cou battent avec force pendant que le pouls est petit et faible.

Parmi les signes que nous fournissent les joues ou plutôt les pommettes, un des plus importants à noter, c'est la chaleur et surtout la rougeur plaquée des pommettes dans les irritations ou les phlegmasies chroniques des poumons. Si cette rougeur est plus vive d'un côté que de l'autre, on a lieu de croire que le poumon de ce côté est spécialement ou plutôt exclusivement affecté. La rougeur des joues qui subsiste après le quatorzième jour d'une péripneumonie, est un des signes qui annoncent que le poumon passe à l'état de suppuration : cet état est moralement certain si en même temps on observe des frissons irréguliers avec la suppression de l'expectoration. Le danger est alors extrême et la mort très-probable. *Purulenti qui ex pleuritide aut peripneumonia hujusmodi sunt: febres habent interdiu leves, de nocte fortiores, ac nihil expuunt, commemorabilë sudant circa collum et jugulum, cavantur oculi, malè rubent, manuum vero extimi calent digiti et exasperantur, ungues adunci fiunt, pedes refrigerantur et tument, pustulæ toto erumpunt corpore, cibos jubent facessere.* (Hipp.) C'est le tableau de la phthisie parvenue au dernier degré.

Lorsque dans la péripneumonie le poumon passe à l'état de gangrène, ce qui est assez rare, la face et surtout les joues et les pommettes deviennent plombées, livides et froides.

La couleur rose des pommettes est un des signes qui annoncent la prédisposition à la phthisie pulmonaire. A une période très-avancée de cette maladie, les pommettes se colorent d'un rouge vif et circonscrit, tandis que le reste de la face est pâle, terne, comme plombé et livide : c'est toujours un fort mauvais signe.

Si dans les maladies aiguës une pommette est rouge et chaude, et l'autre pâle et froide, on peut affirmer avec certitude qu'il y a ataxie ou malignité, et par conséquent danger.

Les pommettes pâles et froides annoncent en général l'inertie de la circulation, et une grande faiblesse.

Dans les maladies organiques du cœur et des gros vaisseaux, on voit souvent les pommettes plombées, livides ou violacées. Ce signe est très-fâcheux, et fait connaître que l'affection du cœur est fort grave ou fort avancée, et par conséquent absolument mortelle.

Les taches livides et noirâtres qui se montrent sur les pommettes dans les derniers temps des fièvres aiguës, annoncent ordinairement la mort : *Maculæ genarum lividæ vel nigricantes in acutis febribus, mortem denuntiant.* (Gruner.)

Dans les maladies aiguës, le nez effilé, pointu et comprimé est un très-mauvais signe et forme un des caractères de la face hippocratique. *Nasus acutus, seu compressus in morbis, signum lethale.* (Hipp.) La pâleur et le refroidissement du nez et surtout des narines, est un signe fâcheux, et annonce un très-grand danger s'il est accompagné d'autres mauvais symptômes. La couleur livide et noirâtre du nez est souvent un signe mortel, parce qu'il annonce en général l'extinction des forces vitales ou la gangrène de quelque organe considérable et important : *Livescens vero ex his palpebra, aut labium aut nasus, brevi lethale est.* (Hipp.) « Parmi les mouvements irréguliers que le nez peut avoir soufferts, dit Double d'après Hippocrate, il faut compter sans doute comme le plus grave les contorsions de cet organe, soit à droite, soit à gauche; c'est un signe de convulsions prochaines ou même de la mort : *In febre non intermittente, si nasus pervertatur, debili jam existente corpore, lethale.* (Hipp.) Comme nous n'avons pas encore eu l'occasion de vérifier ce formidable pronostic dans les maladies aiguës, nous pensons qu'il faut le fonder moins sur la disposition particulière du nez que sur l'état général du malade, c'est-à-dire sur sa faiblesse, qui est mentionnée dans l'aphorisme hippocratique.

Le mouvement rapide et fréquent des ailes du nez est un très-mauvais signe : il annonce une très-grande difficulté de respirer ou une complication maligne, et partant beaucoup de danger.

C'est un mauvais signe dans les maladies aiguës lorsque les malades portent sans cesse les doigts dans le nez, comme pour le nettoyer sans motif ni raison : on doit craindre alors l'invasion prochaine du délire.

Dans les maladies adynamiques, typhoïdes, les fièvres putrides, etc., les lèvres sont assez souvent pendantes, écartées et abandonnées à elles-mêmes : c'est un signe fâcheux. Dans les apoplexies très-fortes, elles sont aussi pendantes ou serrées; mais elles s'écartent et se referment alternativement à la manière des fumeurs : c'est ce qu'on appelle *fumer la pipe.* C'est en général un signe de fort mauvais augure, surtout dans les fièvres ataxiques ou malignes. « Lorsque, avec de mauvais signes, la lèvre supérieure est retirée, et que l'inférieure est pendante et tremblante, la mort n'est pas loin. Quand les malades attaqués d'apoplexie forte ont la lèvre inférieure pendante sans être disposés au vomissement, quand ils fument la pipe, il est rare qu'ils guérissent. Dans la même maladie, de l'écume sur les lèvres est un signe dangereux, mais pas toujours mortel. » (Landré-Beauvais.)

Lorsqu'une ou les deux commissures des lèvres sont convulsivement portées en haut et en dehors, on dit qu'il y a *spasme cynique* et *rire sardonique*. Ce sont de très-mauvais signes dans les maladies aiguës ; ils annoncent les convulsions, le délire ou le tétanos. Voyez les signes tirés du rire. Les lèvres sont blanchâtres, pâles, décolorées dans les hydropisies, la chlorose, l'anémie, la faiblesse extrême, le marasme, etc. : c'est toujours un mauvais signe.

Les lèvres renversées et froides annoncent la mort.

Dans les fièvres adynamiques ou putrides, ou gastro-adynamiques, elles se recouvrent souvent d'un enduit brunâtre ou noir : c'est la fuliginosité des lèvres, qui est toujours un signe fâcheux. « La couleur livide des lèvres, sans cause physique manifeste, doit faire craindre le sphacèle (gangrène) de quelque viscère interne, surtout si l'on a précédemment observé les symptômes qui caractérisent l'inflammation de ces mêmes viscères. J'ai plusieurs fois remarqué cette couleur livide des lèvres dans les maladies aiguës de la poitrine qui se terminent par le sphacèle. » (Double.)

Dans les affections organiques du cœur, les lèvres le plus souvent sont livides ou bleuâtres : c'est un signe fâcheux.

C'est un très-mauvais signe, dans les maladies soit aiguës soit chroniques, de dormir la bouche ouverte, à moins qu'il n'y ait habitude ou quelque obstacle mécanique dans les fosses nasales qui s'oppose au libre et au large passage de l'air dans les narines : c'est le signe d'une grande prostration des forces. *Lethale est hiantem semper dormire.* (Hipp.) « Lorsque dans les accès d'apoplexie toute la bouche est gonflée, livide, décolorée et excessivement humectée par une salive épaisse et écumeuse, la mort est ordinairement inévitable. La bouche livide et couverte d'aphtes est chez les phthisiques le signe d'une fin très-prochaine. » (Double.)


### DES SIGNES TIRÉS DU MENTON.


C'est un très-mauvais signe, dans les convulsions et surtout dans le tétanos, que le menton soit fixement attaché à la partie supérieure de la poitrine. — La dépilation du menton, fort rare dans les maladies aiguës, est, d'après Double, l'annonce d'un affaiblissement funeste, et un signe ordinairement mortel.

## DES SIGNES TIRÉS DES CHEVEUX ET DES OREILLES.

La chute des cheveux chez les phthisiques est l'annonce d'une mort certaine : *Phthisici, quibus ad ignem sputum olet graviter, ac tum capilli fluunt è capite, moriuntur.* (Hipp.)

Les oreilles froides, pâles, livides ou noirâtres, sont un très-mauvais signe, qui, dans les maladies aiguës, indique l'extinction des forces et une mort prochaine. C'est aussi un signe très-fâcheux qu'au froid et à la pâleur des oreilles se joigne leur rétraction. On a vu plus haut que les oreilles retirées en haut font partie de la face hippocratique : *Aures frigidæ et pellucidæ et contractæ, perniciosæ.* (Hipp.) Les douleurs d'oreille violentes qui surviennent dans les fièvres aiguës, quand elles sont accompagnées d'autres mauvais signes, sont d'un très-fâcheux augure : *Auris dolor pertinax cum febre acuta et alio quodam signo maligno, occidit et citius delirio correptos.* (Hipp.) Toutes les tumeurs d'oreille qui se manifestent dans les maladies aiguës, et qui ne soulagent pas ou ne sont pas critiques, sont très-suspectes, et doivent être assimilées aux parotides, dont nous parlerons dans un instant : *Tumores circa aurem... cum febre acuta et præcordio intento, tardius excitati, occidunt.* (Hipp.) Au commencement des maladies aiguës, la rougeur très-forte des oreilles, avec des maux de tête violents, doit faire craindre le délire et des convulsions.

## DES SIGNES TIRÉS DES PAROTIDES.

Les glandes parotides, qui sont situées aux parties latérales inférieures de la tête vers la région postérieure des joues, se tuméfient quelquefois conjointement avec les ganglions lymphatiques et le tissu cellulaire voisins. Ces tumeurs, qui surviennent dans les fièvres adynamiques et ataxiques, le typhus, la peste, etc., sont d'un fort mauvais présage, et presque toujours

elles sont l'annonce d'une mort certaine, surtout si elles affectent les deux côtés de la tête, soit qu'elles suppurent ou non.


### DES SIGNES TIRÉS DU COU.

En général, le cou court et gros, avec une grosse tête, est
une prédisposition à l'apoplexie.

D'après Hippocrate et l'expérience, c'est un bon signe, dans
les angines intenses, que la rougeur et la tuméfaction du cou :
il y a alors moins de danger pour la suffocation; la déglutition
en sera aussi moins difficile : *Anginæ quæ, neque in collo, neque in faucibus quicquam conspicuum faciunt, verum suffo-
cationem vehementem ac spirandi difficultatem inducunt,
eadem die et tertia occidunt.* (Hipp.) C'est un très-mauvais
signe, un signe plein de danger, que cette rougeur disparaisse
subitement : on a tout lieu de craindre alors une métastase fà-
cheuse. Elle fera explosion sur la poitrine si la respiration devient gênée et s'il survient de l'oppression; le délire ou une
affection comateuse fera connaître que la métastase se fait sur le
cerveau : *Funestum etiam signum est si quæ in exterioribus
colli partibus est inflammatio, subito cum pectoris gravitate,
deliriis aut indelebili in somnum propensione disparet, morbum enim ad pulmones ipsumque cerebrum sese convertisse
arguit.* (Pezold.)

Dans les fièvres graves, ataxiques, typhoïdes et typhus, les
douleurs spasmodiques violentes du cou sont très-dangereuses,
et deviennent souvent un signe mortel. Silenus, qui au début
d'une fièvre très-aiguë éprouva une tension douloureuse au cou,
mourut le onzième jour. *Collum durum et dolens perniciosum
est... Colli dolor malum quidem in omni febre, potissimum
autem in his quibus timor est ne insaniant.* (Hipp.) Le frénétique des épidémies, qui dès le début de sa maladie éprouva des
douleurs au cou, délira fortement, et mourut le quatrième jour.
La femme de Cysique sentit aussi, le premier jour de sa maladie,
des douleurs au cou : elle succomba le dix-septième jour. Ce
signe n'est cependant pas toujours mortel : on l'observe assez
souvent dans les fièvres aiguës graves qui se terminent heureusement; mais aussi alors il est accompagné d'un ensemble de
signes favorables.

La rigidité douloureuse du cou est un des signes du tétanos, par conséquent c'est un signe très-dangereux. « Un battement violent et visible des artères du cou se remarque dans quelques maladies aiguës et dans beaucoup de manies avec délire furieux. Dans les maladies aiguës, il est très-dangereux quand dans le même temps la langue tremble, quand les yeux sont hagards et injectés, et que le malade témoigne une extrême sensibilité aux impressions de la lumière. Il donne lieu de craindre qu'il ne se forme une congestion mortelle. » (Landré-Beauvais.)

### DES SIGNES TIRÉS DU BAS VENTRE.

Dans les maladies aiguës, lorsque le ventre est tendu et plus ou moins élevé, il est ce qu'on appelle météorisé ou ballonné : c'est un signe fâcheux qu'on observe particulièrement dans les fièvres adynamiques, ataxiques, les typhus et les fièvres dites typhoïdes. Ce signe devient beaucoup plus dangereux si le ventre est en même temps tendu et très-douloureux à la plus légère pression : c'est une marque certaine d'une grave inflammation du péritoine ou des intestins. Le danger peut en très-peu de temps devenir extrême, surtout dans le cas de péritonite aiguë. Mais le météorisme le plus dangereux de tous, c'est celui que l'on peut appeler insensible; on le reconnaît au volume, à la mollesse, à l'insensibilité du ventre, aux selles liquides très-fétides et quelquefois noirâtres. Le météorisme est quelquefois le résultat d'un épanchement de sérosité ou d'une sorte d'hydropisie ascite qui se forme dans le cours des maladies aiguës : cet épanchement, effet d'une inflammation abdominale, est très-fâcheux s'il est considérable; il n'est cependant pas toujours mortel: *Hydropes qui ex acutis morbis oriuntur, omnes mali. Nam neque febre liberant, vehementes dolores excitant et lethales sunt.* (Hipp.)

Le ventre est quelquefois fort élevé, sans douleur ni dureté, dès le début même des fièvres malignes-putrides ou ataxo-adynamiques. Hermocrate, le premier jour de sa maladie, eut les hypocondres élevés et tendus sans dureté ni douleur, c'est-à-dire sans inflammation, *distensio mollis,* et il succomba à une fièvre adynamico-ataxique ou putride-maligne. Le jeune homme de la place des Menteurs mourut le septième jour de sa maladie, après avoir offert, le troisième, le météorisme abdominal. Enfin, on en trouve un troisième exemple dans le premier livre des épidémies (Hipp.) Ce météorisme indolent, qui paraît dès les premiers jours, est très-fâcheux, surtout s'il continue avec la fièvre et s'il revêt un caractère inflammatoire : il annonce que la maladie sera longue, que le délire surviendra, et qu'on a tout lieu de craindre une terminaison funeste.

Dans quelques cas de fièvre grave, le ventre est indolore, mais il offre une extrême rigidité. C'est un signe de mauvais présage qui annonce le délire et des convulsions. C'est en général un très-mauvais signe, si, dans les fièvres aiguës, le météorisme subsiste après d'abondantes évacuations alvines, particulièrement dans les maladies putrides et bilieuses : on doit craindre alors que ces dernières ne deviennent promptement adynamiques ou putrides. Le météorisme général, avec tension et douleur vive à la plus légère pression manuelle, est, comme nous l'avons déjà dit, l'indice certain d'une inflammation abdominale, à moins que les douleurs ne soient rhumatismales (ce que l'on reconnaîtrait à l'absence de la fièvre et souvent à la présence d'autres douleurs rhumatismales). Ce signe annonce le plus grand danger, particulièrement chez les femmes en couches ou quelques jours après l'accouchement.

Les douleurs abdominales vives et persistantes dans le cours des maladies aiguës sont très-fâcheuses s'il survient un assoupissement considérable : *Ex hypocondriorum doloribus febres malignæ; quod si et sopor accesserit, pessimum.* (Hipp.) Phalarus, dès les premiers jours de sa maladie, fut pris d'assoupissement, ayant l'hypocondre droit tendu, élevé et douloureux : il mourut le trente-unième jour de sa maladie. Silenus, le second jour de sa maladie, eut les hypocondres tendus et douloureux jusqu'à l'ombilic. Le huitième et le neuvième jour, il fut plongé dans un fâcheux assoupissement et mourut le onzième. (Hipp.)

Les douleurs abdominales varient beaucoup quant à leur valeur pronostique, suivant qu'elles augmentent ou n'augmentent point par la pression. En général, toutes celles que la pression ne rend pas plus vives sont produites par la présence de matières bilieuses ou stercorales, ou par les vents, les vers, ou sont purement nerveuses, et alors ordinairement la pression manuelle les

diminue, comme on le voit dans les coliques nerveuses ou spasmodiques, dans la colique de plomb, etc. Toutes ces douleurs ne
sont nullement dangereuses ; elles ne comportent plus ou moins
de gravité que lorsqu'elles augmentent à la pression, c'est-à-dire
quand elles sont inflammatoires, et alors ordinairement il existe
une chaleur abdominale plus ou moins vive, soif, suppression
ou diminution des urines, etc.

Lorsque le ventre est notablement et uniformément distendu
par des gaz ou des vents, de manière à résonner à la percussion
comme un tambour, il y a alors ce genre de météorisme qui appartient à la tympanite, et qui est très-fâcheux, si les vents ne
trouvent aucune issue ni par haut ni par bas. *In febribus alvo
inflammata, si flatus liberum exitum non habeant, malum.*
(Hipp.) Nous parlerons ailleurs de la tympanite proprement
dite.

« Si, dans le cours d'une maladie aiguë, il se forme une tumeur rénitente et douloureuse dans quelque partie du bas ventre,
si la douleur devient sensiblement plus vive par une douce pression, si une compression un peu forte la rend insupportable, un
tel symptôme indique l'inflammation de la partie où il a son
siége ; il annonce le plus grand danger ; il est ordinairement
accompagné de symptômes également funestes ; il peut se reconnaître même dans les affections soporeuses par la grimace que
fait faire au malade la pression des parties où il a son siége.
Quoiqu'il soit ordinairement mortel, il ne l'est cependant pas
toujours. Quelquefois, quoique bien rarement, ces sortes de tumeurs dégénèrent en abcès, surtout lorsqu'elles ont leur siége
dans le foie. » (Landré-Beauvais, d'après Hippocrate.)

Les douleurs épigastriques doivent faire craindre, chez les
goutteux, que la goutte ne se métastase ou ne se porte sur l'estomac, ce qui est toujours un accident fort fâcheux. La tension
subite et douloureuse de l'épigastre ou de la région de l'estomac,
est un mauvais signe dans le cours des maladies et surtout des
fièvres aiguës. Ce signe devient plus fâcheux encore, si la
région épigastrique se distend et s'élève notablement, comme on
le voit particulièrement dans les fièvres aiguës graves, à moins
qu'il ne se manifeste des signes de crises, comme borborygmes,
évacuations alvines qui soulagent, urines qui déposent, diminution de la fièvre, et que d'ailleurs la maladie ne soit arrivée à

l'époque de la *coction*, ou au moment des jours critiques, comme le 7, 11, 14, etc. Si l'on n'observe pas ces signes de bonne crise, on doit craindre l'explosion prochaine du délire, des convulsions, surtout si les urines sont pâles, ténues ou presque supprimées.

Suivant Double, un sentiment d'ardeur au creux de l'estomac, joint à une sorte de pesanteur ressentie intérieurement et à un goût de soufre dans la bouche, précède constamment les vomissements de sang chez les malades attaqués d'hématémèse; aussi, tant que ces symptômes existent, on doit craindre le retour du vomissement de sang. Il faut se rappeler ici ce que nous avons dit de l'hématémèse ou du vomissement à l'article des hémorragies. D'ailleurs, nous y reviendrons; mais en attendant il ne faut pas oublier que les vomissements de sang ne sont pas moins dangereux que l'hémoptysie ou le crachement de sang, excepté pourtant chez les femmes non réglées : car alors l'hématémèse n'est qu'une simple déviation menstruelle ou remplace le flux menstruel accidentellement supprimé.

Si l'épigastre est très-douloureux à la plus légère pression, on doit en conclure que l'estomac est enflammé (gastrite aiguë), et que par conséquent le pronostic est fort grave, si d'ailleurs il existe d'autres symptômes fâcheux, comme fièvre, pouls fréquent, petit et concentré, soif, nausées, vomissements, sentiment d'ardeur interne, face grippée, etc., que l'on observe dans toutes les inflammations aiguës du bas ventre. *In febribus circà ventrem œstus vehemens, et oris ventriculi dolor, malum.* (Hipp.)

Une douleur chronique fixe à l'épigastre, avec émaciation progressive, pâleur de la face, vomituritions glaireuses ou vomissements alimentaires, etc., doivent faire craindre le squirrhe du pylore ou le cancer de l'estomac, qui, comme on sait, est une maladie constamment mortelle.

Une douleur subite, violente et atroce à la région de l'estomac, suivie d'un sentiment intime d'une lésion mortelle, d'une résolution soudaine des forces, pâleur et décomposition de la face, pouls petit, extrémités froides et inefficacité de tous les calmants, annonce une perforation spontanée de l'estomac, et la mort dans les vingt-quatre heures.

La tuméfaction et la tension des hypocondres, c'est-à-dire des régions supérieures et latérales de l'abdomen, sont toujours des signes fâcheux dans le cours des maladies, à moins que ce ne soit à l'approche d'une crise, ce qui est annoncé, dans ce cas, par les signes de coction. Alors, comme le fait observer Landré-Beauvais, « la tension de ces parties sans douleur, accompagnée de surdité ou de pesanteur de tête et de rougeur de la face, indique ordinairement une hémorragie nasale ou un dépôt à la parotide. La pulsation des hypocondres, ajoute le même auteur, accompagnée de trouble et d'un mouvement fréquent des yeux, annonce le délire. » Le gonflement ou la tension douloureuse de l'hypocondre droit seul doit faire craindre l'hépatite ou l'inflammation du foie : c'est par conséquent, dans l'espèce, un mauvais signe, qui indique du danger, surtout si en même temps il y a de la fièvre, des nausées, des vomissements, etc.

« Dans les violentes douleurs de colique, il se forme souvent, vers la région ombilicale, une tumeur plus ou moins étendue, douloureuse, et dont la sensibilité augmente par le tact. On peut presque toujours calculer le danger de la maladie sur l'intensité de la douleur et sur la durée de cette tuméfaction. On en voit un exemple dans l'iléus ou passion iliaque : l'ombilic se forme lui-même en une tumeur dure et extrêmement douloureuse ; dans les douleurs très-intenses de l'iléus, cette tumeur semble se coller contre la colonne épinière. » (Double.) L'iléus, comme nous l'avons déjà dit, est une maladie presque toujours promptement mortelle.

Il survient quelquefois, à une époque avancée des fièvres putrides et malignes, un gonflement considérable qui occupe toute la région hypogastrique ou le bas du ventre. Cette tuméfaction est occasionnée par l'accumulation excessive de l'urine, qui distend énormément la vessie paralysée ; c'est un signe très-fâcheux. Il devient bien plus dangereux encore, si cette tumeur et la paralysie vésicale sont le résultat d'une chute sur le dos ou sur les reins, et qu'en même temps il existe une paraplégie, c'est-à-dire une paralysie des membres inférieurs. Dans ce cas, la mort est à peu près inévitable. Nous n'avons pas encore vu guérir un seul malade paralysé par suite d'une chute sur le dos ou sur les reins.

Les bubons ou les tumeurs qui surviennent si souvent aux aines dans la peste et quelquefois aussi dans les fièvres adynamiques et ataxiques, sont critiques ou symptomatiques. Les bubons symptomatiques, qui sont seuls dans les limites de notre sujet, se manifestent au début de ces fièvres ou à leur période d'accroissement, et en annoncent toute la gravité. La rétrocession ou la subite rentrée des bubons est promptement suivie des accidents les plus formidables et même de la mort.

Quant aux douleurs qui se manifestent à la région lombaire, si, dans les maladies aiguës, elles cessent brusquement, sans juste raison, et qu'elles se portent au cou ou à la tête, on doit craindre le délire, la paralysie ou les convulsions, et même la mort. Quand les douleurs des lombes se métastasent sur l'estomac, avec frisson, fièvre et vomissements de matières aqueuses, puis noires, avec perte de connaissance et de la parole, la mort est proche. (Hippocrate.)

### DES SIGNES TIRÉS DES MEMBRES SUPÉRIEURS ET INFÉRIEURS.

Si, dans les maladies aiguës, les mains et les pieds sont froids, et que le malade éprouve à l'intérieur une grande ardeur et une soif vive, il y a beaucoup à craindre : *In febribus non intermittentibus, si partes externæ sint frigidæ, internæ vero urantur et siticulosæ sint, lethale est... In acutis morbis extremorum refrigeratio, malum.* (Hipp.) Le danger est encore plus grand, si en même temps les parties sont pâles, plombées, livides ou noires.

Les extrémités glacées et livides, dans les inflammations de poitrine et dans les maladies organiques du cœur et des gros vaisseaux, sont l'annonce d'une mort prochaine.

C'est un signe très-fâcheux, lorsqu'après d'intolérables douleurs abdominales qui ont diminué de violence, les extrémités restent froides et ne peuvent être réchauffées : *Ex vehementi partium quæ ad ventrem attinent dolore, extremorum refrigeratio, malum.* (Hipp.) Le refroidissement des extrémités, sans qu'on puisse les réchauffer par aucun moyen, dit Double, précède presque toujours de très-près la mort. Ailleurs le même auteur ajoute : « Les inflammations très-graves des viscères abdominaux sont presque toujours suivies du refroidissement des extrémités; il est rare que les malades qui sont frappés à ce point en réchappent, surtout si la lividité se met de la partie. » Silenus eut les extrémités froides et livides sans qu'on pût jamais les réchauffer, le sixième, le septième et le onzième jour de sa maladie : il mourut le douzième. (Hipp.)

La couleur livide des doigts est un signe de mort dans les maladies aiguës : *Si digiti lividi fiant, mors expectanda est.* (Hipp.)

Nous avons déjà dit ailleurs que c'est également un très-mauvais signe, lorsque le malade se découvre sans cesse, et surtout lorsqu'il découvre les parties que la pudeur fait cacher ; quand il retire brusquement et involontairement sa main au médecin qui vient lui tâter le pouls ; quand il agite incessamment ses mains, les porte à la tête, au front, au nez, comme s'il voulait en ôter quelque chose ; quand enfin il cherche à ramasser des flocons, à rouler ses draps ou ses vêtements, à éplucher ses couvertures, etc. : c'est ce qu'on appelle carphologie, qui est un symptôme ataxique ordinairement mortel. Un tremblement inaccoutumé des mains annonce souvent, dans les maladies aiguës, du délire et des convulsions. Des mouvements vifs, précipités, rapides et involontaires des doigts, montrent la violence et le danger de la maladie, et doivent faire craindre le délire prochain.

« Dans l'hydropisie de poitrine d'un seul côté du thorax, la paupière, la main et le pied du côté affecté, éprouvent une petite enflure œdémateuse ; on l'observe particulièrement dans l'état fort avancé de la maladie : alors le *decubitus*, que les malades gardent à cette époque assez ordinairement sur le côté affecté, concourt à produire ce phénomène. La faiblesse, qui devient extrême dans les derniers temps de l'affection, favorise encore beaucoup cette espèce d'épanchement. En général, dans toutes les maladies chroniques de la poitrine ou de l'abdomen, ces enflures particulières présagent une fin plus ou moins prochaine. » (Landré-Beauvais.)

## DES SIGNES TIRÉS DES ONGLES.

Les ongles se courbent chez la plupart des phthisiques arrivés au troisième degré, surtout lorsque la phthisie a parcouru lentement ses diverses périodes. *Phthisici*, dit Duret, *unguibus sunt more cujusdam serræ uncinati.*

On sait qu'un peu avant et pendant le frisson fébrile, les ongles deviennent pâles et bleuâtres ; mais on sent assez que ce signe est ordinairement sans valeur pronostique. Il n'en est pas de

même dans les fièvres de mauvais caractère, dans les inflammations de poitrine, dans les phthisies, les hydropisies passives ou
ordinaires, dans les affections organiques du cœur et des gros
vaisseaux, les anévrysmes passifs, etc. Lorsque, dans ces diverses maladies déjà fort avancées, les ongles sont bleus, livides,
noirs et accompagnés d'autres mauvais signes, il faut s'attendre
à une mort prochaine. Double, d'après Hippocrate, tire à peu
près le même pronostic de l'état des ongles, lorsqu'il dit : « La
pâleur, la lividité ou même la couleur noire des ongles existent
fréquemment avec les caractères de la face hippocratique et tous
les autres indices d'une destruction prochaine; alors cet état des
ongles est un signe mortel » : *Quod si, præter corporis artuum-
que omnium gravitatem, ungues livent ac digiti, mors in
propinquo est.* (Hipp.)

Un mot sur les cheveux. La chute des cheveux chez les phthisiques est le présage d'une mort certaine : *Phthisici quibus ad
ignem sputum olet graviter, ac tum capilli fluunt è capite, moriuntur.* (Hipp.)

# DEUXIÈME PARTIE

Cette partie contient une esquisse nosographique, ou un aperçu général sur les formes normales et mortelles de toutes les maladies graves et mortelles parvenues à ce degré d'intensité ou de danger où l'intervention du ministre de la religion est devenue indispensable.

Plurima mortis imago. (Virg.)

## DES FIÈVRES.

Les fièvres sont les maladies les plus communes. Elles compliquent la plupart des maladies. Presque toujours elles les précèdent, les accompagnent ou les terminent. Souvent aussi elles sont indépendantes de toute autre affection appréciable et saisissable par les sens, et elles constituent ce qu'on appelle les fièvres primitives ou essentielles.

Nous ne pouvons définir les maladies en général que par l'énumération de quelques-uns de leurs principaux symptômes, sans lesquels elles n'existeraient pas, et qui sont par conséquent leurs symptômes essentiels ou nécessaires. Les définitions des maladies n'en sont donc que de courtes descriptions. Ainsi, d'après cela, nous disons en général que la fièvre n'est autre chose que l'ensemble ou la réunion des quatre symptômes suivant : 1º augmentation de la fréquence du pouls (il devient fébrile à quatre-vingt-dix); 2º augmentation de la chaleur de la peau ; 3º sentiment de malaise et de faiblesse générale ; 4º trouble plus ou moins marqué dans les fonctions. Toutes les fois que ces quatre symptômes essentiels existent ensemble, on peut assurer qu'il y a fièvre ou pyrexie.

### DE LA FIÈVRE INFLAMMATOIRE.

C'est la combinaison des quatre symptômes essentiels de la fièvre avec la pléthore sanguine générale.

*Forme normale :* c'est-à-dire l'état ou l'expression de la maladie naturelle et bien caractérisée, laquelle pouvant être plus ou moins grave, exclut néanmoins ordinairement tout danger de mort, du moins prochain. Cette explication doit s'appliquer à toutes les autres maladies. Voici donc l'état normal ou naturel de la fièvre inflammatoire : les quatre phénomènes de la fièvre ci-dessus indiqués, plus les symptômes suivants : visage rouge, bien coloré; yeux vifs, animés, brillants; légère teinte rose de toute l'habitude du corps; pouls au moins à quatre-vingt-dix pulsations par minute, grand, plein, fort, dur; chaleur forte et haliteuse; pesanteur, embarras ou mal de tête, etc.

*Forme mortelle :* c'est-à-dire l'état de la maladie où le danger de mort est devenu évident et certain, et où par conséquent l'intervention du prêtre est devenue indispensable. Cette appréciation de la valeur de l'expression de *forme mortelle* est faite ici pour toutes les maladies dont on parlera dans le cours de cet ouvrage.

La fièvre inflammatoire par elle-même n'est pas de nature à revêtir jamais cette forme, c'est-à-dire à devenir directement mortelle, à moins que par la longue durée de la maladie ses principaux symptômes ne fassent place à l'état d'adynamie ou de putridité, ou à l'état d'ataxie ou de malignité; ou qu'elle ne prenne enfin la forme putride ou adynamique par suite d'un traitement ou trop incendiaire ou trop débilitant. Voyez plus loin l'état de putridité ou d'adynamie, et l'état de malignité ou d'ataxie. Une excessive intensité et une forte congestion cérébrale ou pulmonaire pourraient aussi à la rigueur lui donner la forme mortelle, en déterminant une explosion funeste sur la tête ou sur la poitrine (apoplexies cérébrale et pulmonaire).


### DE LA FIÈVRE BILIEUSE.

C'est la réunion des quatre symptômes essentiels de la fièvre avec l'ensemble des symptômes bilieux qu'on appelle *embarras gastrique*. Or ces symptômes bilieux sont : perte de l'appétit, goût amer, enduit jaunâtre de la langue, nausées, et quelquefois vomissements ou diarrhée; céphalalgie frontale, ou mal de tête qui se fait sentir au-dessus des yeux, etc.

*Forme normale* : fièvre forte, pouls ordinairement fréquent, plein et dur ; la chaleur cutanée est forte, âcre et mordicante au toucher, la peau sèche ; la face offre communément une teinte plus ou moins jaunâtre ; de plus on observe tous les symptômes de l'embarras gastrique que nous venons d'exposer.

*Forme mortelle* : la fièvre bilieuse est très-rarement funeste par elle-même ; elle n'offre généralement la forme mortelle que dans les cas, qui ne sont pas très-rares, où surviendrait, comme dans les circonstances de la fièvre inflammatoire, l'état d'adynamie ou d'ataxie, c'est-à-dire de putridité ou de malignité. Sa forme devrait pourtant être réputée mortelle si dès le début il existait une diarrhée très-abondante, épuisante et colliquative, que rien n'aurait pu arrêter, ou des vomissements très-opiniâtres de matières noirâtres ou vertes, avec un sentiment d'ardeur brûlante interne, refroidissement des extrémités, pouls très-fréquent (de cent vingt à cent cinquante ; à ce dernier chiffre, le cas serait pour ainsi dire infailliblement mortel), langue rouge, sèche, gercée. Le danger serait, comme on pense bien sans doute, sensiblement plus grand si les déjections ci-dessus qualifiées avaient lieu en même temps que les vomissements : ce serait alors une espèce de choléra-morbus ou une fièvre bilieuse cholérique ayant de l'affinité avec la fièvre jaune. Ici doit naturellement trouver sa place le choléra, qui se rattache aux affections bilieuses.


## DU CHOLÉRA-MORBUS SPORADIQUE OU ORDINAIRE.


On le reconnaît facilement à ces quatre symptômes : vomissements et déjections subits et énormes, crampes dans les membres, décomposition de la figure et prostration des forces. La définition du choléra est en même temps sa *forme normale*, c'est-àdire bénigne, si toutefois on peut le regarder comme susceptible de revêtir ce caractère de bénignité, puisque cette maladie si éminemment aiguë se termine souvent par la mort dans l'espace de douze à vingt-quatre heures. Quoi qu'il en soit, voici sa *forme mortelle* : déjections et vomissements excessifs, très-douloureux, de matières jaunes, vertes, brunes, noirâtres; cardialgies violentes, hoquet, affaissement, collapsus considérable, prostration extrême des forces, figure toute décomposée et amaigrie, crampes très-douloureuses dans les bras et les jambes, extrémités froides, pouls très-petit, très-fréquent, inégal, intermittent, etc. Il est extrêmement probable qu'avec tout cet appareil de symptômes formidables, et même avec moins, le malade succombera dans les quarante-huit heures.

Quant au cholera épidémique, étranger ou asiatique, celui enfin qui nous a visités en 1832, il offre deux caractères particuliers, savoir la cyanose ou la coloration de la peau en bleu, et le refroidissement général du corps. Il est évident, d'après cela, qu'il est infiniment plus meurtrier que le choléra ordinaire, au moins dans le commencement des épidémies.

## DE LA FIÈVRE MUQUEUSE.

C'est la réunion des quatre symptômes de la fièvre, avec l'ensemble des symptômes muqueux ou avec ce qu'on appelle l'*embarras intestinal*, par opposition à l'embarras gastrique. Or ces symptômes muqueux ou intestinaux sont les suivants : perte de l'appétit, bouche pâteuse sans amertume, langue blanchâtre, quelquefois des vomissements de matières muqueuses ou pituiteuses; souvent il y a des aphthes à la bouche; coliques légères mais fatigantes, diarrhée muqueuse, glaireuse, ou constipation, borborygmes; douleurs articulaires aux membres et aux reins surtout. Voilà les principaux symptômes de l'embarras intestinal.

*Forme normale* : c'est l'ensemble de tous ces symptômes muqueux ou pituiteux rendus plus intenses par leur réunion aux caractères essentiels de la fièvre. La réaction fébrile est ici moins vive que dans la fièvre bilieuse; le pouls est petit et peu fréquent; la figure ordinairement pâle, la chaleur de la peau peu vive. Souvent l'excrétion urinaire est plus ou moins douloureuse et cuisante, etc.

*Forme mortelle* : comme les fièvres inflammatoire et bilieuse, la fièvre muqueuse n'est jamais mortelle directement, par sa propre intensité, ni de sa nature; elle ne le devient que par complication avec l'état adynamique ou ataxique. Et si ces états de putridité et de malignité décrits ci-après sont pleinement développés, la fièvre muqueuse doit dès lors être regardée, quant au pronostic, comme une fièvre adynamique ou putride, ou comme une fièvre ataxique ou maligne, suivant la nature de la complication, et dès lors aussi la forme mortelle existe dans toute sa plénitude.

## DE LA FIÈVRE ADYNAMIQUE OU PUTRIDE.

C'est la réunion des symptômes de la fièvre avec l'état adynamique ou putride, ou, en d'autres termes, la fièvre putride se reconnaît au premier aspect aux symptômes suivants : supination ou décubitus dorsal, collapsus, affaissement et prostration des forces, stupeur, face pâle et terreuse; enduit fuligineux, brunâtre ou noirâtre des lèvres, des dents et surtout de la langue; pouls petit et faible. Voici du reste le tableau général des principaux symptômes de l'état adynamique ou putride : symptômes initiaux : appétit perdu, aversion pour les substances animales, désir très-vif des boissons acides; couleur fuligineuse des lèvres et des dents; la langue est couverte d'un enduit sale, visqueux, brun ou noirâtre, ou elle est sèche, d'un rouge brun, rude, âpre, gercée; l'haleine est fétide comme tout ce qui s'exhale du malade; le ventre est élevé, ballonné; dévoiement fétide; déjections grisâtres, brunâtres, noirâtres et très-variables, mais toujours infectes. Le pouls est généralement petit et faible, du reste assez régulier dans les cas ordinaires, et communément il est peu fréquent; la faiblesse est son caractère dominant.

La figure est pâle, jaunâtre-paille, terreuse, comme plombée ou livide, les traits affaissés; les pommettes souvent sont un peu rouges; les yeux abattus, ternes, souvent rougeâtres, larmoyants, chassieux, presque toujours à demi-ouverts, quelquefois inégalement ouverts (ce qui est un très-mauvais signe, et presque toujours mortel, comme nous l'avons vu ailleurs). La peau est sèche, aride, sale; la chaleur est peu intense, mais âcre et mordicante au toucher.

Souvent il survient des pétéchies ou taches rouges, brunes, livides, violettes, semblables à des morsures de puce, sauf le point central de ces dernières.

Quelquefois on observe des sueurs partielles, locales, épaisses, fétides, sans aucun soulagement.

Les fonctions intellectuelles conservent quelquefois toute leur intégrité jusqu'au dernier moment; mais le plus souvent elles sont troublées et plus ou moins altérées : il y a stupeur, hébétude, torpeur, rêvasserie; délire taciturne, fugace, tranquille; typhomanie, pesanteur de tête, étourdissements, bourdonnements d'oreille, somnolence; tristesse, pressentiments sinistres sur la mort ou sur des objets tristes et effrayants.

Abattement, affaissement et faiblesse musculaire considérable : si on lève le bras du malade et qu'on l'abandonne à son propre mouvement, il retombe de tout son poids sur le lit comme une masse inerte. L'extrême faiblesse du système musculaire et la putrescibilité des humeurs paraissent être le fond de la nature de la fièvre adynamique ou putride. On peut croire aussi qu'elle est le résultat d'un défaut d'innervation, ou du moins d'un manque d'influence nerveuse suffisante sur la vie nutritive ou organique.

Voilà une esquisse ou un tableau abrégé de l'état adynamique ou de la première période de la fièvre putride. On peut regarder cet état comme la *forme normale* de la maladie (1), bien que déjà cette forme soit elle-même fort grave et fort dangereuse.

*Forme mortelle* de la seconde période de la maladie. Tous les symptômes qu'on vient d'exposer sont augmentés d'intensité. La bouche ne peut plus s'ouvrir, ou elle ne s'ouvre qu'avec peine ou reste entr'ouverte. Le malade ne peut plus tirer la langue

---

(1) Il est bon de faire remarquer ici que, dans cette fièvre et dans toutes les autres fièvres aiguës qui vont suivre, telles que les fièvres ataxiques ou malignes, les fièvres cérébrales, les fièvres lentes nerveuses, les fièvres dites typhoïdes, les typhus, la fièvre jaune, la peste et la suette; il est à propos, disons-nous, d'avertir que la période dite normale doit être considérée en pratique comme la première *forme mortelle*, parce que, même avec égalité de chances favorables et défavorables, le danger de mort, bien qu'il ne soit pas aussi prochain que dans les formes mortelles proprement dites, existe néanmoins toujours, vu que, dans tous ces cas, le délire peut aisément éclater dans les vingt-quatre heures et conduire promptement le malade à la mort.

hors de la bouche ; à cet effet il fait de vains efforts, et, s'il y
parvient, il oublie de la retirer dans la bouche. Souvent aussi
la déglutition est très-difficile, ne se fait qu'avec une peine extrême et un bruit particulier comme produit par la chute d'un
liquide dans un tube inerte. Enfin elle devient tout à fait impossible, et les boissons reviennent par la bouche ou par le nez.
Les déjections et les urines sont rendues involontairement, ou la
vessie se distend énormément, et l'urine s'échappe par regorgement ou par trop-plein. La respiration s'embarrasse ; le pouls
s'affaiblit de plus en plus, devient irrégulier, inégal, tremblo-
tant, etc. Le danger est devenu extrême.

Autre *forme mortelle* de la deuxième période de la fièvre adynamique ou putride. Cette seconde forme, bien plus dangereuse
encore que la première, et pour ainsi dire constamment mortelle
quoi qu'on fasse, est marquée par des hémorragies symptomatiques. Un sang noir, comme décomposé, coule goutte à goutte et
souvent par plusieurs endroits à la fois ; les extrémités se refroidissent peu à peu, la peau devient de plus en plus terreuse, se
couvre d'une sueur grasse, visqueuse, souvent froide ; quelquefois il survient des taches pourprées, de larges plaques comme
scorbutiques, des épanchements de sang, des ecchymoses larges
comme la main. On observe alors aussi ordinairement des excoriations gangréneuses au *sacrum* ou au bas des reins, et sur tous
les points habituellement comprimés ; les plaies des vésicatoires
deviennent noires et insensibles, comme gangréneuses. Il se
manifeste des parotides, qui sont un des signes les plus mauvais
qu'on puisse rencontrer, et presque toujours mortel. Les sens
s'affaiblissent et s'émoussent de plus en plus ; la vue et l'ouïe
sont presque éteintes. Les fonctions intellectuelles diminuent
sensiblement et s'effacent graduellement, moins par une véritable ataxie ou par ces grandes perturbations nerveuses, que par
l'anéantissement progressif de la vie générale. Le malade perd
la connaissance parce que, les sens étant émoussés, ferment les
voies de communication avec les objets du dehors. De temps en
temps cependant la connaissance semble revenir pour quelques
courts moments ; et, dans ces instants que l'on croit lucides, le
malade dit qu'il ne souffre nullement et qu'il est fort bien. C'est
alors le *summum* de l'intensité et le plus haut degré de danger
de la maladie. La figure se décompose totalement, la voix se

perd, des syncopes arrivent au moindre mouvement; le corps devient une masse extrêmement lourde et pesante, et glisse vers le pied du lit, etc. On devine aisément le reste ou la péripétie de ce triste drame.

Il est rare qu'on rencontre la réunion de tous ces symptômes sur le même individu. Quelques malades conservent jusqu'au dernier moment l'exercice libre des fonctions intellectuelles; d'autres ne présentent point d'excoriations ou d'eschares gangréneuses, ni hémorragies passives, ni pétéchies, ni taches pourprées ou scorbutiques : mais chez tous on observe un état d'adynamie profonde, de prostration, d'affaissement et de collapsus général; un état de stupeur et de torpeur intellectuelle et sensoriale plus ou moins considérable, une sensibilité obtuse ou émoussée, avec des exhalaisons et excrétions plus ou moins fétides et putrides. Chez les vieillards en général, on constate plutôt un état d'adynamie ou de faiblesse radicale profonde qu'un état véritablement putride : ils meurent le plus souvent par l'anéantissement progressif des forces vitales, ou par l'extinction purement sénile, comme certains vieillards décrépits, marasmatiques, squellettiques, qui s'éteignent sans maladie, ou plutôt qui meurent parce qu'ils n'ont plus la force de vivre.

## DE LA FIÈVRE ATAXIQUE OU MALIGNE.

C'est la réunion des quatre symptômes essentiels de la fièvre avec l'état d'ataxie ou de malignité. Le caractère principal et fondamental de cette fièvre, c'est le désordre, le défaut d'harmonie, surtout dans les fonctions de la vie de relation. Aussi on observe d'étranges perturbations dans les sens, l'entendement, les mouvements musculaires, etc. Cette fièvre paraît être le résultat non d'un défaut d'innervation comme la fièvre adynamique, mais de la perversion d'innervation ou de l'influence nerveuse.

*Forme normale,* si toutefois il peut y avoir quelque chose de normal et de régulier dans une maladie dont le désordre est l'essence, le fond, la forme et jusqu'au nom : le mot *ataxie* veut dire désordre. Voici cependant sa physionomie ou son aspect le plus ordinaire.

Les sens, comme tout le reste, sont dans une grande ataxie, un désordre complet. Les yeux surtout présentent de grandes anomalies et les symptômes les plus variés et les plus désordonnés. Ils paraissent souvent vifs, animés, rouges, étincelants; d'autres fois languissants, tristes, abattus, ternes, larmoyants; souvent ils sont très-sensibles à la moindre clarté, et quelquefois, au contraire, la plus vive lumière ne les affecte nullement; les pupilles sont resserrées ou dilatées. Souvent les yeux sont agités de mouvements comme convulsifs, ou de rotation, ou d'oscillation; d'autres fois ils sont fixes, immobiles, largement ouverts, égarés, divergents, louches, tournés en haut, en bas, en dedans, en dehors; souvent aussi ils sont inégalement ouverts, ou entr'ouverts de manière à laisser voir le blanc, ce qui est un très-mauvais signe et presque toujours mortel, comme nous l'avons déjà fait remarquer ailleurs plusieurs fois. La vue est souvent affaiblie ou pervertie, troublée; elle s'exerce sur des objets fantastiques : de là une foule d'aberrations et d'hallucinations optiques. Les altérations de l'ouïe sont beaucoup moins variées; il est des malades qui n'entendent presque pas, tandis que d'autres ont l'ouïe très-fine et très-exaltée. En général, la surdité qui survient au commencement d'une fièvre aiguë grave est un très-mauvais signe; elle est favorable, au contraire, lorsqu'elle se manifeste à la fin. Les autres sens ne méritent pas de fixer notre attention.

Les fonctions intellectuelles sont aussi plus ou moins troublées. Le malade ne peut lier ses idées ni suivre l'ordre et le cours d'une conversation : il déraisonne, divague, méconnaît ses proches; tantôt il est gai et jovial, rit, chante; tantôt il est sombre, farouche et furieux. Quelquefois il est dans un état de torpeur, de stupeur, de somnolence, ou dans une affection comateuse qui dure pendant tout le cours de la maladie. D'autres fois il est plongé dans une tristesse profonde, abandonné à la terreur, au désespoir; il gémit, pleure malgré lui; son esprit est tourmenté par des pressentiments sinistres ou épouvanté par des rêves effrayants. Dans certains cas, les malades sont excessivement craintifs, pusillanimes, frémissent quand on va les toucher, comme les hydrophobes. D'autres sont audacieux, menaçants, impérieux. Il en est qui récitent des vers, des morceaux d'éloquence avec chaleur et enthousiasme, s'arrêtent sur les passages

les plus beaux, ont un air inspiré. Quelquefois on voit des
personnes très-bien élevées, très-délicates et pieuses, proférer
des obscénités et des blasphèmes. Très-souvent la mémoire se
perd : le malade demande à boire, et demeure immobile avec le
verre à la main ; il demande l'urinoir, le prend dans la main, et
en reste là ; il tire la langue, et oublie de la retirer ; ses réponses
sont brusques et dures, et souvent il reste court au milieu d'une
phrase.

La voix est très-souvent plaintive ; de temps en temps le malade pousse de profonds soupirs ; d'autres fois il crie, vocifère,
s'emporte, bat les assistants. Quelquefois il y a perte complète
de la voix et de la parole. Très-souvent on entend le malade se
plaindre de douleurs locales excessives, soit au cou, soit ailleurs.
En un mot, on peut trouver dans la fièvre ataxique tous les
symptômes et toutes les anomalies de toutes les maladies nerveuses.

Quant au système musculaire, il est aussi livré à la plus
grande perturbation. Les muscles n'obéissent plus à la volonté,
ils se contractent irrégulièrement ; le tronc, l'épine dorsale, les
membres se roidissent comme dans le tétanos, en même temps
qu'il paraît des sueurs partielles, ce qui est une ataxie et une
discordance extrêmes. Le plus souvent la roideur n'est que partielle, locale, n'occupe qu'un membre, et c'est le bras le plus
souvent. Quelquefois les muscles du pharynx se contractent
spasmodiquement et rendent la déglutition très-difficile ou impossible ; le malade se plaint d'un sentiment de strangulation, il
avale convulsivement ce qu'on lui présente : même, dans certains
cas rares, il y a des symptômes d'hydrophobie passagère ou horreur des liquides. Souvent les muscles de la face sont agités de
mouvements irréguliers et convulsifs, la lèvre inférieure est
tremblante ; il y a des soubresauts des tendons, tremblements
des mains et des doigts, carphologie, c'est-à-dire que le malade
ramasse ou roule ses couvertures ou ses vêtements, pour faire son
paquet, comme on dit vulgairement. C'est un signe qui annonce
le plus grand danger. Quelquefois le malade se découvre entièrement et indécemment, s'agite, veut sortir du lit et s'en aller, et
alors ordinairement il se recouche mal, prend des attitudes singu-
lières, comme nous l'avons dit à la page 117 et suivantes. Quant
à la langue, elle est quelquefois comme dans l'état naturel ; souvent

aussi elle est rougeâtre, allongée, pointue, lancéolée, tremblante ; d'autres fois elle est rouge, sèche, rude et brunâtre, surtout à une époque avancée où l'ataxie va se compliquer de l'élément putride ou adynamique.

La respiration présente aussi de nombreuses variations. Elle est généralement spasmodique, lente, suspirieuse, précipitée, haletante, quelquefois comme stertoreuse. Dans certains cas, elle est à peu près comme dans l'état naturel.

Pour ce qui regarde le pouls, il est aussi très-variable, et n'offre aucun caractère fixe et constant ; il varie à chaque instant, et change souvent deux ou trois fois en moins d'une heure : quelquefois, même au milieu du plus grand danger, il paraît tout à fait naturel. On remarque les mêmes altérations dans le système capillaire, comme dans la figure, dont la couleur varie aux différentes époques de la maladie et même de la journée ; elle devient rouge et pâle alternativement : un côté de la face est rouge et l'autre pâle ; l'un froid et l'autre chaud. Nous ne parlerons pas des altérations des sécrétions ; les détails en seraient aussi inutiles que fastidieux. Voilà déjà bien assez de symptômes, et plus peut-être qu'il n'en faut pour faire reconnaître la fièvre maligne ou ataxique, ou du moins l'état ataxique ou malin, ce qui suffit à notre objet.

A une époque plus avancée, que l'on peut regarder comme la deuxième ou la dernière période de la maladie ou le prodrome de la mort, tous les symptômes qu'on vient d'exposer sont portés au plus haut degré d'intensité. Très-souvent alors les malades tombent dans un carus profond avec perte totale des sens et de l'entendement. Il ne reste plus que la respiration et la circulation, qui s'éteignent bientôt aussi.

Il est des malades qui meurent dans un tremblement continuel : c'est un des plus mauvais symptômes, qui annonce constamment la mort. D'autres succombent dans d'horribles souffrances, ou à la suite des agitations et des vociférations d'un affreux délire. Tout à coup le délire cesse, fait place à un calme profond, et la mort vient saisir le malade au bout d'une heure ou deux de ce calme perfide. Ordinairement, dans les derniers temps, il se joint à la fièvre ataxique des symptômes d'adynamie ou de putridité, comme supination, prostration des forces, fuliginosité, déjections fétides et colliquatives, pétéchies, etc.

On ne trouve presque jamais tous ces symptômes réunis sur le même malade; mais, pour reconnaître la maladie, il suffit qu'il s'en présente un certain nombre des principaux, comme agitation considérable, délire persistant, soubresauts des tendons, etc.

Voici maintenant diverses *formes mortelles* de la fièvre ataxique : quand la fièvre maligne débute avec intensité, un pouls très-fréquent, dur, chaleur brûlante, mordicante, mal de tête très-fort, et que l'ataxie paraît dès le second ou le troisième jour avec beaucoup de violence, comme un délire furieux, grande agitation, vocifération, altération subite et profonde des traits de la face, malgré le peu de durée de la maladie, efforts de se découvrir et de sortir du lit, sueurs brûlantes sans aucun soulagement, il est à peu près certain que la mort aura lieu avant le septième jour, et quelquefois au bout de trente-six à quarante-huit heures, à dater du moment de la manifestation des symptômes ataxiques.

*Autre forme mortelle :* tremblement continuel de la langue, parole brusque, yeux étincelants, chaleur brûlante, éruption anomale incomplète, pâle et décolorée; vains efforts de crise vers le quatrième jour, comme quelques gouttes de sang par le nez, sueurs générales ou locales sans aucun soulagement, mais plutôt avec un surcroît de faiblesse ou d'agitation, soubresauts des tendons, etc.; mort très-probable avant le septième jour. De même, si, dans une fièvre ataxique et intense, il y a une crise incomplète le onzième jour avec une rémission momentanée, le malade succombera probablement le quatorzième jour. Ces crises incomplètes sont très-souvent mortelles ; elles annoncent l'impuissance d'une nature épuisée qui manque de force pour lutter contre la maladie et pour produire une crise complète et salutaire.

*Autre forme mortelle.* Lorsqu'au début on voit un embarras dans la parole, un bégaiement, une impossibilité d'articuler, il est probable que le malade succombera avant le septième jour. Quelquefois la difficulté de parler seule a été suivie de la mort au bout de deux ou trois jours. De même, s'il survient, au début de la maladie, une céphalalgie ou un mal de tête extrêmement violent, persistant toujours malgré toutes les médications et causant un délire furieux, il est probable que le malade succombera

avant le septième jour. Même danger, si cette céphalalgie excessive paraît tout à coup, après quelques symptômes gastriques,
sans qu'il en ait existé dès le début de la maladie. Un tremblement continuel, une roideur tétanique, avec une sueur et une
chaleur brûlante, sans rémission des symptômes, ce qui arrive
presque toujours, annoncent que la mort arrivera probablement
au bout de quatre ou cinq jours. De même un état comateux
comme apoplectique, la respiration stertoreuse, des sueurs
froides et visqueuses à la tête, au cou, sont l'indice d'une mort
très-prompte.

<h3 style="text-align:center">ÉNUMÉRATION DE TOUS LES PLUS MAUVAIS SYMPTOMES<br>ATAXIQUES.</h3>

Langue tremblante, rouge et sèche, sans soif, crachotement
continuel, déglutition impossible, mouvement incessant de mastication; respiration plus ou moins gênée, spasmodique, précipitée, fréquente, petite, stertoreuse ou râlante, surtout avec
écume à la bouche; pouls très-fréquent, intermittent, petit, faible,
s'éteignant sous la moindre pression, ce qui annonce souvent une
mort prochaine; sueurs partielles, froides et visqueuses; chaleur
brûlante interne avec froid aux extrémités; grosses larmes involontaires, stupeur, yeux fixes ou entr'ouverts et surtout inégalement ouverts; convulsions générales, tremblement universel,
grincements des dents qui annoncent presque toujours la mort;
délire continuel, furieux, soubresauts des tendons, carphologie,
roideur tétanique de la mâchoire et des membres presque toujours mortelle; cris furieux, vociférations extrêmes, refus constant de toute boisson; méconnaissance complète des proches;
en un mot, tous les symptômes ataxiques au plus haut degré d'intensité ou de *férocité.*

Que la plupart de ces symptômes cérébraux, comme céphalalgie ou mal de tête violent, délire furieux, mouvements convulsifs
ou tétaniques, grincements des dents et les diverses altérations
de l'état des yeux; que tous ces symptômes, disons-nous, annoncent plutôt une phlegmasie ou une inflammation violente du
cerveau ou de ses méninges (membranes), qu'une fièvre ataxique véritable, essentielle ou primitive, comme la chose est très-

probable, il importe peu à notre objet, puisque le danger est à peu près toujours le même, c'est-à-dire que la mort est dans tous les cas à peu près certaine, quoi qu'on fasse. La nature de ce travail nous commande moins l'étude de l'essence et du fond des maladies, que l'examen de leur forme et de leur aspect extérieur.

*La fièvre cérébrale.* Ce n'est qu'une modification de la fièvre ataxique ou maligne; elle n'en diffère que parce qu'elle a toujours pour caractère principal une congestion cérébrale très-forte. Cette variété de la fièvre ataxique a beaucoup d'analogie avec l'apoplexie et avec les inflammations du cerveau et de ses membranes. De très-bonne heure, la congestion au cerveau se révèle par la stupeur, un assoupissement continuel, la figure rouge, pourpre, violacée. Au bout de quelques jours, le coma se change en carus profond dans lequel le malade succombe. Très-souvent on observe, dans cette variété de la fièvre ataxique, et plus constamment que dans la fièvre maligne proprement dite, des roideurs ou des contractions tétaniques dans les membres, et quelquefois même une véritable paralysie, comme dans l'apoplexie. Le pouls offre ordinairement un caractère particulier, qui est l'effet immédiat de la congestion cérébrale; il est rare, lent, fort, dur : c'est ce qu'on appelle le pouls cérébral des vieillards (voir ces caractères dans la première partie). Respiration stertoreuse, sueur visqueuse, soubresauts des tendons, déglutition impossible, quelquefois frémissements convulsifs de tout le corps, et, ordinairement après, convulsions générales et la mort. Les malades succombent presque toujours à la fièvre cérébrale bien caractérisée, qui est sa forme mortelle. Elle est encore plus mortelle que la fièvre ataxique ordinaire. La mort a lieu ordinairement vers le septième, le neuvième ou le onzième jour.

Si cette fièvre cérébrale attaque particulièrement les vieillards, il en est une autre qui a lieu spécialement chez les enfants et les jeunes gens : sa marche est très-rapide et presque foudroyante ; on y remarque tous les symptômes de la fièvre cérébrale des adultes ou des vieillards, plus un mal de tête violent, fièvre forte, yeux excessivement sensibles, pupilles très-serrées ou très-dilatées, grincements des dents, mouvements convulsifs, etc., mort presque constante en très-peu de jours et quelquefois en moins de vingt-quatre heures.

*La fièvre lente nerveuse* est une autre variété de la fièvre ataxique. Elle n'en diffère que par une marche plus lente et une bénignité trompeuse dans les symptômes. Elle se développe lentement et sans grande agitation ni perturbation notable. Ce n'est qu'après le premier septenaire, le septième, huitième ou neuvième jour, qu'elle présente ses vrais caractères ou sa *forme normale*. Alors on constate donc l'état suivant : taciturnité sombre, tristesse, stupeur, vertige, pleurs involontaires, somnolence, sentiment d'engourdissement et d'oppression à la région précordiale ou épigastrique ; respiration suspirieuse, constriction spasmodique dans la poitrine ; roideur tétanique des membres et mouvements convulsifs ; ici l'ataxie est bien dessinée. Très-souvent, les fonctions intellectuelles conservent toute leur intégrité à peu près normale, ou seulement il y a quelques moments d'absence passagère.

Le pouls est extrêmement variable ; tantôt il est fréquent, tantôt lent et rare, d'autres fois inégal, intermittent ; presque toujours il est faible, c'est là son caractère le plus constant.

La langue n'offre rien de bien particulier : elle est ou humide, sèche, rougeâtre, ou blanchâtre et couverte de mucosités surtout au commencement ; car alors ordinairement on observe divers symptômes muqueux. La fièvre lente nerveuse offre quelque analogie, au moins au début, avec la fièvre muqueuse. Du reste, on observe les mêmes anomalies de chaleur et de couleur que dans la fièvre ataxique ordinaire. L'urine est pâle et limpide, en un mot nerveuse.

*Forme mortelle.* Cette deuxième période est extrêmement grave et presque toujours mortelle ; car la fièvre lente nerveuse est plus dangereuse encore que la fièvre ataxique ordinaire. A cette seconde et dangereuse époque, ou à la fin du deuxième septenaire, vers le quinzième jour, cela varie beaucoup, le malade tombe dans un délire tranquille, taciturne, ou dans un assoupissement plus ou moins profond. On ne voit jamais ici ce délire furieux, cette agitation violente de la fièvre maligne ordinaire. Les yeux sont larmoyants, chassieux ; les forces diminuent de plus en plus, les vertiges continuent, des syncopes surviennent à l'occasion de la moindre cause ; il y a soubresauts des tendons, des sueurs froides ; le pouls est intermittent ou petit, misérable, à peine sensible ; la face se décompose ; les extrémités se refroidissent ; souvent il survient alors un coma profond dans lequel le malade succombe, ou les symptômes paraissent se calmer, se dissiper : on croit le malade sur le point d'entrer en convalescence, et il expire tout à coup. On a vu des cas où le pouls et les urines étaient naturels, et où les malades ont succombé promptement, quand on les croyait tout à fait hors de danger. Dans certains cas, les progrès sont lents et presque insensibles, les malades ne sont pas alités : puis, au bout de huit à dix jours, tout à coup des symptômes ataxiques formidables paraissent, et les malades meurent souvent en moins de quarante-huit heures.

## DES FIÈVRES DITES TYPHOÏDES.

Depuis environ une vingtaine d'années, un grand nombre de médecins appellent *typhoïdes* toutes les fièvres ataxiques et ady-namiques pures, et généralement toutes les fièvres graves qui présentent quelques symptômes de l'une ou de l'autre de ces deux fièvres, ou un mélange de ces divers symptômes, qu'il y ait ou non stupeur, *typhos*. Il eût été, ce me semble, et plus rationnel et plus logique de n'imposer la dénomination de *fièvre ty-phoïde* (en admettant l'opportunité de ce changement que nous ne reconnaissons pas) qu'aux fièvres sporadiques non contagieuses, qui se présentent sous la forme des typhus dont nous parlerons tout à l'heure, c'est-à-dire avec stupeur et des symptômes ady-namiques et ataxiques. Elles n'auraient que l'apparence ou la forme extérieure des typhus, suivant le mot *typhoïde*, et non la nature, le fond et le génie de ces dernières fièvres.

Les typhus proviennent de causes extérieures, de miasmes, et se développent par intoxication ou empoisonnement mias-matique ; de plus, ils sont ordinairement épidémiques et conta-gieux. Au contraire, les fièvres qu'on appelle typhoïdes ou qui n'ont que la forme des typhus, sont produites par des causes in-ternes, individuelles, les chagrins, les peines, les excès de tous les genres, les veilles et les travaux excessifs, etc., et en outre elles ne sont ni épidémiques, ni contagieuses comme les véri-tables typhus.

Il est même des médecins qui qualifient de typhoïdes toutes les fièvres aiguës continues de quelque durée, sans tenir compte de la différence ni des symptômes ou des formes extérieures, ni de l'intensité des maladies. D'autres appellent exclusivement typhoïdes toutes les fièvres où l'on découvre des ulcérations intestinales; et comme celles-ci ne sont pas constantes, il s'ensuit que pour reconnaître le caractère certain et anatomique de la maladie, il faut attendre que le malade soit mort. Le remède viendra un peu tard, puisqu'enfin naturellement et logiquement il faut connaître la maladie avant de la traiter. Au reste, tout ce que nous avons dit sur la gravité et le danger des fièvres adynamiques et ataxiques, c'est-à-dire sur leurs formes mortelles, doit s'appliquer aux fièvres ou aux affections dites typhoïdes. Il n'y a ici que le nom ou l'étiquette de changé; les choses restent les mêmes et ce qu'elles sont dans la réalité. On ne fait donc que substituer des noms à d'autres noms. Avant qu'on eût trouvé le mot typhoïde, on désignait, depuis ou d'après Broussais, les mêmes maladies sous le nom de *gastro-entérites*.

### DES TYPHUS.

Le mot typhus signifie stupeur. Il vient du grec *typhos*, stupeur, qui est un des symptômes les plus ordinaires de cette maladie, mais qui n'exprime pas l'idée que l'on a aujourd'hui des fièvres qu'on appelle *typhus* ou *typhoïdes*.

On entend donc par typhus une fièvre aiguë continue, très-dangereuse et contagieuse, caractérisée par la réunion d'un nombre plus ou moins considérable de symptômes ataxiques et adynamiques, et, au début seulement, de quelques symptômes inflammatoires et gastriques. Le typhus, ordinairement épidémique, est le résultat d'une intoxication miasmatique. On distingue le typhus en typhus ordinaire ou le typhus d'Europe, en typhus d'Amérique ou la fièvre jaune, et en typhus d'Orient ou la peste.

Le typhus d'Europe est la fièvre épidémique, contagieuse et très-dangereuse qui se développe dans les camps, les armées, les prisons, les hôpitaux, et partout où se trouvent resserrés dans un espace étroit un grand nombre d'hommes ou d'animaux sains ou malades.

La première période est marquée ordinairement par des symptômes de congestion cérébrale; le mal de tête, la stupeur,

la rougeur des yeux et de la face, les vertiges, la somnolence.
Au bout de quelques jours, des pétéchies se joignent très-souvent à l'ensemble de ces symptômes pléthoriques ou inflammatoires, et quelquefois quelques symptômes gastriques. Vers le septième ou le huitième jour, ou à la deuxième période, la scène change, et l'état nerveux ataxique se développe, le typhus se caractérise complètement et arrive bientôt à son *summum* d'intensité. La stupeur augmente, le délire éclate; il est gai, tranquille ou furieux; souvent la stupeur se change en coma, ou il survient des mouvements convulsifs, soubresauts des tendons, tremblements, carphologie; la langue est tremblante, sèche et brunâtre; le pouls devient petit, faible, inégal; les forces baissent notablement, la prostration commence; en un mot, l'ataxie et l'adynamie (la malignité et la putridité) se manifestent, se prononcent pleinement et arrivent à leur complète évolution : c'est la *forme mortelle.* — L'état adynamique augmente et domine tout le reste à proportion que la maladie se prolonge, ou, ce qui est assez rare, diminue progressivement jusqu'au moment de la convalescence. Voyez les états adynamique et ataxique.


## DE LA FIÈVRE JAUNE.

C'est un typhus ordinairement accompagné de la coloration de la peau en jaune, comme dans l'ictère ou la jaunisse.

Cette fièvre, extrêmement dangereuse et souvent très-contagieuse, est un composé de symptômes adynamiques, ataxiques et bilieux, avec la coloration de la peau en jaune. Elle règne particulièrement dans les climats chauds, en Amérique, aux Antilles, à Cayenne, etc. Elle y est endémique et quelquefois épidémique. On l'a vue, au commencement de ce siècle, se développer et exercer de terribles ravages en Europe, en Espagne, en Italie, etc.

*Forme normale* : ordinairement fièvre intense, symptômes bilieux, inflammatoires : nausées, vomissements pénibles et douloureux de matières jaunes, vertes, brunâtres, noirâtres; langue jaunâtre ou rouge et sèche; douleur plus ou moins vive à l'épigastre et vers l'hypocondre droit ou la région du foie; diarrhée ou constipation, chaleur brûlante, âcre et mordicante;

agitation considérable, stupeur, anxiété, délire; figure animée, yeux rouges, céphalalgie sus-orbitaire intense; ictère, ou la peau plus ou moins colorée en jaune.

*Forme mortelle :* tous les symptômes bilieux et inflamma-toires dont on vient de parler diminuent, et les symptômes ady-namiques et ataxiques augmentent notablement et arrivent à leur *summum.* Il survient des hémorragies passives, des taches gangréneuses; les urines s'arrêtent; la prostration arrive, le coma se déclare, le pouls devient petit, faible et misérable, et bientôt la mort fond sur sa victime : c'est la terminaison la plus ordinaire.

### DE LA PESTE.

La peste est le plus redoutable et le plus contagieux des ty-phus : il ne diffère des autres typhus que par les éruptions qui le caractérisent d'une manière spéciale : or ces éruptions sont particulièrement des bubons et des charbons. Il n'y a ici que des formes mortelles.

*Première forme mortelle :* invasion ordinairement brusque et violente; fièvre forte comme bilieuse, inflammatoire; cépha-lalgie vive, yeux rouges; stupeur, nausées, vomissements, dé-jections; langue rouge, sanglante, soif ardente, prostration ex-trême et tous les symptômes les plus terribles d'ataxie et d'ady-namie; vertiges, mouvements convulsifs, respiration difficile, haleine et sueurs fétides. Le malade a un air d'effroi, le regard sinistre, l'aspect triste et consterné, il est pâle quoiqu'il ait les yeux rouges. Presque toujours il éprouve un sentiment de cha-leur brûlante à l'intérieur, comme dans tous les typhus. Très-souvent il survient des hémorragies nasales symptomatiques très-peu abondantes et sans aucun soulagement. Bientôt après apparaissent les éruptions caractéristiques, les bubons à l'aine ou à l'aisselle, des tumeurs charbonneuses, ou autres exan-thèmes qui prennent presque toujours un caractère gangré-neux. La fièvre devient violente, et le délire, frénétique et mortel.

*Autre forme mortelle :* yeux fixes, ternes, égarés, ou bien rouges, étincelants, exprimant la terreur et l'épouvante, comme chez les hydrophobes; tristesse et consternation profondes et inexprimables, larmes involontaires, désespoir absolu dès l'invasion même; face décomposée, terreuse, cadavéreuse, hippocratique; ardeur brûlante à l'intérieur avec les extrémités froides ou presque froides; soif inextinguible; vomissements énormes tantôt bilieux tantôt noirâtres, comme dans la fièvre jaune; langue sèche, rougeâtre, brunâtre, noire, quelquefois naturelle; trouble dans la vue, tintements d'oreille, surdité; voix éteinte ou aphonie, parole précipitée, bégaiement; anxiété, oppression, prostration extrême; illusions et hallucinations diverses, vaines terreurs, vues de spectres ou de fantômes effrayants, ce qui est propre à la peste; tremblement des pieds et des mains, symptômes communs à tous les typhus; quelquefois diarrhée, incontinence d'urine; hémorragies symptomatiques et funestes, comme dans les autres typhus, mais surtout des éruptions gangréneuses vers les extrémités, et des bubons ou tumeurs glandulaires ou lymphatiques dans l'aine. Quelquefois même on n'observe d'autres symptômes que les bubons et les tumeurs gangréneuses.

On peut rattacher à la peste, sauf les bubons et les charbons, et seulement quant au caractère pernicieux et meurtrier, une fièvre à génie pestilentiel connue sous le nom de *suette.*

Cette maladie terrible se fait connaître et révèle son caractère féroce par des sueurs excessives, une prostration extrême, et sa terminaison ordinairement funeste dans l'espace de quelques heures. La suette véritable parut pour la première fois en Angleterre vers la fin du xvᵉ siècle. Voici en deux mots quelle était sa marche : d'abord sueur partielle, puis bientôt après sueur générale excessive, chaleur brûlante à l'intérieur comme dans toutes les fièvres aiguës mortelles, soif vive; adynamie et ataxie profondes; prostration excessive, grande agitation, délire loquace suivi d'un penchant irrésistible au sommeil et d'une mort prompte. Revenons à la fièvre pestilentielle.

La peste, comme on sait, est produite par des miasmes qui se transmettent par le contact. Ces miasmes infectent les vêtements, et peut-être aussi l'atmosphère à une très-petite distance. Ils s'attachent de préférence à tous les corps velus, comme à la laine, aux étoffes, qui, ainsi infectés, transmettent et propagent la peste. Les miasmes ne s'attachent pas aux corps dépourvus de duvet, comme les corps lisses et polis, les métaux, le verre, les objets recouverts de substances résineuses. Enfin ces miasmes se détruisent promptement, soit par l'immersion dans l'eau, ou mieux le vinaigre, ou par les fumigations chloriques, ou par une exposition prolongée à l'air libre.

C'est de ces connaissances positives que sont déduites les principales règles prophylactiques, c'est-à-dire les mesures préventives et tous les moyens que l'on emploie pour se préserver de la contagion et de l'infection pestilentielle.

Avant tout, on évite le contact des pestiférés et des objets susceptibles d'absorber les miasmes pestilentiels, ou du moins on ne les touche qu'après les avoir plongés dans le vinaigre, ou à défaut de vinaigre dans l'eau. C'est d'après ce principe que dans les épidémies pestilentielles les médecins et autres personnes obligées par devoir d'assister les malades, se revêtent de surtouts de taffetas ou de toile cirée, ou plutôt d'un habillement complet de cette espèce de tissu, depuis les souliers enduits de poix jusqu'au chapeau couvert de toile cirée; qu'ils se tiennent à une certaine distance du lit, à trente-trois à trente-quatre centimètres, ou un pied, suivant Mertens, et ne touchent les malades qu'avec des gants de taffetas gommé, ou du moins qu'aussitôt après les avoir touchés ils trempent les doigts dans le vinaigre ou dans l'eau chlorurée. Enfin ils ont soin de se faire des frictions huileuses sur toute la surface cutanée, de faire un exercice modéré et de s'armer de courage : car rien ne dispose tant à la contagion ou à contracter la peste, que les influences dépressives de la peur et de l'épouvante. L'intoxication morale est la pire de toutes; elle corrode et brise promptement les ressorts de l'âme. De retour chez soi, on quitte ses vêtements et on en prend d'autres, et surtout on observera un régime tonique, fortifiant, et sobre néanmoins en tout temps et lieu.

Voilà pour la peste. Maintenant, quand on est obligé, ce qui est beaucoup plus commun, de se trouver dans d'autres foyers de contagion, dans les épidémies de typhus ordinaire, au milieu des malades atteints d'affections septiques ou putrides, on fera bien de prendre également quelques précautions hygiéniques ou prophylactiques, comme celle entre autres de se laver souvent les mains et la figure avec du fort vinaigre, du vinaigre dit des *quatre-voleurs*, ou plutôt avec de l'eau fortement chlorurée, comme la solution faite avec trente à quarante grammes de chlorure de chaux, fondus dans un litre d'eau de fontaine ou de rivière. C'est là, sans contredit, le meilleur désinfectant, puisqu'il détruit directement les miasmes, tandis que les autres ne font que les masquer. On pourrait même aussi s'en laver la bouche, mais en l'affaiblissant et en l'étendant convenablement dans l'eau commune. On mettrait aussi de l'eau chlorurée non affaiblie dans son mouchoir, afin d'en respirer de temps en temps la vapeur par le nez. On en ferait des aspersions dans les chambres ou même sur les lits des malades, ou sur des objets infectés et contagiés; de plus, on aura soin de ne pas avaler sa salive toutes les fois qu'on se trouvera dans des lieux infectés, etc.

### DES FIÈVRES PERNICIEUSES.

Ce sont des maladies extrêmement dangereuses et même constamment mortelles si elles sont abandonnées à la nature. Elles sont ordinairement caractérisées par un ensemble de symptômes adynamiques et ataxiques très-graves, une prostration extrême, la faiblesse du pouls et la décomposition des traits de la figure. De plus, un symptôme terrible, féroce, domine ordinairement tous les autres et impose à la fièvre son nom, et en établit les diverses espèces ou variétés. Ainsi, si ce symptôme dominant et féroce est un assoupissement considérable, un coma excessif, on appelle la maladie fièvre pernicieuse *comateuse* ou *soporeuse;* elle est nommée *syncopale, délirante, algide, diaphorétique,* etc., si le symptôme dominant est une syncope, le délire, un froid extrême et prolongé, une sueur excessivement abondante. Ces fièvres, abandonnées à elles-mêmes, sont ordinairement mortelles au troisième, quatrième ou au cinquième accès, et quelquefois même au deuxième et au premier; il est extrêmement rare qu'elles aillent jusqu'au sixième accès.

Les fièvres pernicieuses sont intermittentes ou rémittentes, c'est-à-dire que dans le premier cas les accès sont séparés les uns des autres par des intervalles d'apyrexie ou de non-fièvre, et que dans le second cas il y a aussi des accès en froid, chaud, etc., comme dans la pernicieuse intermittente, mais ils ne sont pas séparés par des intervalles d'apyrexie ou de non-fièvre : celle-ci continue après les accès et ne cesse jamais absolument.

Quelle que soit la forme d'une fièvre pernicieuse, qu'il y ait ou non un symptôme dominant et terrible, toujours on observe des symptômes très-graves d'ataxie ou d'adynamie; et même généralement, dans la pratique, on doit regarder comme fièvre pernicieuse toute crise, tout accès de maladie qui offre quelque chose d'insolite, c'est-à-dire quelque symptôme très-grave, effrayant, alarmant, qui frappe vivement les personnes qui en sont témoins. Il faut de plus que ces attaques ou ces accès, comme le suppose déjà leur qualification d'accès, soient intermittents ou rémittents et affectent une sorte de périodicité. Toutes les fois que l'on rencontre quelqu'un de ces états graves et alarmants, surtout s'il a déjà été précédé d'un autre accès semblable ou moins intense, on doit regarder le malade comme dans un danger de mort évident, et estimer comme très-probable qu'il succombera dans l'accès prochain, si l'on n'administre pas à temps une très-forte dose de quinquina, c'est-à-dire de sulfate de quinine. Il est donc du devoir des ministres de la religion de faire appeler ici le plus tôt possible un homme de l'art; et si la chose ne peut avoir lieu ou que le remède ne puisse être administré au temps et à la dose convenables, c'est-à-dire si le malade ne prend pas au moins un ou deux grammes de sulfate de quinine immédiatement après l'accès pernicieux, le prêtre sera obligé de lui administrer immédiatement les sacrements, vu qu'il y a danger de mort très-évident et très-prochain. Si le sulfate de quinine est donné, le danger est conjuré, et l'on doit attendre avec une tranquille assurance l'issue de l'accès prochain; car, s'il n'est pas tout à fait arrêté, sa *férocité* sera tellement domptée, qu'il n'existe plus aucun danger pour la vie du malade, si toutefois on continue encore l'usage du remède pendant quelques jours, tant est grande, dans l'espèce, l'admirable puissance que Dieu a donnée à la médecine. *A Deo omnis medela, et ipsi soli gloria.* C'est ici le plus beau triomphe de la médecine.

Afin que l'on soit plus à même de saisir le vrai caractère des fièvres pernicieuses, et de mieux se familiariser en quelque sorte avec leurs formes ataxiques et leur marche insidieuse, nous allons présenter un aperçu abrégé de leurs principales espèces ou variétés.

*Fièvre pernicieuse cholérique.* Vomissements et déjections très-abondants, anxiété extrême, ardeur vive à l'épigastre, soif intense, langue sèche; hoquet, respiration haletante; petitesse du pouls, décomposition de la figure, extrémités froides et livides.

Quelquefois, au lieu de vomissements, ce sont des selles muqueuses, sanguinolentes, avec des épreintes très-douloureuses; c'est alors la fièvre *pernicieuse dysentérique.*

*Fièvre pernicieuse cardialgique.* Il y a cardialgie très-forte (douleur vive vers l'orifice supérieur de l'estomac), nausées, vomissements, défaillances fréquentes, pouls presque insensible, prostration des forces, décomposition de la face, etc. Dans tous ces courts énoncés, nous ne mentionnons point l'invasion des fièvres pernicieuses, ou les trois stades de froid, de chaud et de sueur qui constituent un accès de fièvre proprement dit; cela est toujours présupposé et censé suffisamment connu.

*La fièvre pernicieuse diaphorétique.* Elle est caractérisée par des sueurs excessivement abondantes, qui vont toujours en augmentant, traversent quelquefois le matelas, au point de couler sous le lit du malade. Ces sueurs sont précoces, surviennent de très-bonne heure, semblent critiques et salutaires aux yeux peu exercés; mais quand on les voit paraître épaisses, visqueuses et souvent même froides, l'illusion n'est plus possible, surtout lorsqu'on constate en même temps la petitesse, la faiblesse et la fréquence du pouls, l'écoulement et la décomposition de la face avec une extrême et désespérante prostration.

*Fièvre pernicieuse syncopale.* Elle est caractérisée surtout par des défaillances presque continuelles, sans cardialgie ni douleur d'estomac. Ces syncopes surviennent au moindre mouvement, quand le malade se tourne dans son lit, quand il lève le bras, ou à l'occasion de quelque odeur un peu forte. Il n'existe aucune douleur, mais une faiblesse générale considérable; pouls petit, déprimé; sueurs abondantes au front, au cou; yeux caves, face pâle et décomposée, etc.

*Fièvre pernicieuse algide.* Elle est annoncée par un froid excessif, ainsi que son nom l'indique. Le froid dure pendant presque tout l'accès. Il commence ordinairement par les pieds et ne va pas au delà au premier accès; au second, il s'étend aux jambes jusqu'aux genoux, en commençant toujours par les pieds;

au troisième accès, le froid gagne les cuisses ; et enfin au quatrième, le tronc est envahi, et le malade succombe si on a laissé marcher la maladie jusqu'à cette époque fatale. Outre le froid extrême, on observe encore les symptômes suivants : soif vive, anxiété, plaintes presque continuelles, voix entrecoupée par l'effet du froid intolérable, langue sèche, pouls petit, aspect effrayant et cadavéreux, etc.

*La fièvre pernicieuse soporeuse, comateuse ou apoplectique.* L'assoupissement excessif est non-seulement le symptôme dominant, mais constitue lui seul à peu près toute la maladie. Les fonctions intellectuelles sont affectées, ce que nous n'avions point encore observé jusqu'à présent. Il y a altération ou absence complète de la mémoire et diverses autres perturbations mentales ; la prononciation est aussi souvent altérée, le malade bégaie comme s'il avait la langue paralysée : quelquefois le coma est porté à un tel point, que le malade est insensible aux plus forts stimulants et même à l'action du feu. C'est toujours le degré d'assoupissement qui est la mesure du danger de la maladie ; cela est évident.

*La fièvre pernicieuse délirante.* Le symptôme prédominant, cela va sans dire, c'est un délire considérable, qui est quelquefois porté jusqu'à la fureur. Il commence, augmente et diminue avec l'accès. Souvent il y a en même temps des évacuations involontaires, soit des urines, soit des matières fécales, et une foule d'anomalies nerveuses graves ou de symptômes ataxiques les plus formidables.

Voici enfin une fièvre pernicieuse que nous n'avons point trouvée dans les auteurs spéciaux : c'est *la fièvre pernicieuse râlante.* Nous en avons rencontré un cas, il y a environ une trentaine d'années. Le râle était complet comme chez une personne à l'agonie. Il y eut seulement deux accès : le dernier fut terrible, et la malade, qui était une femme déjà âgée, n'en revint qu'avec une peine et une difficulté extrêmes. Elle eût été infailliblement emportée par le troisième, si immédiatement après le second accès nous ne lui avions fait administrer une très-forte dose de quinquina.

Les auteurs rapportent encore diverses autres espèces de fièvres pernicieuses, comme la *péripneumonique*, la *pleurétique*, la *néphrétique*, l'*épileptique*, la *céphalalgique*, l'*asthma-*

*tique*, la *dyspnéique*, etc., suivant que le symptôme dominant simule une péripneumonie, une pleurésie, etc. Une remarque générale à faire relativement aux urines, c'est qu'en général elles sont rouges, briquetées et boueuses. Ainsi, dans le doute où l'on serait sur la nature d'une fièvre équivoque, on pourrait recourir à l'inspection des urines et en tirer un signe confirmatif ou infirmatif.

DES PHLEGMASIES.

On appelle phlegmasies, du grec *phlego*, je brûle, les maladies où l'on rencontre la réunion des quatre phénomènes ou symptômes suivants : douleur, rougeur, tumeur et chaleur. Le mot inflammation est synonyme de phlegmasie ; mais il est plutôt employé pour désigner les inflammations externes et chirurgicales.

PHLEGMASIES OU INFLAMMATIONS CUTANÉES DE L'ÉRYSIPÈLE.

*Sa définition et sa forme normale.* C'est une inflammation superficielle de la peau avec fièvre ordinairement bilieuse. On y remarque une rougeur vive qui disparaît sous la pression et qui revient ensuite, une chaleur âcre ou douleur brûlante et une tuméfaction légère ; de plus, il existe souvent aussi de petites pustules ou vésicules plus ou moins nombreuses qui se forment sur la surface enflammée, se dessèchent, tombent en écailles ou en matière farineuse.

*Forme mortelle* : l'érysipèle est par lui-même rarement une maladie mortelle, à moins qu'il n'y ait métastase ou répercussion. *Erysipelas vero foris quidem extare, utile ; intro autem vergere, lethale ; cujus quidem rei indicium est, cùm, rubore evanescente, pectus gravatur, et œgriùs spiritum trahit œger.* (Hipp.) Quelquefois l'érysipèle occupe toute la tête, envahit même le cuir chevelu, cause un délire frénétique, une fièvre violente, des convulsions, la léthargie. Si cet état d'irritation cérébrale ne s'apaise promptement, qu'il se prolonge et s'accroisse, le danger devient très-grand ; il sera à son comble, si l'érysipèle se couvre de pustules noirâtres, et qu'on observe en même temps des symptômes généraux soit d'ataxie ou d'adynamie, comme soubresauts des tendons, grande agitation, délire, langue sèche, brunâtre ou noirâtre, prostration des forces, pouls fréquent, petit, inégal : c'est la forme mortelle dans son plein développement.

L'érysipèle intense et considérable, qui survient aux plaies de tête, est aussi très-dangereux et se termine souvent par la gangrène. Il constitue donc une autre forme mortelle. *Ex erysipelate putredo, aut suppuratio, malum.* (Hipp.)

### DU ZONA.

C'est une espèce d'érysipèle pustuleux, une ceinture érysipélateuse qui occupe constamment le tronc. Cette éruption vésiculaire s'étend depuis la ligne médiane antérieure jusqu'à la postérieure d'un seul côté, et jamais ne dépasse la ligne médiane. Quelques auteurs ont regardé cette éruption comme très-dangereuse ; mais dans notre climat elle est extrêmement bénigne et le plus souvent sans fièvre ; elle se termine heureusement dans l'espace de vingt à vingt-cinq jours. Quelquefois, mais très-rarement dans nos climats, on voit se former des eschares gangréneuses, et s'il survient des symptômes adynamiques ou ataxiques, le cas devient fort dangereux et peut même devenir promptement mortel.

### DE LA PETITE VÉROLE.

On entend par petite vérole ou variole une phlegmasie cutanée contagieuse, caractérisée par une éruption de boutons phlegmoneux de la grosseur d'un pois, qui s'enflamment, suppurent et se dessèchent dans l'espace d'environ quinze jours.

*Forme normale*, dans son plein développement, d'une petite vérole *discrète* ou ordinaire : c'est la deuxième période ou celle de la suppuration ; elle commence au septième ou au huitième jour. La fièvre reparaît avec la même intensité qu'au début de la maladie ; les boutons s'élèvent, se développent, s'arrondissent et blanchissent ; la peau, dans l'intervalle des boutons, rougit et se tuméfie, et de là une douleur tensive et lancinante, une chaleur vive, en un mot tous les symptômes d'une inflammation et d'une fièvre générale; le pouls est fréquent, grand, plein; la figure se gonfle souvent d'une manière démesurée, monstrueuse. Ce gonflement est surtout remarquable aux paupières et occasionne l'occlusion complète des yeux. Voilà la maladie à son *summum*, mais sans aucun danger.

*Forme mortelle :* elle n'a lieu ordinairement que dans la petite vérole *confluente*, qui est l'opposée de la *discrète*. Dans la variole confluente, les boutons se pressent, se touchent, se confondent, et sont quelquefois tellement agglomérés que l'éruption ressemble à un gonflement érysipélateux quand on la regarde de loin.

Les accidents les plus formidables surviennent ordinairement pendant la période de la suppuration; en voici les principaux qui constituent essentiellement la forme mortelle : fièvre très-forte qui se prolonge indéfiniment, aspect livide ou noirâtre des boutons, ou leur affaissement presque subit sans que la suppuration se complète; dessication rapide et prématurée; chute ou défaut de gonflement de la face; divers symptômes ataxiques et adynamiques, comme mouvements convulsifs, syncopes, prostration extrême des forces; fréquence, faiblesse et petitesse du pouls; odeur excessivement fétide, comme cadavéreuse, etc.

*Autre forme mortelle :* hématurie ou urines sanguinolentes, hémorragies passives, météorisme du ventre, pétéchies, taches noires; salivation excessivement abondante, assoupissement profond ou coma subit, aphthes gangréneux à la gorge, langue noirâtre, pouls petit et misérable, peau froide et pâle; quelquefois oppression de poitrine considérable, douleur de côté vive, crachement de sang; d'autres fois douleur fixe et intolérable, mal de tête violent, grincement des dents, délire, agitation très-forte.

*Autre forme mortelle :* inflammation érysipélateuse qui devient livide, noirâtre et gangréneuse; diarrhée épuisante, fétide, colliquative, sanguinolente, putridité, émaciation rapide et progressive, marasme, défaillance fréquente par la moindre cause, etc. Pour que la forme morbide soit mortelle, il n'est pas nécessaire que l'on trouve réunis tous les symptômes assignés à chaque catégorie; il suffit que l'on en rencontre plusieurs des principaux et des plus frappants. Cette réflexion s'applique, comme on le pense bien sans doute, aux formes mortelles de toutes les autres maladies.

## DE LA ROUGEOLE.

On entend par rougeole une phlegmasie cutanée contagieuse, caractérisée par de petites taches rouges ou de petits boutons semblables à des morsures de puce, très-légèrement saillants, inégaux, rudes et tombant en écailles furfuracées au bout de trois ou quatre jours à dater du moment de leur éruption.

*Forme normale :* éruption générale de taches rouges, de petits boutons ou aspérités plus sensibles au toucher qu'à la vue ; fièvre forte, symptômes de catarrhe pulmonaire et de coryza, toux sèche ; larmoiement, picotement, cuisson, sensibilité, rougeur dans les yeux, enfin ophtalmie ; mal de tête, éternuments fréquents, en un mot tous les symptômes d'un coryza ou de ce qu'on appelle enchifrènement ou rhume de cerveau.

*Forme mortelle :* rentrée subite ou pâleur et lividité de l'éruption ; symptômes ataxiques et adynamiques, tels que délire, convulsions, soubresauts des tendons, grande agitation, stupeur ou assoupissement comateux ; prostration des forces, taches noires, diarrhée très-fétide.

*Autre forme mortelle :* Continuation et augmentation de la fièvre, crachement de sang, douleur de côté, oppression considérable, etc. Cette complication de symptômes de la péripneumonie est très-fréquente et surtout très-souvent funeste.

## DE LA SCARLATINE.

On entend par scarlatine ou fièvre rouge une phlegmasie cutanée contagieuse, caractérisée par une éruption de plaques rouges écarlates qui couvrent toute la surface du corps.

*Forme normale :* éruption générale de plaques d'un rouge vif, cramoisi, ou plutôt tout le corps paraît comme barbouillé de jus de framboises rouges ; fièvre ; angine ou mal de gorge, difficulté dans la déglutition ; les pieds et les mains sont constamment gonflés et très-rouges, la figure et les paupières sont également tuméfiées ; absence des symptômes de coryza, que l'on n'observe que dans la rougeole.

*Forme mortelle :* rentrée subite ou pâleur et lividité de l'éruption ; symptômes ataxiques et adynamiques, comme convulsions, délire, agitation extrême, prostration des forces, etc.; en un mot, même forme que celle de la rougeole.

*Autre forme mortelle :* fièvre violente dès le début; angine très-forte qui suit la marche des maux de gorge gangréneux ou d'angine gangréneuse; délire, affection comateuse; langue sèche, brunâtre; irrégularité de l'éruption; elle sort et rentre alternativement, etc.

## DE LA MILIAIRE OU FIÈVRE MILIAIRE.

C'est une éruption confluente de petits boutons qui ressemblent à des grains de millet, presque toujours précédée d'une fièvre plus ou moins forte, et souvent accompagnée de quelques symptômes de péripneumonie.

*Forme normale :* éruption d'un grand nombre de petits boutons confluents qui se montrent sur toutes les parties du corps, excepté la figure; fièvres intenses; sueurs aigres; souvent quelques symptômes péripneumoniques, comme expectoration légèrement sanguinolente, point de côté, toux, etc.

*Forme mortelle :* rentrée subite ou lividité de l'éruption avec les symptômes ataxiques et adynamiques les plus graves; quelquefois flux très-copieux d'urines, suivi immédiatement de sécheresse à la peau, de délire, de ris sardonique, et quelques autres symptômes ataxiques et adynamiques, comme convulsions, soubresauts des tendons, tremblement des mains; prostration, stupeur, assoupissement, pétéchies, hémorragies passives, tous symptômes qui annoncent une mort plus ou moins prochaine.

*Autre forme mortelle :* sueurs excessives et prématurées; pouls petit, faible, concentré et très-fréquent; urines limpides et très-abondantes survenant à une période avancée; symptômes de péripneumonie, oppression considérable, crachement de sang, douleur de côté violente, avec quelques symptômes ataxiques ou adynamiques.

Il est plusieurs autres fièvres éruptives moins fréquentes et moins graves que les précédentes : ce sont la fièvre pourprée, ou rouge et blanche miliaire, la fièvre ortiée, la fièvre vésiculaire ou pemphigus, etc. Toutes ces éruptions, assez rares d'ailleurs, quand elles se terminent d'une manière funeste, revêtent en général les formes mortelles des fièvres éruptives que nous venons d'exposer, c'est-à-dire que ces formes sont toujours ataxiques, adynamiques ou putrides et malignes, plus les graves dangers des répercussions. Il est donc inutile de s'y arrêter.

## DE L'ANTHRAX ET DU CHARBON.

L'anthrax est une tumeur inflammatoire qui se termine par la gangrène de la partie et par une eschare noire. — Le charbon est une tumeur inflammatoire de la peau, qui noircit et se gangrène presque aussitôt après sa manifestation. Ces deux inflammations ou maladies gangréneuses, arrivées à leur *forme normale*, présentent une surface ou une eschare noire avec des symptômes généraux d'adynamie, d'ataxie et de gangrène.

*Forme mortelle :* les symptômes généraux de gangrène et d'adynamie sont très-prononcés. On remarque : prostration générale des forces ; pouls fréquent, petit et faible ; extrémités froides et livides ; face altérée, pâle et plombée ; sueurs froides et visqueuses. Quelquefois on observe quelques symptômes ataxiques, comme un peu de délire, rêvasseries, agitation, tremblement des mains, soubresauts des tendons, etc. Voilà certes déjà plus de signes qu'il n'en faut pour établir la forme mortelle ; les trois premiers seuls suffiraient pour cela.

## DE LA PUSTULE MALIGNE.

C'est une inflammation gangréneuse qui, des animaux morts du charbon, se communique à l'homme, et surtout aux individus qui les touchent le plus habituellement, comme les bouchers, les tanneurs, etc. Il paraît même qu'elle peut se transmettre par les mouches qui ont sucé le sang des animaux affectés de charbon, ou par l'usage de leur chair. Quelquefois enfin elle se développe spontanément.

*Forme normale :* on observe un petit tubercule dur, circonscrit, mobile, qui a été précédé d'une petite vésicule remplie de sérosité roussâtre. Cette petite tumeur, livide et gangrénée à son centre, est entourée d'un cercle rouge, pâle, livide, plus ou moins large, chargé de phlyctènes roussâtres et faisant saillie au-dessus de la peau. Les parties voisines sont plus ou moins tuméfiées et engorgées, suivant l'intensité du mal; mais toujours le centre est dur, brunâtre et insensible. Voilà l'état de la pustule maligne qu'on peut appeler normal, et que l'on doit regarder comme bénin toutes les fois qu'il y a absence de symptômes adynamiques et ataxiques.

*Forme mortelle :* c'est l'état que nous venons d'exposer, joint aux symptômes généraux de l'adynamie, de l'ataxie et de la gangrène; et alors la maladie est extrêmement dangereuse et presque toujours mortelle, surtout si l'on observe quelques-uns des symptômes suivants : pouls fréquent, faible, petit, inégal; langue sèche, brunâtre, noirâtre; sentiment de chaleur brûlante à l'intérieur, soif inextinguible; prostration extrême des forces, anxiétés, angoisses, syncopes. Quelquefois il y a diarrhée, sueurs colliquatives, hémorragies passives, et vers la fin un délire tranquille et taciturne.


### DES GANGRÈNES SÈCHES.


Les gangrènes sèches sont ordinairement chroniques. Les parties affectées perdent le sentiment et le mouvement, en un mot la vie, se noircissent, se détachent du corps comme les eschares de la gangrène humide et ordinaire. Il n'y a ici ni le travail inflammatoire, ni la suppuration, ni l'odeur aussi prononcés que dans la gangrène humide. Les principales gangrènes sèches sont : la gangrène sénile et l'ergot, ou la gangrène produite par l'usage du seigle ou du blé ergoté. Dans cette dernière, les malades perdent un pied, une main, un bras, etc. La gangrène sénile, comme son nom l'indique, survient chez les vieillards; elle affecte les orteils, les pieds et les membres. Au reste, toutes ces gangrènes ne revêtent des formes mortelles que lorsqu'elles sont accompagnées de l'adynamie et de l'ataxie, ou de la putridité et de la malignité : ce sont les mêmes formes que celles du charbon et de la pustule maligne.

## DE LA POURRITURE D'HOPITAL.

C'est une espèce de gangrène humide qui survient aux blessures et aux ulcères anciens, et qui est toujours précédée et
accompagnée de symptômes bilieux et surtout de symptômes putrides ou adynamiques, et quelquefois ataxiques. Ce qui est
remarquable dans cette maladie, c'est que, lorsque les malades
succombent, ils conservent jusqu'au dernier moment l'intégrité
des fonctions intellectuelles. Quant aux formes mortelles, ce
sont pour le fond celles de toutes les affections gangréneuses
en général, et surtout celles du charbon et de la pustule maligne.

## DE L'ANGINE.

On entend par angine ou esquinancie une inflammation de la
gorge. On en admet deux espèces principales : l'angine gutturale ou l'angine du pharynx, et l'angine laryngée ou l'angine du
larynx.

*Forme normale* de l'angine gutturale; elle se traduit par les
symptômes suivants : douleur à la gorge plus ou moins vive,
grande difficulté d'avaler, surtout la salive et les liquides; salivation et mucosités abondantes, fièvre continue, céphalalgie,
respiration difficile surtout à la fin; toute l'arrière-bouche est
rouge et les amygdales très-gonflées, ce qui rend la respiration
plus ou moins gênée.

*Forme mortelle* : fièvre très-intense avec plusieurs redoublements par jour; douleur forte et comme suffocative, ou plutôt
suffocation imminente, déglutition impossible; divers symptômes adynamiques et ataxiques, comme prostration extrême
des forces, pouls fréquent, petit et faible; stupeur, rêvasserie,
délire, etc.

## DE L'ANGINE GUTTURALE GANGRÉNEUSE.

On entend par cette maladie une angine semblable à la précédente, mais qui se termine constamment par la gangrène; elle
est fréquemment contagieuse. Souvent au début les syncopes dif-

fèrent peu de ceux d'une angine ordinaire un peu intense. Mais
bientôt surviennent des signes plus caractéristiques qui consti-
tueront la *forme mortelle* : le visage, le cou, la poitrine, les
mains paraissent rouges, gonflés, comme érysipélateux et œdémateux; la voix s'altère, l'haleine devient fétide; l'agitation
augmente, il survient du délire, de la stupeur, de l'assoupissement; le pouls est très-fréquent et généralement assez petit.
Enfin il se manifeste vers la fin divers autres symptômes généraux d'adynamie, comme prostration considérable des forces,
affaissement ou collapsus général, diarrhée, etc. L'intérieur de
la gorge offre des eschares grises et gangréneuses. Arrivé à ce
degré de gravité, le mal de gorge gangréneux est à peu près
constamment mortel.


### DE L'ANGINE LARYNGÉE.


C'est l'inflammation de la membrane muqueuse du larynx ou
de la trachée-artère. Elle est beaucoup plus rare que l'angine
gutturale ou pharyngienne. C'est elle qu'on désigne plus souvent
sous le nom d'esquinancie.

*Forme normale :* douleur vive à la région laryngée, augmentant à la plus légère pression, et surtout par les mouvements et
les efforts de la déglutition; sentiment de constriction habituelle
au larynx; voix profondément altérée, aiguë, tremblante, sifflante; respiration gênée, difficile, petite, et très-laborieuse;
l'inspiration surtout est très-douloureuse; fièvre assez forte;
du reste, on n'aperçoit point de symptômes inflammatoires dans
le pharynx ou l'arrière-bouche, qui n'est point le siége de la maladie.

*Forme mortelle :* fièvre très-forte, respiration excessivement
difficile, suffocation imminente, angoisses et anxiété extrême,
aphonie, ou voix très-sifflante, etc.

*Autre forme mortelle :* elle est beaucoup plus rare que la précédente; c'est la terminaison funeste par la gangrène. Elle est
annoncée par la cessation brusque de tous les symptômes, sans
métastase ni résolution ; la respiration devient facile ; la déglutition se fait sans douleur, le sentiment de constriction suffocante a disparu; mais l'état général est effrayant : il y a décom-

position de la face, pouls petit, misérable, extrémités froides et livides, haleine fétide, et mort prompte.

Nous ne parlerons pas ici du croup, qui est une maladie de l'enfance. On sait assez que cette angine laryngo-trachéale spécifique a pour caractère propre une toux d'un son particulier, que l'on nomme *croupal* et qu'on a comparé au cri d'un jeune coq. La voix est rauque, la respiration très-gênée et sifflante, etc. Cette maladie se termine très-souvent par la mort en quatre à cinq jours. Les enfants qui rejettent de fausses membranes succombent presque tous ou même tous.

### DU CATARRHE PULMONAIRE.

C'est l'inflammation de la membrane muqueuse des bronches ou des voies aériennes; c'est la bronchite de beaucoup de médecins modernes; c'est en un mot et plus simplement le rhume de poitrine, qui est trop connu pour qu'il soit nécessaire d'en faire la description ou d'en exposer la forme normale.

Le catarrhe pulmonaire ne se termine par la mort que lorsqu'il survient des symptômes adynamiques graves, surtout chez les vieillards et les sujets très-affaiblis et épuisés. Lorsque dans ces cas la maladie se termine d'une manière funeste, la poitrine s'embarrasse, s'engorge vers le sixième ou le septième jour, ou dans le courant du second septenaire; l'expectoration devient plus difficile, ou se supprime tout à fait; la prostration survient; l'oppression augmente, le râle s'établit, et le malade meurt suffoqué. Quelquefois la mort a lieu sans adynamie préalable, par le seul fait des symptômes du catarrhe suffocant, dont nous parlerons tout à l'heure. Il se forme un amas considérable de mucosités dans les voies aériennes, et le malade succombe dans les vingt-quatre ou quarante-huit heures. D'autres fois, la mort est déterminée par des symptômes de péripneumonie, tels que crachement de sang, point de côté, oppression considérable, fièvre violente, délire, etc.

### DU CATARRHE SUFFOCANT.

On entend par catarrhe suffocant une maladie caractérisée

principalement par une toux forte, violente, qui étouffe, suffoque promptement par l'engorgement subit des bronches. La matière ordinaire de cet engorgement est un amas ou un afflux de mucosités qui obstrue les voies aériennes et cause une asphyxie mortelle. Cet engorgement muqueux passif s'observe particulièrement chez les vieillards ou les sujets faibles, ou très-affaiblis et épuisés. Quelquefois ces phénomènes extérieurs, c'est-à-dire la toux, l'oppression ou la suffocation imminente, sont le résultat, chez les sujets forts et pléthoriques, d'un engorgement purement sanguin produit par un dérangement subit dans la circulation capillaire du poumon : c'est ce qu'on appelle coup de sang ou apoplexie du poumon. Ce *raptus* sanguin est ici au poumon ce qu'est l'apoplexie ordinaire au cerveau. Au reste, quelle que soit la matière de l'engorgement, le danger est toujours le même, c'est-à-dire extrême, et la mort en est le terme à peu près constant.

*Forme mortelle :* le catarrhe suffocant survient souvent à la suite du catarrhe simple ou ordinaire, ou il est le résultat final d'autres maladies graves de la poitrine ; alors il est secondaire, et ordinairement prompt et mortel. Au reste, qu'il soit secondaire ou primitif, voici sa *forme mortelle :* oppression considérable qui va toujours croissant, toux très-forte ; expectoration très-difficile ou nulle ; on entend une sorte de bouillonnement dans les bronches, la bouche se remplit de mucosités, le râle de l'agonie commence ; le malade ne peut plus respirer que sur son séant, il est dans une agitation extrême, et meurt suffoqué, tantôt subitement, d'autres fois après une rémission perfide plus ou moins prolongée. La figure est ordinairement pâle, plombée, livide ; il y a affaissement, prostration ; les mains, les oreilles, le nez sont froids et livides ; quelquefois tout le corps est glacé.

Quand le catarrhe suffocant est primitif, il se développe avec plus de rapidité encore ; mais au fond les symptômes sont les mêmes que dans le secondaire : toux forte, continuelle, oppression extrême, point ou peu d'expectoration, fièvre plus ou moins forte, et, au bout de très-peu de temps, le bouillonnement pectoral, le râle et la mort.

## DE LA GASTRITE AIGUË.

On entend par gastrite l'inflammation de la membrane muqueuse de l'estomac.

*Forme normale :* douleur forte, pongitive, déchirante et fixe
de l'estomac, augmentant beaucoup par la plus légère pression
ou quand le malade avale quelque chose de liquide ou de solide;
sentiment de tension très-pénible à l'épigastre; nausées fatigantes, efforts de vomissements ou vomissements muqueux,
soif brûlante, hoquet, anxiété extrême, agitation, abattement
considérable; fièvre; pouls fréquent, petit, concentré, inégal ou
intermittent, quelquefois même presque insensible, surtout
lorsque la maladie est violente dès le début; respiration gênée,
plaintive; figure altérée, grippée ou exprimant le tourment d'une
immense douleur; langue très-variable, tantôt sèche, tantôt
humide, rouge et chaude, ou pâle et froide; urine rouge et sé-
dimenteuse, etc.

*Forme mortelle :* la plupart des symptômes ci-dessus énumérés sont portés au plus haut degré d'intensité, surtout les
vomissements et le hoquet. De plus, on observe un accablement
extrême, des défaillances, des mouvements convulsifs, délire,
refroidissement des extrémités, face décomposée, pouls misérable ou insensible.

*Autre forme mortelle :* cessation subite de la douleur avec
apparition de tous les symptômes généraux de l'adynamie et de
la gangrène.

Heureusement la gastrite aiguë bien caractérisée est fort
rare. Hoffmann en rapporte sept observations, et sur ce nombre
six ont été suivies de la mort. Le plus souvent les vraies gas-
trites aiguës sont produites par des causes toxiques ou des agents
vénéneux, c'est-à-dire qu'ils sont le résultat d'un véritable empoisonnement.

La gastrite suraiguë étant extrêmement dangereuse, puisqu'elle tue six fois sur sept, il s'ensuit tout naturellement que
lorsqu'elle est bien caractérisée, elle doit être regardée comme
étant arrivée à sa forme mortelle. Ainsi, d'après cela, si l'on
trouve réunis les principaux symptômes de la forme normale

ci-dessus exposés, comme douleur très-forte à la région épigastrique augmentant à la moindre pression, vomissements pénibles
et douloureux, hoquet, fièvre, anxiété et agitation extraordinaires, face altérée, grippée et exprimant la plus vive douleur, etc.,
ces divers symptômes, quoique appartenant à la forme normale,
doivent être considérés en pratique comme constituant une véritable forme mortelle.

## DE L'ENTÉRITE AIGUË.

On entend par entérite l'inflammation de la membrane muqueuse des intestins grêles, ou, si l'on veut, tout simplement la
phegmasie des intestins.

*Forme normale :* douleur fixe dans un point de l'abdomen
ou s'étendant à tout le ventre, et surtout occupant la région ombilicale; tumeur légère, oblongue et rénitente, formée par la
portion d'intestin enflammée, et augmentant à la pression; chaleur brûlante au point affecté; fièvre, pouls petit et dur ou concentré; soif vive; urines rouges; constipation; figure pâle,
grippée et exprimant la douleur la plus vive; quelquefois
vomissements et hoquet, ce qui annonce que l'estomac participe
à l'inflammation.

*Forme mortelle :* tous les symptômes que l'on vient d'exposer
sont portés au plus haut degré de violence; de plus, il y a froid
des extrémités, respiration embarrassée, fréquente et plaintive;
mouvements convulsifs, rêvasseries pénibles ou délire, anxiété
affreuse, facies sinistre et désolant, prostration et apparence
d'adynamie profonde.

*Autre forme mortelle :* cessation soudaine de tout sentiment
de douleur, avec apparition subite des symptômes généraux de
l'adynamie et de la gangrène; face entièrement décomposée,
plombée, livide, cadavéreuse; pouls misérable ou insensible,
mains froides et livides; en un mot, les intestins sont frappés
de gangrène; partant plus de souffrances, et quelquefois même
le malade se dit bien ou guéri, et expire au bout de quelques
heures.

### DE LA DYSENTERIE.

On connaît assez la dysenterie; rappelons-en pourtant les principaux caractères. C'est l'inflammation de la membrane muqueuse du gros intestin, caractérisée par des déjections muqueuses et sanglantes, des coliques et des tranchées violentes, des épreintes, des ténesmes et une fièvre aiguë plus ou moins intense. Quelquefois il n'y a point de fièvre sensible.

*Forme normale :* coliques violentes avec tranchées, ténesmes, épreintes, envies très-fréquentes d'aller à la selle; déjections très-fréquentes, muqueuses, sanguinolentes, rendues avec beaucoup de peine et avec sensation d'une chaleur âcre et mordicante de l'anus; fièvre plus ou moins forte. Le ventre n'est point gonflé ni douloureux au toucher comme dans l'entérite et la péritonite. Quelquefois le sang rendu est presque pur, d'autres fois il n'y a que des glaires ou des mucosités pures ou légèrement striées de sang.

*Forme mortelle :* selles très-fréquentes et abondantes de sang presque pur ou de matières noires et fétides, coliques et tranchées violentes, prostration, affaissement adynamique; langue brunâtre ou noirâtre, hoquet; pouls petit, très-fréquent et faible, ou rare et lent et presque insensible; facies pâle, plombé ou livide; extrémités froides; odeur infecte et cadavéreuse.

*Autre forme mortelle :* déjections incessantes et innombrables, vomissements très-fatigants; stupeur, rêvasserie, délire, mouvements convulsifs, soubresauts des tendons; pouls irrégulier, inégal, intermittent; suppression d'urines, etc.

*Forme mortelle de la dysenterie chronique :* quelquefois la dysenterie dégénère en ce qu'on appelle dysenterie chronique. Les symptômes dysentériques ont seulement diminué d'intensité sans avoir entièrement disparu. Il reste une douleur fixe dans une partie ou dans tout le trajet du gros intestin; les déjections sont moins fréquentes, moins douloureuses; elles sont seulement muqueuses, ou rarement ou fort peu sanguinolentes; la fièvre aiguë est remplacée par la fièvre lente, hectique, consomptive; la figure est pâle, amaigrie, triste, les yeux cernés et éteints; la peau sèche et flasque; le pouls très-faible; le malade s'épuise, perd ses forces, tombe dans le marasme, éprouve un froid continuel et exhale souvent une odeur cadavéreuse, infecte et insupportable. Enfin l'enflure se déclare, et la mort survient du vingtième au soixantième jour à dater du passage à l'état chronique.

## DU CATARRHE DE LA VESSIE.

Comme le catarrhe aigu de la vessie n'est point une maladie mortelle, bien qu'il soit très-douloureux et très-fâcheux parce qu'il annonce le catarrhe chronique, nous ne devons point ici nous en occuper. Seulement nous devions le mentionner en passant, comme cause ou annonce ordinaire du catarrhe vésical chronique, qui doit être l'objet d'un court examen, vu qu'il se termine presque constamment par la mort.

Le catarrhe vésical chronique, qui est souvent le triste apanage de la vieillesse masculine, est l'inflammation lente et sourde de la membrane muqueuse de la vessie.

*Forme normale* : ce catarrhe se révèle par une douleur sourde et gravative de la région de la vessie, située, comme on sait, au bas du ventre, derrière l'os pubis. Cette douleur, qui s'étend jusqu'au périnée, se fait sentir plus vivement toutes les fois que les attaques du catarrhe se renouvellent, et presqu'en tout temps les malades éprouvent un sentiment de malaise indéfinissable qui imprime au caractère et au moral un cachet particulier de tristesse et de mélancolie. L'émission des urines est ordinairement difficile et douloureuse, et constamment les urines, par le refroidissement, déposent une grande quantité de mucosités visqueuses et filantes comme du blanc d'œuf. Quelquefois cette matière muqueuse est si abondante qu'elle forme le quart ou même le tiers de la masse des urines.

*Forme mortelle* : le catarrhe est devenu continu dans sa marche ; il n'a plus, comme dans sa forme ordinaire ou normale, des époques d'intermission, ou, si l'on veut, il n'est plus intermittent ou rémittent, mais continu, pour faire un instant allusion aux types fébriles. Les forces baissent de jour en jour, l'amaigrissement augmente, le malade tombe dans le marasme, les pieds s'œdématient, et la mort est prochaine et inévitable.

## PHLEGMASIES DES MEMBRANES SÉREUSES. — DE LA FRÉNÉSIE.

Le mot frénésie ne signifie grammaticalement que maladie de l'esprit. On entend en général aujourd'hui par frénésie une phlegmasie aiguë des méninges ou des membranes du cerveau, et surtout de l'arachnoïde, qui est la membrane séreuse de l'encéphale ou de l'organe cérébral. Cette inflammation est presque toujours mortelle, quoi que l'on fasse. Ainsi sa forme normale sera à la fois sa forme mortelle, car le danger de mort existe dès que la maladie est bien caractérisée.

Cette maladie débute ordinairement par un mal de tête violent avec beaucoup d'agitation ou avec de l'assoupissement, très-souvent par des vomissements verdâtres, fièvre forte, pouls dur et plein, délire furieux avec des cris, des vociférations, des menaces, des grincements des dents, des efforts violents pour sortir du lit ; quelquefois le délire est joyeux avec des chants bruyants ; le regard est étincelant, exprimant quelquefois la colère, la fureur et la rage ; en un mot, l'agitation est à son comble. La céphalalgie frontale ou occipitale continue toujours au même degré d'intensité, et de temps en temps elle augmente tellement de violence qu'elle arrache des cris perçants et plaintifs. Les yeux sont très-sensibles à l'impression de la lumière, quelquefois ils sont inégalement ouverts et agités de mouvements convulsifs, comme dans la fièvre ataxique ou maligne. Enfin on observe souvent une foule d'autres symptômes que l'on rencontre ordinairement dans la fièvre ataxique. Et, il faut le faire remarquer ici, les inflammations cérébrales en général, soit qu'elles attaquent les membranes ou le cerveau lui-même, ont la plus grande analogie extérieure avec les fièvres ataxiques ou malignes graves ; elles peuvent en retracer tous les symptômes, et aussi très-souvent dans la pratique on confond les phlegmasies cérébrales avec les fièvres ataxiques. Cependant, jusqu'à un certain point, on peut éviter cette confusion en considérant que le mal de tête violent, qui débute avec la phlegmasie cérébrale par des vomissements verts et porracés, n'offre jamais dans la fièvre maligne cette continuité et surtout cette fixité et cette intensité que l'on constate dans l'inflammation du cerveau ou de ses membranes, dont le symptôme dominant est cette céphalalgie atroce elle-même. Mais, au reste, cette confusion est ici sans portée pratique, puisque la fièvre ataxique, revêtant la forme extérieure de la maladie cérébrale, est à peu près aussi dangereuse que cette dernière; et dès lors elle est parvenue comme elle à sa forme mortelle. Ainsi, d'après tout ce qu'on vient de dire, quelle que soit la nature vraie de la maladie, qu'elle soit une inflammation du cerveau ou de ses membranes, ou qu'elle soit une simple fièvre ataxique ou maligne grave, les formes extérieures respectives, telles qu'on les a décrites en leur lieu, sont dans tous les cas de véritables formes mortelles.

*Nota.* Dans les plaies de tête considérables qui vont jusqu'à la dénudation de l'os, s'il survient de la fièvre, des frissons irréguliers, de l'assoupissement plus ou moins profond ou du délire, etc., regardez cet état comme une forme mortelle. Il traduit ou révèle presque constamment l'inflammation et la suppuration de la duremère, qui se détache de la face interne du crâne à l'endroit correspondant à la plaie extérieure. Nous avons observé peut-être cinq ou six faits de cette nature, et tous les malades ont succombé, bien que quelques-uns d'entre eux eussent été trépanés.

## DE LA PLEURÉSIE.

On entend par pleurésie l'inflammation de la plèvre, c'est-à-dire de la membrane qui tapisse l'intérieur de la poitrine et qui se réfléchit sur les poumons.

*Forme normale :* douleur de côté vive, lancinante, pongitive, augmentant ordinairement par la pression et le décubitus sur le côté malade, et constamment par la toux et les inspirations; respiration très-douloureuse, qui souvent ne s'exécute qu'à l'aide du diaphragme et des muscles abdominaux, les parois de la poitrine restant immobiles, c'est-à-dire que le malade retient son haleine le plus qu'il peut; toux ordinairement assez légère que le malade cherche à étouffer, parce qu'elle est très-douloureuse : elle est sèche ou accompagnée seulement d'un peu d'expectoration muqueuse et écumeuse, qui par la suite devient quelquefois un peu rouillée ou sanguinolente, ce qui indique un commencement de complication avec la péripneumonie, chose d'ailleurs qui n'est pas très-rare; fièvre forte, pouls ordinairement fréquent, prompt et dur, surtout du côté malade. Quelquefois cependant il est un peu enfoncé et en apparence faible et mou, mais l'inflammation n'en existe pas moins. On observe cette espèce de spasme chez les sujets nerveux, et alors ordinairement le pouls se développe et devient plus fort après la saignée. Les urines sont rouges, comme dans toutes les inflammations graves.

*Forme mortelle :* Quand la pleurésie est très-intense, elle se termine souvent par un épanchement d'eau ou plutôt d'un liquide séro-purulent dans la cavité de la plèvre. Or cette intensité ou cette forme mortelle se traduit par les symptômes suivants : la douleur de côté est excessive, la fièvre violente, l'agitation extrême et la respiration presque mécaniquement impossible.

*Autre forme mortelle :* oppression extraordinaire, suffocante, brusquement survenue depuis le troisième ou quatrième jusqu'au septième jour; le malade ne peut respirer que couché sur le côté malade ou assis sur son séant. Ces divers symptômes annoncent la formation d'un épanchement dans la poitrine, et par conséquent le plus grand danger, pour ne pas dire le plus souvent une mort imminente ou très-prochaine.

*Autre forme mortelle :* symptômes intenses chez les sujets très-faibles, ou affaiblis et épuisés, coïncidant avec l'apparition des symptômes adynamiques et ataxiques graves, comme prostration considérable des forces, affaissement général, diarrhée abondante; stupeur, rêvasserie, délire taciturne, soubresauts des tendons, etc.

*Autre forme mortelle* (pleurésie chronique) : quand vers le huitième ou le neuvième jour il n'a paru aucun signe de crise ou de résolution; que tous les symptômes subsistent encore, mais à un degré moindre; que la douleur est devenue sourde et obtuse, avec malaise et anxiété, l'on doit présumer que l'inflammation passe à l'état chronique, et s'attendre aux divers épanchements ou séreux ou purulents qui sont la suite ordinaire des pleurésies chroniques. On observe alors : gêne habituelle dans la poitrine, grande difficulté dans la respiration; petite toux sèche; fièvre hectique avec redoublement le soir, et augmentation de tous les symptômes existants, comme la douleur, la toux, l'oppression; amaigrissement progressif, etc. Comme dans l'espèce il survient presque toujours un épanchement qui établit une nouvelle forme mortelle très-grave, voici les signes auxquels on pourra le reconnaître : souvent la douleur n'existe plus et a fait place à une excessive oppression : le malade ne peut plus se coucher que sur le côté de l'épanchement; il est comme suffoqué quand il veut se mettre en supination (sur le dos), parce qu'alors le poids des viscères abdominaux refoule en haut les poumons, à cause du plan incliné qu'offre la colonne vertébrale; il éprouve la sensation d'un liquide qui l'oppresse et l'empêche de respirer. Quand l'épanchement est considérable (hydrothorax ou hydropisie de poitrine) et des deux côtés, il ne peut plus respirer que sur son séant et penché en avant. Cette orthopnée, comme nous l'avons vu dans la première partie à l'article de la respiration, est du plus mauvais augure, et annonce ordinairement une mort prochaine. La poitrine percutée ne résonne plus du côté malade, ou ne donne le son que d'un vase rempli de liquide. Il y a souvent des réveils en sursaut; la figure devient bouffie, les pieds et les mains s'œdématient, s'enflent; l'oppression va toujours croissant, et, au bout d'un temps plus ou moins long, le malade meurt suffoqué.

*Nota.* La pleurésie chronique peut aussi exister primitivement sans avoir été précédée de la pleurésie aiguë. Mais la forme extérieure et le pronostic sont absolument les mêmes que dans la pleurésie chronique consécutive.


## DE LA PÉRICARDITE.


C'est l'inflammation du feuillet séreux du péricarde ou de l'enveloppe du cœur.

*Forme normale :* douleur aiguë, lancinante dans la région du cœur, grande gêne dans la respiration qui devient haute, pénible et douloureuse; fièvre, pouls dur, fréquent, petit, serré, concentré, irrégulier, inégal; palpitations irrégulières, défaillances incomplètes, etc. Il faut faire remarquer que cette forme naturelle est déjà fort dangereuse et souvent mortelle.

*Forme mortelle :* augmentation de tous les symptômes énumérés : la douleur est brûlante, déchirante; les battements du cœur sont tumultueux et désordonnés, le pouls l'est à propor-

tion; l'oppression, l'agitation, l'anxiété et l'angoisse sont extrêmes; défaillances fréquentes; figure très-altérée et grippée, etc.

*Autre forme mortelle :* quelquefois, au milieu de ce groupe
de symptômes mortels, la douleur cesse ou diminue notablement, mais il survient des frissons irréguliers et fugaces; les
défaillances sont plus considérables et plus longues, la suffocation et l'anxiété sont portées au plus haut degré, et le malade
expire tout à coup. D'autres fois, lorsque la péricardite est plus
lente dans sa marche, les suffocations surviennent au moindre
mouvement; et vers la fin, au milieu d'une infiltration presque
générale, le malade succombe quand on s'y attend le moins, en
se levant, en se tournant ou en buvant (épanchement dans le
péricarde ou hydropéricarde très-probable).

## DE LA PÉRITONITE.

C'est l'inflammation de la membrane séreuse connue sous le
nom de péritoine. Cette membrane diaphane ou transparente
tapisse toute la cavité abdominale, et se réfléchit sur tous les
viscères contenus dans le ventre.

*Forme normale :* le ventre est douloureux, tendu et un peu
gonflé et élevé, comme météorisé. La douleur est toujours vive,
lancinante, aiguë et souvent avec un sentiment d'ardeur brûlante : elle augmente toujours beaucoup par la plus légère pression. De plus, il y a ordinairement des nausées, vomissements
jaunâtres ou verts très-pénibles, hoquets plus ou moins fréquents,
constipation; fièvre forte, pouls fréquent, dur, petit, serré ou
concentré; figure fortement altérée et grippée, exprimant les
souffrances les plus vives, etc. On doit se rappeler ici que la
figure grippée, qui s'observe à peu près dans toutes les phlegmasies abdominales, est celle où les traits sont fort altérés,
comme ramassés vers la ligne médiane, et tirés en haut vers la
racine du nez. Voyez l'article de la face dans la Ire partie.

*Forme mortelle :* la péritonite est toujours une maladie très-
grave et très-souvent mortelle. La mort est très-probable si tous
les symptômes ci-dessus énumérés sont très-intenses, et que l'on
constate : douleur violente qui augmente par intervalles, de ma-

nière à arracher des cris perçants; agitation et anxiété extrêmes; langue très-sèche et brunâtre; fièvre forte, etc.

*Autre forme mortelle* : persistance de tous les symptômes pendant sept à huit jours, fièvre avec frissons irréguliers, sentiment d'un poids incommode dans le ventre, fluctuation et tuméfaction de l'abdomen (suppuration avec épanchement dans le ventre).

*Autre forme mortelle* : apparition de l'adynamie et de l'ataxie, prostration générale des forces, affaissement et collapsus total; langue sèche, brunâtre ou noirâtre; extrémités froides; face décomposée; rêvasserie, délire tranquille, taciturne; mort très-prochaine.

*Autre forme mortelle* : cessation brusque de toute douleur, affaissement subit des parois abdominales; figure entièrement décomposée, pâle, plombée et livide; extrémités froides et livides; pouls petit, inégal, intermittent, misérable et plus ou moins fréquent; le malade souvent se dit mieux, ne souffre plus, et expire au bout de quelques heures (gangrène).

*Autre forme mortelle* (péritonite chronique) : tous les symptômes diminuent sans disparaître entièrement; le ventre reste toujours douloureux au toucher, un peu dur et un peu tendu; le malade peut se lever, marcher, mais le moindre mouvement rappelle les douleurs abdominales; il y a fièvre lente, hectique, amaigrissement progressif; il se forme un épanchement dans le ventre, et les malades finissent par succomber au bout d'un temps plus ou moins long, quelquefois subitement après avoir passé quelques jours sans souffrir.

*Autre forme mortelle toute spéciale chez les femmes en couches* (fièvre puerpérale) : la péritonite des femmes en couches, c'est-à-dire celle qui survient ordinairement quelques jours après l'accouchement, est généralement la plus dangereuse de toutes. Quant à ses symptômes, ils sont à peu près les mêmes que ceux de la péritonite simple, plus l'affaissement des seins, le défaut de sécrétion du lait et la suppression des lochies (vidanges). Dès que cette péritonite est bien développée et caractérisée avec le ventre tendu, ballonné et très-douloureux, fièvre forte, face grippée, grande agitation et anxiété extrême; en un mot, si elle paraît fort intense, il faut la regarder comme arrivée à sa forme mortelle, indépendamment de toute complication étrangère. Dans les hôpitaux, elle est presque toujours mortelle ; elle le sera partout s'il survient une complication adynamique ou ataxique. Voyez la troisième forme mortelle, page 207.

Quoiqu'il ne soit point entré dans le plan de cet ouvrage de nous occuper de la partie étiologique des maladies, nous ne pouvons nous dispenser de mentionner brièvement ici les principales causes déterminantes ou occasionnelles de la péritonite puerpérale, persuadé que nous sommes que cette connaissance ne sera pas dans l'occasion tout à fait inutile aux pasteurs des âmes.

D'abord ces causes, ce sont principalement toutes les vives et subites émotions et commotions de l'âme, quelles qu'elles soient, de joie, de plaisir, de bonheur ; de peine, de terreur, d'effroi ; en un mot, toutes les affections morales quelconques, surtout celles qui de leur nature sont tristes et dépressives, et qui par là débilitent toujours plus ou moins le système nerveux, ou du moins en enchaînent la puissance ou la salutaire influence sur toute l'économie. Ajoutez à cela quelques causes physiques, comme les vicissitudes atmosphériques, les brusques transitions du chaud au froid, etc. Voici comment s'exprime à ce sujet un nosographe moderne, le docteur Authenac, en parlant des causes des péritonites puerpérales : « 1º *Durant la grossesse,* les écarts répétés de régime, une constitution irritable et pléthorique, la vie sédentaire et l'habitude de la bonne chère, ou bien une mauvaise nourriture, la négligence des objets de propreté, les chagrins domestiques : 2º *pendant l'accouchement,* un travail long et pénible, ou une confiance extrême inspirée par un accouchement très-heureux : 3º *après l'accouchement,* un libre accès et des entretiens suivis avec des proches ou des amis ; les commotions de la joie ou une entière sécurité ; des contrariétés ou des affections morales tristes rendues beaucoup plus dangereuses par une grande susceptibilité ; des écarts quelconques de régime ; l'imprudence de se lever trop tôt de son lit, de s'exposer à un air froid et humide, etc. : 4º enfin, une cause très-générale de la péritonite puerpérale dans les hôpitaux, c'est la respiration d'un air insalubre et corrompu, qui semble la rendre épidémique dans ces asiles de l'infortune. »

## DES PHLEGMASIES DES ORGANES PARENCHYMATEUX. — DE LA PÉRIPNEUMONIE.

On entend par péripneumonie ou pneumonie l'inflammation du tissu même du poumon; c'est ce que le vulgaire appelle *fluxion de poitrine*.

*Forme normale :* douleur de côté profonde, gravative; expectoration visqueuse, rouillée, sanguinolente; toux, oppression, étouffement ou respiration fréquente, petite, gênée; fièvre, pouls fréquent, plein, grand, dur, ou quelquefois enfoncé et en apparence obscur et mou, etc.

*Forme mortelle :* la maladie, arrivée à l'époque où elle devrait se terminer heureusement par résolution, comme vers le sixième, septième ou huitième jour, n'offre aucune diminution dans ses symptômes : l'oppression ou la difficulté de la respiration est considérable et va toujours croissant; la respiration est très-fréquente (quarante, cinquante, soixante), l'expectoration très-difficile, gluante, visqueuse; d'autres fois assez facile, mais de mauvaise nature, sanieuse, grisâtre, brunâtre, verdâtre; la fièvre très-forte avec des redoublements accablants; la tête s'affecte, il survient un peu de délire ou de la rêvasserie; la figure devient livide, se couvre de sueurs épaisses; les yeux se ternissent, se voilent; la respiration devient plus petite, plus précipitée, plus pénible, et enfin râlante; le pouls en même temps est petit, inégal, très-fréquent, et la mort met fin à cette scène de douleur et d'angoisse (suppuration diffuse aiguë, avec hépatisation, c'est-à-dire carnification, qui rend le poumon dur et semblable au tissu du foie).

*Autre forme mortelle :* début avec une violence extrême, crachement de sang abondant et persévérant, douleur et oppression considérables, délire, yeux rouges et à demi-ouverts ou inégalement ouverts, et mort au bout de deux, trois à quatre jours. Il faut noter que le délire est un accident presque toujours mortel déjà signalé par Hippocrate. Voyez la Iᵣᵉ partie, article *délire*. Il faut remarquer encore que, presque dans tous les cas de mort, la douleur se fait sentir dans le côté gauche de la poitrine : c'est donc généralement déjà un très-mauvais signe, dans la péripneumonie, lorsque le point de côté est à gauche, et *vice versà*.

*Autre forme mortelle :* les symptômes conservent leur première intensité sans nul signe de résolution ; mais, du quatrième au septième jour, il survient de petits frissons ou de fréquentes horripilations ; la douleur est moins vive, mais la dyspnée ou l'oppression reste la même ; le pouls s'amollit, s'affaiblit ; les joues deviennent plus rouges, la fièvre continue et les redoublements augmentent ; souvent même la maladie suit une marche un peu plus lente, les symptômes paraissent quelquefois se modérer, mais rien cependant n'annonce la guérison : l'anxiété, l'oppression persistent ; souvent le malade ne peut se coucher que sur le côté affecté, qui ne résonne plus à la percussion et ne donne qu'un son mat et sourd tout à fait différent du son du côté sain. Enfin les symptômes persistent dans cet état pendant douze à quinze jours ou deux septenaires, puis la mort arrive par le fait seul de l'accroissement des symptômes ; ou bien un abcès s'ouvre dans les bronches et suffoque le malade (vomique, terminaison très-rare). Quelquefois aussi le patient trouve son salut dans l'expulsion d'une vomique ; sinon, il meurt phthisique. Quoi qu'il en soit, cette forme rare ne doit pas moins toujours être regardée comme très-grave et généralement mortelle.

*Autre forme mortelle :* intensité excessive de tous les symptômes, suivie bientôt d'une faiblesse extrême et subite, d'une prostration adynamique générale ; pouls très-petit, faible, fréquent ; froid et lividité des extrémités et de la face ; expectoration ichoreuse, grisâtre, livide, noirâtre, fétide ; sentiment de bien-être perfide, et mort prompte (gangrène du poumon, terminaison fort rare).

*Autre forme mortelle :* c'est la complication adynamique chez les sujets faibles ou affaiblis et plus ou moins épuisés. Du quatrième au neuvième jour, il survient une grande faiblesse générale, prostration profonde ; langue brunâtre ou fuligineuse ; un peu de stupeur ; surtout l'oppression devient extrême ; la respiration râlante ; l'expectoration se supprime, ou elle est très-difficile, la matière en est de mauvaise nature, gluante, visqueuse, épaisse, très-difficile à ôter de la bouche ; en un mot, le malade n'a plus la force d'expectorer.

Réflexion générale : ce qui doit surtout et avant tout diriger dans le pronostic de toutes les phases ou formes mortelles de la péripneumonie ou de la fluxion de poitrine, c'est l'état de la respiration. Plus elle est gênée et difficile, plus il y a de danger, quand même le pouls serait en apparence assez bon et assez rassurant; il ne faut pas s'y fier, si l'oppression est considérable. L'expectoration ne mérite pas une moindre attention que la respiration; si elle est très-difficile ou nulle, c'est un très-mauvais signe. Ainsi, d'après cela, toutes les formes mortelles de la fluxion de poitrine peuvent se résumer en ces quelques mots : si du quatrième au huitième ou neuvième jour on constate une grande difficulté de respirer ou une oppression croissante, avec une expectoration nulle ou très-difficile; si ces deux mauvais symptômes ou accidents fort graves se réunissent et persistent jusqu'à la fin du premier septenaire ou vers le septième jour, il y a danger de mort évident et certain.

*Autre et dernière forme mortelle* (péripneumonie chronique) : la maladie étant arrivée à son plus haut degré d'intensité, il ne paraît aucun signe ni de résolution, ni de suppuration, ni de crise. Mais la douleur diminue, la toux est moins forte, l'expectoration moins abondante et presque purement muqueuse; quelquefois même elle disparaît presque entièrement; la fièvre est très-modérée. On espère encore la résolution et la guérison. Cependant tout espoir s'évanouit bientôt. Tous les symptômes mentionnés persistent; de plus, il y a dyspnée ou oppression croissante, petite toux sèche, fièvre continue qui redouble le soir, et après les repas; sueurs nocturnes et partielles au front, à la poitrine, aux mains, etc.; amaigrissement progressif; en un mot, toute l'apparence extérieure de la phthisie pulmonaire.

La pneumonie chronique est quelquefois aussi primitive, mais fort rarement pourtant. Alors on observe une douleur de côté légère ou nulle avec matité; petite toux sèche, difficulté de la respiration qui va en augmentant, fièvre lente continue ou irrégulière, sueurs partielles à la poitrine particulièrement, émaciation commençante, pâleur; en un mot, beaucoup d'analogie avec les symptômes d'un catarrhe pulmonaire chronique grave, excepté que dans la péripneumonie chronique l'expectoration est nulle ou presque nulle et insignifiante. Enfin le malade finit aussi le plus souvent par revêtir la forme extérieure de la phthisie.

## DE L'HÉPATITE.

C'est l'inflammation du foie.

*Forme normale :* douleur plus ou moins vive et plus ou moins profonde à la région du foie ou à l'hypocondre droit (partie supérieure et latérale droite du ventre). Cette douleur augmente ordinairement par toute espèce de pression ; elle s'étend souvent à la clavicule et à l'épaule du même côté ; ordinairement il y a nausées et vomissement de matières jaunâtres ou verdâtres ; langue couverte d'un enduit jaunâtre ou verdâtre, soif ardente, constipation, selles grisâtres ou blanchâtres, surtout s'il y a ictère ou jaunisse, ce qui arrive ordinairement ; du moins on observe le plus souvent une teinte ictérique, les yeux et la figure sont plus ou moins jaunes ; fièvre forte, chaleur vive ; hoquet, anxiété, agitation, etc.

*Forme mortelle :* grande intensité des symptômes dès le début ; douleur très-forte, fièvre violente ; vomissements considérables de matières verdâtres, brunâtres ; hoquets fréquents et très-fatigants ; soif inextinguible ; sensibilité extrême dans toute la région du foie. Quelquefois il s'y développe une rougeur érysipélateuse, surtout chez les sujets cacochymes déjà affaiblis ou épuisés par des maladies antérieures ou d'autres causes débilitantes. Dans ce dernier cas, la chute des forces, la faiblesse, la petitesse du pouls, sont imminentes et la mort prochaine.

*Autre forme mortelle :* tous les symptômes inflammatoires ont été violents jusqu'au septième jour, sans aucun signe de résolution ni de crise salutaire. Mais après la fin du premier septénaire ou vers le huitième ou neuvième jour, la douleur se modère, il survient des frissons irréguliers, la fièvre continue quoique moins intense, la peau est sèche et aride ; le malade maigrit, bien qu'il commence à manger ; la faiblesse et l'enflure surviennent, et ordinairement la mort arrive au bout de quelques semaines et quelquefois même au bout de quelques jours.

*Autre et dernière forme mortelle* (hépatite chronique) : embarras continuel dans la région du foie, ou même une légère douleur qui augmente toujours par la pression exercée au-dessous des fausses côtes ; fièvre hectique, lente, consomptive ; teint pâle, jaunâtre ; constipation très-opiniâtre, selles très-rares, blanchâtres ou grisâtres et décolorées par l'absence de la bile : ictère, amaigrissement croissant, marasme et mort prochaine.

## DE LA NÉPHRITE.

La néphrite est une inflammation du tissu du rein.

*Forme normale :* douleur profonde et plus ou moins vive dans la région lombaire ou rénale, du côté du rein enflammé. Cette douleur se propage ordinairement jusqu'à l'aine; souvent il y a rétraction du testicule et engourdissement de la cuisse correspondante; suppression ou diminution notable des urines, fièvre plus ou moins forte, et presque toujours des vomissements sympathiques.

*Forme mortelle :* La néphrite se termine rarement d'une manière funeste. Elle ne revêtirait la forme mortelle que dans les cas où la douleur et la fièvre seraient violentes dès le début avec le hoquet et des vomissements excessifs, suivis bientôt d'un état d'affaissement et de prostration générale, ou de frissons irréguliers et de redoublements de fièvre violents, de rêvasserie, de délire, etc.

## DES HÉMORRAGIES. — DE L'HÉMATÉMÈSE.

On entend par hématémèse un vomissement de sang provenant de l'estomac et non de la poitrine.

*Forme normale :* le sang est rejeté à grands flots par le vomissement, et quelquefois en même temps par les selles; il est à l'état liquide ou en grumeaux et d'une couleur plus ou moins foncée, ou plutôt noirâtre. Il est presque toujours mêlé à des matières muqueuses ou alimentaires.

*Forme mortelle :* vomissement très-abondant; grande faiblesse, syncopes qui se succèdent continuellement; refroidissement des extrémités; petitesse et faiblesse du pouls et souvent mort en vingt-quatre heures. Le vomissement de sang est très-fâcheux et très-souvent mortel quand il survient à la suite d'une affection morale, comme la colère, un chagrin violent, etc.

Chez les femmes l'hématémèse est peu fâcheuse si elle remplace les règles : c'est plutôt alors une déviation menstruelle.

Nous ne parlerons pas ici de l'hémoptysie ( crachement abondant d'un sang rouge et écumeux provenant des poumons avec toux, etc.), parce que cette hémorragie n'est point mortelle par elle-même ; elle ne pourrait le devenir que dans une période avancée de la phthisie pulmonaire, dont elle est trop souvent l'annonce ou l'effrayant prélude.

### DES HÉMORRAGIES UTÉRINES OU PERTES DE SANG.

Toutes les pertes excessives qui surviennent chez les femmes enceintes, en couches ou non, et qui sont accompagnées ou suivies de convulsions, de syncopes, de décomposition de la face, de hoquet, d'une faiblesse excessive ou de l'extinction du pouls, d'une pâleur générale et du refroidissement des extrémités, sont très-dangereuses, et doivent être regardées comme présentant la forme mortelle, surtout chez les femmes en travail d'enfant ou à la fin de la grossesse.

### DU SCORBUT.

Le scorbut, que nous plaçons ici à la suite des hémorragies, est une maladie caractérisée particulièrement par le gonflement et la fongosité des gencives qui saignent au moindre frottement, par des taches rougeâtres, violettes, à la peau, et par un affaiblissement progressif et un dépérissement général qui conduit ordinairement à la mort.

*Forme normale :* gencives rouges, livides, molles, fongueuses, tuméfiées, saignant très-facilement ; haleine fétide ; taches rouges, livides, violettes, bleuâtres, noirâtres sur la peau ; figure pâle, livide, plombée, bouffie ; dyspnée ou oppression au moindre mouvement ; faiblesse et lassitude générale, aversion pour tout exercice, tristesse habituelle, etc.

*Forme mortelle :* tous les symptômes qu'on vient d'exposer ont acquis une extrême et désolante intensité. On constate : ulcérations fongueuses et très-fétides des gencives ; hémorragies passives par presque toutes les ouvertures muqueuses, le nez, la bouche, les bronches, l'estomac, etc.; œdématie ou enflure des membres inférieuur, souvent couverts d'ailleurs d'ulcères fongueux à bords livides, fétides et sanguinolents ; dyspnée ou difficulté de respirer ; syncopes fréquentes au moindre mouvement ; maigreur extrême ou marasme ; fétidité générale. Le moral est profondément affecté et altéré, abattement profond, découragement porté à l'excès, désespoir ; en un mot, toutes les horreurs de l'hypocondrie arrivée à son dernier degré ; mort.

## DES NÉVROSES OU DES MALADIES NERVEUSES.

Toujours fidèle à notre plan et conséquent à notre objet, nous ne parlerons que du petit nombre de ces maladies qui peuvent devenir mortelles ou très-dangereuses. Commençons donc par une névrose qui est constamment mortelle.

### DE L'HYDROPHOBIE OU DE LA RAGE.

C'est une maladie très-aiguë, spasmodique, convulsive, avec horreur de l'eau, qui est son symptôme caractéristique ; très-souvent avec des accès de fureur et quelquefois envie de mordre ; plus un sentiment de douleur et de constriction au pharynx qui entre en convulsion par la cause la plus légère.

Comme cette maladie, une fois bien caractérisée, est constamment suivie de la mort, elle ne peut avoir d'autre forme que la forme mortelle. Voici donc une esquisse de cette phase mortifère.

On distingue ordinairement, dans cette terrible maladie, trois périodes distinctes qu'il est important de faire connaître avec quelque détail.

La première, depuis le temps de la blessure jusqu'à l'invasion des premiers symptômes de la rage. Elle est ordinairement de trente à quarante jours. Pendant ce temps, le virus hydrophobique, transmis par l'intermède de la salive dans une partie excoriée ou blessée, reste dans l'économie en incubation et pour ainsi dire silencieux. On n'observe rien de remarquable, la plaie se cicatrise, et même très-promptement.

La seconde période commence ordinairement du trente au quarantième jour après l'époque de la morsure, quelquefois sans signes précurseurs dans les parties malades mordues, ni douleur, ni gonflement, ni ulcération; plus souvent toutefois, la cicatrice devient douloureuse, se gonfle, se rouvre, prend un aspect livide; le malade y éprouve de la douleur, des élancements, qui se propagent de proche en proche jusqu'au pharynx ou à l'arrière-bouche. Alors le malade commence à s'affecter profondément : il est triste, inquiet, rêveur, recherche la solitude, bâille, se plaint, gémit, soupire, va, vient, n'est bien nulle part. S'il dort, il éprouve des pressentiments sinistres, des rêves effrayants, des réveils en sursaut; il est agité, épouvanté. Le visage est pâle et affaissé, le regard morne, inquiet, ou l'œil égaré; la voix altérée et tremblante; les irradiations douloureuses qui partent de la plaie deviennent plus fréquentes et plus vives; alors surviennent par accès des terreurs profondes et involontaires, un frémissement et un trémoussement général, etc.

Troisième période : il est inutile de faire observer que dès la seconde période le malade est déjà en pleine forme mortelle, ou plutôt sans aucune espèce de ressource. Si, malgré cela, nous traçons encore la troisième période, c'est pour ne pas laisser inachevé le tableau de cet épouvantable drame, dont une mort horrible est toujours l'inévitable péripétie. La troisième période s'ouvre donc par le terrible symptôme caractéristique et pathognomonique, l'horreur de l'eau. Maintenant la rage est pleinement confirmée. Quelquefois ce symptôme hydrophobique paraît dès le commencement. Quoi qu'il en soit, voici les autres symptômes de la troisième période : sentiment d'ardeur, de constriction et de gêne indéfinissable au pharynx ou au gosier, horreur croissante de l'eau et même de tout liquide, ainsi que des corps polis et brillants; soif ardente et intolérable, et impuissance de l'apaiser; frémissement, regard farouche, fureur, grincement des dents, agitation extrême, convulsions, quelquefois envies de mordre, etc. Les accès de fureur sont rappelés par les causes les plus légères, comme l'aspect ou même le bruit de l'eau ou d'un liquide quelconque, d'un corps brillant, par l'impression, le mouvement de l'air, la vue ou le nom d'un chien, etc. Il est des hydrophobes dont la susceptibilité nerveuse est tellement exaltée, que le moindre bruit, le plus léger attouchement, l'agitation de l'air, l'haleine des personnes qui les soignent, les fatiguent, les font frémir et souffrir. Ordinairement le malade s'aperçoit du moment de l'explosion de son accès, et, s'il a envie de mordre, il en prévient les assistants et les prie de s'éloigner. Si la crise est brusque et violente, et que l'on ne puisse promptement attacher le malade, il devient quelquefois terrible et dangereux : son regard est effrayant, il respire la fureur, jette l'épouvante dans la maison. Si l'on cherche à le lier, il fait entendre des hurlements affreux, grince des dents, mord et déchire tout, lance sa salive contre les assistants, pousse des cris rauques et effrayants. L'accès terminé, le malade revient à lui, se plaint avec amertume de son état, condamne sa fureur, demande pardon de la manière la plus touchante.

La durée de cette dernière période n'est jamais de plus de trois à quatre jours. Peu à peu le pouls s'affaiblit, la figure pâlit, les extrémités se refroidissent, la faiblesse augmente, les convulsions deviennent plus fréquentes, et enfin le malade meurt ou pendant les convulsions, ou dans la faiblesse, le profond affaissement qui leur succède, ou plutôt dans une syncope ; quelques-uns meurent dans un accès de fureur, plusieurs dans l'état de calme qui suit l'agitation violente.

Tous les malades ne passent pas par toutes ces crises et phases violentes que nous venons d'esquisser à grands traits : plusieurs n'ont point envie de mordre, ni aucune espèce de fureur, mais de temps en temps un délire plus ou moins fort, de l'agitation, et presque toujours une salivation abondante vers la fin. Il est des hydrophobes qui conservent l'intégrité de leurs facultés, de leur jugement, de leur mémoire, jusqu'au dernier moment : ils sont doux, paisibles, affectueux et reconnaissants pour les soins qu'on leur prodigue, etc.

*Hydrophobie traumatique.* C'est celle qui est produite par une blessure non virulente, mais faite par un animal furieux et non enragé, ou par un homme agité d'une passion violente. Elle se développe peu de temps ou peu de jours après la morsure, ce qui la distingue de la rage véritable, qui ne paraît qu'au bout de trente à quarante jours. Au reste, elle offre les mêmes symptômes que la rage ordinaire et elle est toujours accompagnée de l'horreur de l'eau et des liquides ou de l'hydrophobie. Elle est aussi constamment mortelle.

*Hydrophobie spontanée.* Un grand nombre d'observations, disent les auteurs, paraissent prouver que, dans certaines circonstances particulières, l'hydrophobie se développe spontanément, sans aucune blessure ou communication contagieuse. Elle est alors produite par une passion très-forte, une frayeur, une colère violente; par des écarts extrêmes de régime, par des travaux excessifs sous l'action continue d'une chaleur solaire excessive. Quelquefois elle se manifeste sans cause connue ou apparente. Elle offre les mêmes symptômes que la rage ordinaire et contagieuse. Semblable à l'hydrophobie traumatique, elle n'a point de période d'incubation; et elle se développe le jour même ou peu de jours après l'action de la cause présumée; tandis que, comme nous l'avons déjà vu plus haut, le temps de l'incubation, dans la rage ordinaire, est de trente à quarante jours. Cette maladie, quand elle est violente et accompagnée de l'hydrophobie ou de l'horreur prononcée des liquides, est, comme les autres, constamment mortelle.

## DES TÉTANOS.

On entend par tétanos une maladie excessivement grave, caractérisée par une contraction involontaire et permanente des muscles, sans aucune alternative de relâchement.

Les auteurs admettent quatre espèces de tétanos : 1° le tétanos traumatique par irritation externe, ou l'ordinaire; 2° le tétanos par irritation interne; 3° le tétanos par cause ou affection morale; 4° le tétanos des nouveau-nés en Amérique ou du moins aux Antilles. Nous n'avons point à nous occuper de ce dernier; et, si nous le mentionnons ici, c'est pour avertir de ne jamais différer l'administration du sacrement du baptême dans les lieux où cette espèce de tétanos est endémique.

Le tétanos traumatique bien caractérisé, se terminant presque toujours par la mort, ne peut guère avoir d'autre forme que la forme mortelle. Ainsi donc, comme dans l'hydrophobie, les deux formes se confondent et n'en font qu'une : dès que le tétanos est bien prononcé et général, il doit être réputé mortel.

Le tétanos est partiel, c'est-à-dire borné à certains muscles et surtout à ceux de la mâchoire; de là le trismus, qui est déjà un symptôme très-dangereux et ordinairement le signe précurseur du tétanos général : le tétanos est universel lorsqu'il attaque tous

les muscles à la fois. Alors il y a roideur et immobilité de tout
le corps. Celui-ci est donc roide, dur, inflexible, ne formant
qu'une seule pièce immobile comme une statue de pierre ou de
marbre. Il se plie en avant, en arrière ou sur un des côtés en
forme d'arc. Nous ne parlons pas d'une foule d'autres symptômes
secondaires ; la roideur et l'immobilité générales ne font que
trop connaître et la nature de la maladie et son immense danger.

Le tétanos ordinaire ou traumatique est produit le plus souvent
par des blessures ou des plaies très-douloureuses, par le déchi-
rement violent des parties molles, etc. Les chaleurs excessives,
les climats fort chauds de la zône torride, ou peut-être plutôt les
grandes et brusques vicissitudes atmosphériques, semblent favoriser le développement du tétanos. A Cayenne, un règlement de
police condamne, dit-on, à de fortes amendes le propriétaire devant la maison duquel on trouve des fragments de verre, des
épines ou tout autre corps capables de déchirer les pieds nus des
passants.

## DE L'ANGINE DE POITRINE OU PECTORALE, OU CRAMPE NERVEUSE DE LA POITRINE (STERNALGIE).

On entend par cette affection une maladie spasmodique qui a
beaucoup d'analogie avec l'asthme, mais qui est beaucoup plus
dangereuse que ce dernier, puisqu'elle est à peu près toujours
mortelle.

Elle est caractérisée principalement par un sentiment de resserrement très-douloureux de la poitrine, comme d'une barre
qui la traverserait d'avant en arrière et à la hauteur des seins.
Cette maladie se présente sous la forme d'attaques subites et violentes, séparées par des intervalles plus ou moins longs. Ces
accès ont lieu le plus souvent après un exercice forcé, une forte
course, la marche précipitée contre le vent, un excès de boisson,
un repas trop copieux et trop excitant, des commotions morales
très-fortes, une colère violente, etc.

Voici le tableau d'un accès à peu près complet de l'angine de
poitrine : début soudain par une forte constriction spasmodique
de la poitrine, une douleur violente qui traverse le thorax d'avant
en arrière. Cette douleur constrictive a essentiellement et cons-

tamment son siége derrière le sternum, un peu plus à gauche qu'à droite: quelquefois même elle semble occuper le cœur lui-même. Dans certains cas, cette douleur se borne à la région cardiaque ou sternale; plus souvent elle s'étend au cou, vers l'articulation de la mâchoire, et surtout vers le bras jusqu'au coude et même quelquefois jusqu'à la main. Cette extension de la douleur au bras paraît, suivant les auteurs, un des symptômes les plus constants et des plus caractéristiques. En même temps le malade est en proie à une extrême anxiété ou est menacé de syncope ou de suffocation; en un mot, il éprouve une angoisse terrible et une douleur tellement violente, qu'il se croit sur le point d'expirer; le pouls ordinairement est petit et serré ou inégal et intermittent; la figure pâle, tirée, plombée; quelquefois il y a sueur froide et visqueuse.

Cette maladie revient toujours par accès, tantôt tous les jours, d'autres fois toutes les semaines, tous les mois et à des intervalles bien plus longs encore. Dans ces intervalles, les malades jouissent ordinairement d'une bonne santé. Quelquefois les attaques reviennent à des époques fixes. Quand elles viennent spontanément, c'est ordinairement dans le courant de la journée, tandis que l'accès d'asthme se déclare pour l'ordinaire au milieu de la nuit, ce qui établit déjà un caractère différentiel qu'il est bon de noter. Dans le principe, les accès sont moins fréquents, puis se rapprochent, et enfin se renouvellent par la cause la plus légère, un verre de vin, un peu de mouvement. A la même époque, c'est-à-dire au commencement, ils sont aussi ordinairement courts et légers, surtout s'ils sont déterminés par une marche un peu rapide: alors ils durent seulement quelques minutes; le malade se repose, tourne le dos contre le vent, et tout est fini. Plus tard, les attaques deviennent plus longues, durent une heure et même plusieurs heures, et très-rarement un jour.

Quant à la durée totale et générale de l'angine de poitrine, elle est tantôt de cinq, six, sept mois, et quelquefois même de dix, quinze, vingt ans, mais jamais moins de cinq à six mois.

La mort subite est la terminaison ordinaire de cette redoutable maladie, tantôt dans un état d'épuisement, tantôt avec des symptômes d'apoplexie, ou comme avec des symptômes des maladies organiques du cœur, et presque toujours subitement.

Si nous nous sommes peut-être un peu trop arrêté à faire

ressortir les caractères de l'angine pectorale, qui d'ailleurs ne paraît pas offrir de *forme mortelle* précise bien déterminée et bien fixe, puisque les malades peuvent vivre un certain nombre d'années tout en éprouvant un grand nombre d'accès, c'est d'abord parce que cette maladie est généralement assez peu connue, et qu'elle est niée même par un grand nombre de médecins ; et qu'en second lieu nous avons cru qu'il était important qu'un prêtre, qu'un pasteur, qu'un confesseur fût prévenu qu'il est une maladie extraordinaire qui ressemble beaucoup à l'asthme (quoiqu'au fond elle en diffère beaucoup), qui tôt ou tard tue subitement. Or, cela préétabli, n'est-il pas évident qu'un tel malade, une fois reconnu, doit être le continuel objet de la sollicitude et de la vigilance pastorales, puisqu'il est moralement certain qu'il sera un jour brutalement emporté par un accès violent et subit. Il est donc nécessaire que non-seulement on ne perde jamais de vue un pareil malade, mais qu'on le prévienne charitablement, et qu'on l'avertisse de se tenir toujours prêt à tout *événement. Vigilate, quia nescitis*, etc. Heureusement cette terrible maladie est fort rare. Mais quand elle ne se montrerait qu'une seule fois dans le cours d'un ministère de trente ans, ne valait-il pas la peine qu'on la signalât, sinon comme probable, du moins comme possible ? Et quand cela n'arriverait encore qu'à un seul prêtre dont le saint ministère eût pu être utile à ce malade, ne serions-nous pas amplement dédommagé de notre peine ?

## DE L'ASTHME.

C'est une maladie spasmodique caractérisée par des accès de grande oppression et de suffocation apparente, et qui n'est liée à aucune lésion organique.

*Forme normale :* ordinairement, entre minuit et deux heures, l'invasion a lieu subitement par un resserrement spasmodique de la poitrine, et un sentiment de strangulation très-pénible. Le malade est forcé de se tenir debout ou du moins sur son séant pour respirer, recherche avidement l'air frais, fait souvent ouvrir les portes et les fenêtres pour avoir beaucoup d'air ; respiration très-gênée, haletante et toujours sifflante ; toux plus ou moins forte, difficile, sèche d'abord et grasse vers la fin ; parole brève, quelquefois même impossible; figure ordinairement livide, yeux cernés et également livides, ainsi que les lèvres; pouls pour l'ordinaire petit, irrégulier, intermittent, quelquefois à peu près naturel; extrémités froides. Le malade est penché en avant ou couché sur le côté, quelquefois même il est en supination, comme s'il allait expirer.

La durée de l'accès varie beaucoup : quelquefois elle n'est que d'une demi-heure; plus souvent l'attaque se prolonge pendant plusieurs jours et revient plus ou moins forte à chaque nuit.

On sait assez qu'un véritable asthme nerveux ou convulsif intense dure ordinairement toute la vie du malade.

*Forme mortelle :* si les malades ne meurent jamais pendant les accès d'asthme véritablement nerveux, cette maladie n'en est pas moins pour cela très-fâcheuse, et conduit tôt ou tard le malade au tombeau. Il est vrai, on a vu des malades vivre trente à quarante ans; mais un très-grand nombre d'asthmatiques, s'ils sont déjà un peu âgés, ou naturellement faibles, ou accidentellement affaiblis, les sujets cachectiques, cacochymes, sont loin de résister aussi longtemps à un mal qui le plus souvent use tant et si vite les forces radicales de la vie. Dans ces derniers cas donc (ici la *forme mortelle* apparaît), les accès deviennent plus longs, plus intenses et se rapprochent; la santé s'altère bientôt et notablement; la dyspnée ou l'oppression devient habituelle, ne disparaît plus dans l'intervalle des accès; la marche devient extrêmement pénible, l'enflure se manifeste aux pieds, aux jambes; la figure aussi devient bouffie, flasque et plombée; bientôt enfin l'hydropisie devient générale, se complique d'hydrothorax (hydropisie de poitrine), et annonce une immense oppression et la mort.

L'asthme peut aussi dégénérer en catarrhe suffocant, et devenir promptement mortel.

## DE L'APOPLEXIE.

On entend par apoplexie une suspension ou une perte subite des fonctions des sens et de l'entendement, ordinairement avec paralysie plus ou moins complète d'un côté du corps, respiration stertoreuse, assoupissement, etc.

Cette maladie, communément classée dans les névroses ou les maladies nerveuses, aurait pu tout aussi bien et peut-être mieux trouver sa place dans les hémorragies; puisque, anatomico-pathologiquement considérée, l'apoplexie n'est autre chose qu'un épanchement sanguin dans le cerveau. Quoi qu'il en soit, voici sa *forme normale* : chute subite (1), perte de connaissance, paralysie de tout un côté du corps, ou seulement de la langue, etc. Au bout d'environ une demi-heure ou de quelques heures au plus tard, la connaissance revient, ou ne revient plus si le malade doit succomber. Dans le premier cas, que nous avons seulement en vue ici, il peut répondre verbalement ou par signes. Quelquefois la langue est tournée en sens inverse de la bouche; la figure est ordinairement d'un rouge foncé ou bleuâtre. Cette couleur quelquefois ne dure que quelques moments; d'autres fois elle persiste jusqu'à la mort ou ne survient que peu avant la terminaison léthale. La respiration est stertoreuse (*stertor apoplecticus*); le pouls est fort, dur, souvent irrégulier, et quelquefois presque comme dans l'état naturel.

*Forme mortelle* : quelquefois, dès le commencement, les symptômes sont portés au plus haut degré d'intensité, et l'attaque se termine promptement par la mort : le malade est comme frappé d'un coup de foudre, ce qui constitue l'apoplexie foudroyante. Quelquefois même il tombe mort sur place, à l'instant même, sans qu'on puisse observer la série des symptômes ordinaires.

*Autre forme mortelle :* assez souvent, outre les symptômes ordinaires de l'apoplexie, on observe des convulsions dans presque tous les membres, ce qui annonce toujours une mort très-prochaine.

---

† (1) On sait assez que l'apoplexie est souvent annoncée par des signes précurseurs, qu'il n'est pas de notre objet de rapporter ici.

M. Réveillé-Parise rapporte que Napoléon, qui craignait l'apoplexie, demanda un jour à Corvisart, son premier médecin, quelques idées positives sur cette maladie.

« Sire, lui répondit Corvisart, l'apoplexie est toujours dangereuse, mais elle a des symptômes avant-coureurs. Il est bien rare que la nature frappe sans avertir d'avance. Une première attaque, presque toujours légère, est une *sommation sans frais;* une seconde, beaucoup plus forte, est une *sommation avec frais;* mais une troisième est une *prise de corps.* »

*Autre forme mortelle* : quelquefois l'attaque dure plus ou ou moins longtemps, les symptômes continuent toujours, vont même en augmentant, et bientôt le malade succombe dans un état comateux ou dans un état d'assoupissement ou de léthargie insurmontable. S'il reprend connaissance pendant quelques instants, bientôt il la reperd, retombe dans un état carotique, et meurt au bout de dix à douze heures au plus tard. Même terminaison si la respiration fortement ronflante et stertoreuse amène à la bouche une écume abondante et épaisse.

## HYDROPISIES. — DE L'ANASARQUE.

On entend par anasarque l'hydropisie générale qui occupe le tronc et tous les membres. La sérosité qui fait la matière de l'hydropisie est ici particulièrement infiltrée dans les cellules du tissu cellulaire sous-cutané. Si l'enflure est locale, et n'occupe que les pieds ou les jambes, on l'appelle œdème.

*Forme normale* : nous ne devons parler ici que de l'anasarque passive ou par atonie, qui seule peut devenir mortelle. C'est au reste la plus commune ou plutôt l'ordinaire, qu'elle soit primitive, essentielle, ou qu'elle soit symptomatique et secondaire. On observe une enflure générale qui occupe à peu près toute la surface du corps. La peau conserve l'impression des doigts pendant quelques instants; elle est mollasse, pâle et plus froide que dans l'état naturel. Quelquefois elle est tellement distendue, que l'épiderme se soulève et forme des vésicules qui se crèvent en laissant écouler la sérosité. La figure et les paupières sont également bouffies. Les lèvres sont blanchâtres ou décolorées, tandis que dans les hydropisies enkystées, comme dans celle de l'ovaire, elles sont ordinairement vermeilles. Au reste, pâleur et décoloration générale.

*Forme mortelle* : l'anasarque n'est mortelle que lorsqu'elle est symptomatique, c'est-à-dire lorsqu'elle est l'effet d'une affection organique incurable, comme du cœur, du foie, de la rate, des poumons, etc. Elle doit être également réputée mortelle quand elle est compliquée d'ascite, d'hydrothorax et d'hydropéricarde. Si indépendamment de toutes ces graves circonstances, c'est-à-dire si l'hydropisie générale est très-intense, ancienne, bien que simple ou primitive et essentielle, mais accompagnée d'une grande faiblesse générale, d'une suffocation imminente, de taches scorbutiques aux jambes, ou d'une diarrhée fatigante et colliquative qui ne fait point désenfler, de prostration, d'adynamie et d'un pouls petit, fréquent, faible, etc.; si, disons-nous, tout cela existe, et même moins que cela, la forme est bien certainement mortelle.

## DES HYDROPISIES DES CAVITÉS SÉREUSES.

Nous ne parlerons pas ici de l'hydrocéphale aiguë des enfants, puisque cette hydropisie cérébrale n'attaque que les jeunes sujets de deux à huit à dix ans. Au reste, cette maladie, à peu près constamment mortelle, offre les mêmes symptômes que les phlegmasies du cerveau ou de ses membranes, entre autres : un mal de tête violent, vomissements verts ou jaunâtres, fièvre forte, assoupissement; yeux égarés, agités de mouvements convulsifs, très-sensibles à l'impression de la lumière; strabisme, dilatation de la pupille; plaintes, cris, grincements des dents, agitation extrême. A ce degré de violence, la mort est certaine (voyez la frénésie).

## DE L'HYDROTHORAX.

C'est l'hydropisie de poitrine ou l'épanchement d'une grande quantité de sérosité dans les cavités des plèvres ou des membranes séreuses qui tapissent l'intérieur du thorax.

*Forme normale :* respiration plus ou moins gênée, toux sèche; décubitus plus facile sur le côté de l'épanchement; ce côté, souvent œdématié, paraît bombé et plus développé que l'autre : à la percussion il donne un son mat, comme un vase plein. Urines peu abondantes, colorées, avec un sédiment rouge et briqueté.

*Forme mortelle :* l'hydropisie de poitrine est presque toujours mortelle; elle l'est constamment lorsqu'elle est le résultat d'une affection organique, ce qui arrive le plus souvent. Quoi qu'il en soit, elle est mortelle si elle offre la forme suivante : oppression extrême, orthopnée ou respiration droite, c'est-à-dire que le

malade est obligé de se tenir sur son séant pour respirer, ou du
moins d'avoir la poitrine et la tête élevées et soutenues par plusieurs oreillers. Il est très-probable qu'alors les deux cavités des
plèvres ou de la poitrine sont remplies d'eau, et qu'il y a hydrothorax double; de temps en temps accès de suffocation alarmants semblables à ceux de l'asthme; palpitations, réveils fréquents en sursaut; figure pâle, bouffie ou très-amaigrie, plombée, livide, lèvres décolorées; regard éteint, yeux cernés; enflure
considérable des bourses ainsi que des pieds et des jambes, et
souvent vers la fin une petite fièvre lente.

### DE L'HYDROPÉRICARDE.

C'est l'hydropisie du péricarde ou de l'enveloppe du cœur.
Cette maladie, une fois bien caractérisée, étant ordinairement
mortelle, qu'elle soit primitive ou symptomatique, c'est-à-dire
dépendante d'une affection du cœur ou d'une inflammation du
péricarde, n'a qu'une seule et même forme, qui est à la fois normale et mortelle. Ainsi, dès que cette hydropisie est reconnue et
bien caractérisée, ce qui souvent n'est pas chose facile, elle est
arrivée à sa *forme mortelle*. Cette forme se traduit par les
symptômes suivants : très-grande difficulté de respirer avec menace de suffocation ; anxiété extrême, sentiment d'un poids très-
incommode à la région du cœur, surtout dans la position horizontale, ce qui rend souvent la suffocation imminente ; battements
du cœur tumultueux, obscurs, dans une large étendue, comme
à travers un liquide ; syncopes ; pouls fréquent, petit, faible, concentré, irrégulier et tout désordonné comme le cœur ; la figure
ordinairement violette, les lèvres livides, noirâtres comme dans
les maladies du cœur. Il y a matité à la région du cœur, c'est-à-
dire que cette partie percutée ne rend qu'un son mat et sourd
comme celui que l'on tire d'un vase plein. Enfin surviennent la
faiblesse, l'abattement, l'enflure des jambes et la mort. Tout à
l'heure nous disions que le diagnostic était obscur, et que ce
n'était souvent pas chose facile de reconnaître l'hydropéricarde.
Et en effet, rien de plus aisé et de plus ordinaire que de confondre l'hydropisie du péricarde avec l'hydrothorax et avec une
affection organique du cœur. Mais cette confusion nous importe

fort peu ; elle est sans conséquence aucune dans l'espèce, puisque ces trois maladies sont également dangereuses et à peu près toutes trois mortelles au même degré.


## DE L'ASCITE.


C'est l'hydropisie du ventre, ou l'hydropisie proprement dite.

*Forme normale :* l'ascite se reconnaît facilement aux symptômes suivants : tuméfaction plus ou moins considérable de tout le ventre, qui a commencé au-dessus du pubis, et qui s'est accrue d'une manière égale et uniforme ; le ventre est élastique et indolent au toucher ; on sent la fluctuation d'un liquide lorsqu'on applique une main sur un des côtés du ventre, et que de l'autre on percute légèrement le côté opposé ; figure et lèvres pâles, ainsi que la caroncule lacrymale (petit corps charnu ou glanduleux situé à l'angle interne de l'œil) ; soif vive ordinairement ; urines rares, peu abondantes et rouges ; respiration plus ou moins difficile, etc.

*Forme mortelle :* l'ascite symptomatique ou dépendante d'une affection organique de quelque viscère abdominal (ce qui arrive très-souvent ou presque toujours), est ordinairement mortelle. L'ascite primitive ou essentielle, sans lésion organique, lorsqu'elle est ancienne, très-considérable et chez un sujet âgé et faible, est également funeste. Au reste, quelle que soit sa nature ou son espèce, voici l'aspect ou la forme prochainement mortelle de l'ascite : le ventre est énormément gros et distendu outre mesure ; l'oppression est extrême ; pâleur et maigreur considérable de la figure, des mains et des bras ; enflure des jambes, des parties génitales, etc.

*Autre forme mortelle :* même état du ventre, plus une faiblesse considérable qu'augmente chaque jour une diarrhée qui ne fait point désenfler ; langue sèche et noirâtre.

*Autre forme mortelle :* ventre toujours énorme, menace de suffocation, marasme, excoriations des parties comprimées, aux reins surtout. Ces sortes de plaies deviennent promptement gangréneuses. Le moral s'affecte, le malade désespère tout à fait de saguérison et succombe souvent après un dévoiement considérable, fréquemment avec une pleine connaissance, en parlant, et avec ou sans fièvre. Quand il n'y a pas de fièvre, on observe un état adynamique dont la langue noire fait toujours partie.

*Autre forme mortelle :* ascite toujours au plus haut degré de développement avec un état adynamique manifeste; pouls petit, faible; langue noire, figure livide et plombée; respiration très-difficile, haute, *sublime;* point de souffrance ni fièvre; le malade ne se croit pas en danger, et il meurt au bout de vingt-quatre heures.

*Autre forme mortelle :* souvent vers la fin il survient une petite péritonite, soit que l'ascite soit primitive, soit qu'elle soit symptomatique. On la reconnaît, cette péritonite, aux symptômes suivants : douleurs du ventre qui augmentent à la moindre pression, chaleur interne; fièvre, peau chaude, et mort prochaine avec des affections gangréneuses.

### DE L'HYDROPISIE DE L'OVAIRE.

C'est toujours une hydropisie enkystée qui commence constamment par une vésicule de l'ovaire.

*Forme normale :* tumeur plus ou moins volumineuse du ventre, dont le développement a commencé par la région iliaque ou la partie inférieure ou latérale de l'abdomen. Cette tumeur, qui occupe donc plus particulièrement un des côtés du ventre, est longtemps compatible avec une assez bonne santé. Les femmes conservent leur embonpoint, leur fraîcheur naturelle, leur teint ordinaire avec le vermeil des lèvres, ce qui n'a pas lieu dans l'ascite, comme nous venons de le voir.

Quand l'hydropisie de l'ovaire remplit tout le ventre, elle reste assez souvent stationnaire pendant très-longtemps, dix, vingt, trente ans, sans causer d'autre incommodité que celle qui résulte du poids et du volume de la tumeur.

*Forme mortelle :* la tumeur de l'ovaire est arrivée à son plus haut point de développement; ventre énorme; respiration très-gênée; enflure des extrémités inférieures; fièvre lente, marasme, dévoiement; même forme en un mot que celle de l'ascite, et mort prochaine et inévitable.

### DES CANCERS.

On sait assez que tous les vrais cancers en général, quels qu'ils soient, internes ou externes, une fois arrivés à l'état d'ulcération, augmentent sans cesse et font des progrès jusqu'à la mort. Quelque temps avant la fatale catastrophe, on observe : dépérissement progressif, maigreur suivie bientôt de marasme ; teint cancéreux, c'est-à-dire jaunâtre, ayant quelque ressemblance avec la couleur du pain d'épice ; fièvre lente, hectique, douleurs vives, lancinantes, et mort avec des symptômes différents, suivant le lieu et la nature des parties affectées.

### DU CANCER DE L'ESTOMAC.

Le cancer de l'estomac ou du pylore bien caractérisé se révèle sous l'aspect suivant :

*Forme normale :* douleur plus ou moins vive dans la région de l'estomac, qui augmente toujours après les repas ; vomissements fréquents de matières glaireuses et de matières alimentaires ; l'estomac ne peut presque rien garder ; éructations aigres ; constipation très-opiniâtre ; maigreur toujours croissante qui touche au marasme ; teint terne, terreux et surtout jaunâtre (teint cancéreux) ; faiblesse considérable et progressive ; quelquefois tumeur sensible à l'épigastre, etc.

*Forme mortelle :* les douleurs d'estomac sont beaucoup plus vives, les vomissements sont très-fréquents, fétides, noirâtres, couleur de lie de vin, de chocolat ou de suie détrempée, ce qui annonce que le cancer est ulcéré ; s'il est encore à l'état de squirrhe ou non ulcéré, les vomissements sont seulement glaireux, écumeux et grisâtres ; et si alors les douleurs sont moins vives, moins brûlantes et lancinantes, le danger en général n'en est guère moins grand ; maigreur extrême ou marasme, quelquefois enflure, souvent une petite fièvre lente, hectique, continue : et dès que celle-ci se manifeste, on peut généralement annoncer que le malade ne passera pas la quinzaine. D'autres fois il s'éteint sans fièvre et avec toute sa connaissance.

## DU SQUIRRHE OU DU CANCER DE L'ŒSOPHAGE.

Il est beaucoup plus rare que celui de l'estomac, et constamment mortel comme lui et comme tous les vrais cancers.

*Forme normale :* douleur fixe dans un point du trajet de l'œsophage, c'est-à-dire du conduit qui existe entre le pharynx et l'estomac : cette douleur se fait souvent sentir entre les épaules ou vers la colonne vertébrale où passe l'œsophage, ou au milieu de la poitrine ; déglutition à peu près impossible et persistante, vomissement des aliments un instant après leur ingestion, parce qu'ils ne peuvent descendre dans l'estomac, constipation opiniâtre, teint pâle et jaunâtre ou jaune-paille ; maigreur considérable et toujours croissante.

*Forme mortelle :* vomissement de tout ce qui est pris ou ingéré dans l'œsophage par la déglutition ; marasme complet, teint jaunâtre, cancéreux ; fièvre hectique, consomptive, comme dans le cancer de l'estomac et toutes les maladies chroniques qui se terminent d'une manière funeste, et mort au bout de peu de jours ; quelquefois même, elle arrive sans avoir été précédée de la fièvre lente, par le seul fait de l'inanition et du défaut de nutrition.

## DU CANCER DES INTESTINS.

Il est aussi beaucoup plus rare que celui de l'estomac. Sa forme normale et sa forme mortelle se confondent et n'en font qu'une, s'est-à-dire que, lorsque le cancer des intestins est reconnu véritablement comme tel, il est déjà arrivé à sa forme mortelle. On observe alors : coliques vives fréquentes ou presque habituelles, ou plutôt douleur fixe au point du ventre qui correspond à l'affection cancéreuse, ou simplement sensation d'ardeur ou de brulûre ; constipation insurmontable ; borborygmes et gonflement douloureux du ventre ; quelquefois vomissements de matières glaireuses ou bilieuses ; flatuosités et éructations extrêmement incommodes ; plus les symptômes généraux du cancer, comme maigreur, marasme, teint jaunâtre, fièvre hectique, lente ; souvent et tout à fait vers la fin, œdème ou enflure des jambes. Quelquefois la constipation est tellement indomptable et les douleurs si vives, que les malades meurent avec à peu près tous les symptômes de la passion iliaque ou de l'ileus (*miserere*).

## DU CANCER DU RECTUM.

*Forme normale et mortelle confondues* : douleur vive ou sourde au rectum, vers le siége, augmentant beaucoup par la défécation, ténesme très-incommode ; selles légèrement sanguinolentes, fétides, ichoreuses, sanieuses ; cachexie cancéreuse, c'est-à-dire maigreur ou marasme et teint jaunâtre ou cancéreux ; fièvre lente, hectique, enflure des jambes et mort très-prochaine.

## DU CANCER DE LA MATRICE OU DE L'UTÉRUS.

Le squirrhe et le cancer de la matrice sont assez fréquents, moins cependant que ceux des seins. Les femmes au-dessous de quarante ans en sont rarement atteintes. On en soupçonne l'existence aux caractères suivants : douleurs vives, lancinantes dans la région de l'utérus, c'est-à-dire à la partie tout à fait inférieure et moyenne du ventre, derrière l'os pubis, vers le siége, l'anus ; tiraillements dans le bassin, dans les aines et dans les lombes ou les reins ; pertes fréquentes, tantôt en rouge, tantôt en blanc, ou plutôt un écoulement presque habituel diversement nuancé ; maigreur commençante ; teint obscurci, flavescent, tirant déjà sur le jaune-paillé, etc. Ces divers symptômes établissent la très-grande probabilité de l'existence du cancer utérin. Ici doit s'arrêter notre examen. L'intervention d'un homme de l'art pourrait seule, par une exploration directe, nous fournir une entière certitude, laquelle, après tout, n'est pas nécessaire à notre objet. La probabilité nous suffit. Mais cette certitude elle-même, la forme mortelle nous la révèle surabondamment par la marche de la maladie et l'ensemble de ses redoutables symptômes.

*Forme mortelle* : souffrances aiguës, presque incessantes ; écoulement sanguinolent, sanieux, ichoreux, purulent et fétide ; cachexie cancéreuse complète, teint jaunâtre spécifique ; fièvre lente, marasme ; insomnie ou sommeil à chaque instant interrompu par les douleurs vives et lancinantes aux régions ci-dessus mentionnées ; quelquefois petite toux sèche

qu'on appelle cancéreuse ; enfin enflure suivie bientôt de la
mort.


### DU SQUIRRHE OU DU CANCER DU CERVEAU.


Cette maladie n'est pas aussi rare qu'on l'a toujours cru. Elle
commence ordinairement par des douleurs de tête violentes, qui
reviennent par accès, tantôt dans toute la tête, tantôt d'un seul
côté ; mais presque toujours la douleur correspond à la partie
affectée. Pendant ces accès, les malades paraissent plongés dans
la stupeur ou dans une sorte d'assoupissement, et ils poussent
de temps en temps des cris aigus ou de longs gémissements.
L'œil est ordinairement hagard, fixe, sans aucune expression
remarquable. Le pouls est à peu près comme dans l'état naturel,
ou seulement un peu plus lent et rare (pouls cérébral).

Les accès se renouvellent d'abord à des époques éloignées, un
mois, par exemple, et même davantage ; puis ils se rapprochent
peu à peu, et les douleurs deviennent continues avec des redoublements plus ou moins violents. Jusqu'à présent on ne peut
encore que soupçonner l'affection organique du cerveau. Mais
la seconde période, qui sera la *forme normale* de la maladie,
nous en fournira bientôt la triste et désolante certitude. Or,
voici cette deuxième période : dérangement ou trouble plus ou
moins considérable dans les fonctions intellectuelles ; hémiplégie ou paralysie d'un côté comme dans l'apoplexie, ou seulement
d'un membre ou d'un œil ; d'autres fois des convulsions violentes
ou de véritables accès épileptiques. On est à peu près certain
que le siége du mal est du côté opposé à la paralysie, comme on
l'observe constamment dans l'apoplexie. Quelquefois les fonctions cérébrales sont troublées dès le commencement de la maladie et même avant la manifestation de la douleur. Enfin la
paralysie gagne la vessie et le rectum, ce qui annonce que la
*forme mortelle* est arrivée à son plus haut degré et que la mort
est prochaine. On est averti de cette double paralysie de la
vessie et du rectum par la rétention d'urines et les selles involontaires.

Le moral s'affaiblit et s'altère profondément. Le malade paraît
dans un état habituel d'insouciance, d'apathie, et sans aucune

inquiétude sur son sort ; l'appétit est parfaitement conservé, et le malade, tout en songeant à y satisfaire, est brusquement emporté par une attaque comme épileptique.

Nous n'en dirons pas davantage sur la fin funeste des maladies cancéreuses ; elle est à peu près identique dans toutes. C'est pourquoi nous passons sous silence le cancer des seins, le sarcocèle ou le cancer des testicules, et plusieurs autres encore qu'il est inutile d'énumérer, parce que, nous le répétons, la fin d'un cancer est, quant au fond, celle de tous. *Ex uno disce omnes.*

### DE LA PHTHISIE PULMONAIRE.

On entend par phthisie pulmonaire une désorganisation du tissu du poumon, qui tend toujours à augmenter et qui se termine presque toujours par la mort. Elle est caractérisée par la toux, la dyspnée, le marasme, la fièvre hectique, l'expectoration purulente ou puriforme, etc.

La phthisie est la plus fréquente et la plus funeste de toutes les maladies chroniques. Elle forme à peu près le cinquième des maladies chroniques. Elle attaque particulièrement les sujets depuis l'âge de dix-huit jusqu'à quarante ans.

*Forme normale* ou phthisie confirmée : souvent crachement de sang passé ou présent, dyspnée ou oppression habituelle, essoufflement au moindre mouvement, au plus léger exercice ; souvent, et même dès le commencement, douleurs vagues dans la poitrine et surtout entre les épaules ; toux constante augmentant le soir et le matin, quelquefois sèche, plus souvent accompagnée d'une expectoration extrêmement variable ; amaigrissement plus ou moins considérable ; petite fièvre lente, hectique, etc.

*Forme mortelle* : tous les symptômes qu'on vient d'énumérer peuvent durer d'un à plusieurs mois sans faire périr le malade, surtout si la fièvre lente ou hectique n'est pas encore bien continue ; car, dès que ce type de parfaite continuité est bien établi, les malades ne vivent jamais plus de cinq à six mois. A tous les symptômes ci-dessus exposés et considérablement augmentés, se joignent le marasme, la face hippocratique, les sueurs nocturnes partielles au front, au cou, à la poitrine, aux mains ;

dévoiement, enflure des pieds et des jambes, et mort prochaine.

Il est des phthisiques qui meurent presque subitement, en mangeant et en buvant, ou en se plaçant sur le bassin. D'autres périssent après un délire léger qui commence douze à vingt-quatre heures avant la mort : mais le plus souvent ils conservent leur connaissance jusqu'au dernier moment. Quelquefois on voit des phthisiques emportés prématurément par une hémoptysie foudroyante. Plusieurs succombent après une longue et pénible agonie. Un assez grand nombre de poitrinaires conservent et nourrissent leur espoir jusqu'à l'heure suprême. D'autres, tranquillement assis sur le bord de leur tombe, supputent, comptent des années et forment de vastes et chimériques projets. Quelques-uns enfin, plus sages ou plus calmes, ne se font aucune illusion, ont parfaitement la conscience de leur état, et voient arriver avec sérénité le jour du Seigneur, le grand et terrible jour de l'éternité.

### DE LA PHTHISIE LARYNGÉE.

C'est un ulcère du larynx avec destruction des cartilages.

*Forme normale* : douleur plus ou moins forte au larynx, voix très-altérée ou éteinte, difficulté de la déglutition, maigreur, fièvre hectique, toux douloureuse avec excrétion de matière muqueuse et purulente, etc.

*Forme mortelle* : fièvre hectique continue, marasme, sueurs nocturnes, dévoiement, haleine fétide, toux, expectoration purulente, enflure : en un mot, tout l'aspect extérieur de la phthisie pulmonaire à la dernière période.

### DES MALADIES ORGANIQUES DU CŒUR.

Nous comprenons sous la dénomination de maladies ou d'affections organiques du cœur, toutes les lésions de cet organe qui conduisent sûrement et plus ou moins promptement à la mort, comme les anévrismes très-graves, actifs ou passifs; les lésions organiques par l'ossification des valvules du cœur ou par le rétrécissement de ses orifices, etc.

*Forme normale* : palpitation ou battements du cœur considérables et continuels, augmentant par la marche et tout exercice corporel; dyspnée ou oppression habituelle, respiration haute, essoufflement au moindre mouvement; le malade est obligé de s'arrêter en marchant; toux sèche; figure un peu bouffie; les joues, le nez, les lèvres d'un rouge bleuâtre, violet ou livide; le pouls correspond aux battements du cœur : dans les simples anévrismes, il est assez égal et régulier, et plus ou moins fort ou faible, suivant le caractère actif ou passif de la maladie; il est au contraire très-irrégulier, inégal et intermittent dans les lésions organiques où il y a obstacle aux valvules ou aux orifices du cœur, c'est-à-dire ossification des valvules ou rétrécissement des orifices.

En résumé, les symptômes essentiels sont des battements du cœur considérables, anormaux, très-sensibles au toucher, incessants, jamais interrompus, pas même pendant le repos, et augmentant beaucoup par la marche et la moindre fatigue physique : circonstance qui distingue les palpitations anévrismatiques ou organiques d'avec les simples palpitations nerveuses, qui sont intermittentes ou discontinues. De plus, dans les maladies organiques du cœur, les battements perpétuels sont toujours accompagnés d'une grande difficulté de respirer survenant toujours au moindre mouvement de la marche ou à l'occasion d'une fatigue physique quelconque. Ainsi, ces deux symptômes, palpitations fortes, anormales et continues, avec dyspnée ou oppression notable par la marche ou la fatigue, suffisent en général pour caractériser une affection organique du cœur.

*Forme mortelle* : augmentation de tous les symptômes ci-dessus énumérés. La dyspnée est portée jusqu'à la suffocation : le malade ne peut respirer que sur son séant et penché en avant; il est essoufflé au moindre mouvement qu'il se donne; toux forte et fréquente et quelquefois avec de légers crachements de sang; infiltration des membres, ou plutôt anasarque ou hydropisie générale qui masque ou cache l'affection du cœur; les palpitations ou les battements du cœur sont remplacés par un bruissement obscur et profond; le pouls est petit, fréquent, inégal, intermittent; anxiété et angoisses extrêmes, et les malades s'éteignent comme dans les hydropisies.

Quand la maladie du cœur n'arrive pas à son dernier degré

suivie d'une enflure ou d'une hydropisie générale, elle se termine presque toujours d'une manière subite, ou par des convulsions, ou par une apoplexie, surtout dans l'anévrisme actif, quand le pouls est grand, dur et fort. Cette terminaison n'est pas rare; très-souvent elle est précédée d'étourdissements, de maux de tête, de rougeur vive à la figure. L'apoplexie peut aussi avoir lieu dans un accès de suffocation.

On voit d'après cela que la forme mortelle peut exister sans l'hydropisie, puisque tous les malades n'arrivent pas à cette dernière période de la maladie. Il en résulte cette conséquence pratique, qu'il ne faut jamais perdre de vue les malades atteints d'affections organiques du cœur dès qu'ils sont arrivés à la seconde période de la maladie, c'est-à-dire avant qu'il y ait hydropisie générale, ou seulement enflure des membres inférieurs.

Résumé sur le mode de terminaison : par hydropisie ou par mort subite.

## DE L'ANÉVRISME DE L'AORTE.

C'est la dilatation énorme de l'aorte. Voici les principaux symptômes de cette maladie lorsqu'elle est bien caractérisée. Ils en seront à la fois la *forme normale* et la *forme mortelle :* dyspnée continuelle ou oppression de poitrine plus ou moins considérable, avec des accès d'étouffement ou de suffocation et de palpitations au moindre exercice; râlement et sifflement particulier de la respiration, produit par la compression de la tumeur aortique sur la trachée-artère; nécessité de la position verticale, défaillances de temps en temps ; bruissement au-dessous du lieu qu'occupe le cœur, tandis que celui-ci bat dans sa position naturelle et à peu près comme dans l'état naturel; pouls petit, irrégulier et inégal ; figure colorée, violette, livide, etc. Le malade arrivé à cette période de son mal incurable est chaque jour exposé à mourir subitement à la suite d'un accès de suffocation, bien qu'à la rigueur il puisse vivre encore quelques semaines et peut-être quelques mois, surtout si la tumeur vient à faire saillie à l'extérieur, ce qui arrive quelquefois : dès lors on doit le regarder comme dans un danger de mort plus ou moins prochain.

### DES ANÉVRISMES EXTERNES.

Les anévrismes externes sont des tumeurs pulsatives formées par la dilatation des grosses artères situées à l'extérieur du corps. Les plus fréquents sont ceux de l'artère poplitée (dans le creux du jarret), de l'artère axillaire (dans le creux de l'aisselle) et de l'artère carotide (le long du cou).

Voici la *forme normale* de ces anévrismes externes, qui d'ailleurs sont heureusement fort rares. *Première période :* apparition, dans les lieux ci-dessus indiqués, d'une tumeur arrondie, sans douleur, ni chaleur, ni rougeur, mais avec des battements parfaitement isochrones à ceux du pouls et du cœur. Les progrès de cette tumeur sont lents et comme insensibles.

*Deuxième période* ou *forme mortelle :* la tumeur augmente tout à coup, double ou triple son volume en quelques jours ; ses battements deviennent plus obscurs, plus diffus, ou sont changés en une sorte de frémissement : le membre s'engorge et devient œdémateux, tombe dans l'engourdissement ; enfin la tumeur s'élève en pointe, s'enflamme comme un abcès, et dès lors le danger de mort subite est imminent et prochain, c'est-à-dire qu'on doit s'attendre désormais chaque jour à voir la tumeur se rompre, s'ouvrir, et le malade, peu d'instants après, perdre le sang avec la vie. Voilà la fatale terminaison d'un anévrisme externe abandonné à lui-même, ou qui n'aura pas été arrêté dans sa marche par une opération chirurgicale.

### DU DIABÈTE SUCRÉ.

C'est une excrétion très-abondante d'urines sucrées, avec appétit vorace et amaigrissement progressif.

*Forme normale :* urines excessivement abondantes, ordinairement sucrées et semblables à une dissolution de miel dans de l'eau ; soif très-vive et quelquefois inextinguible ; maigreur et dessèchement plus ou moins considérable, et augmentant toujours en raison de l'abondance des urines ; appétit insatiable sans aucune réparation nutritive, etc.

*Forme mortelle :* tous les symptômes sont portés au plus haut degré; marasme complet; fièvre hectique; pouls petit, irrégulier et intermittent; consomption; mort.

Cette maladie, d'ailleurs assez rare, est très-souvent mortelle; elle l'est constamment lorsqu'elle est arrivée à la troisième période. Elle peut encore être guérie à la seconde période et seulement par un régime animal exclusif, c'est-à-dire que le seul moyen reconnu efficace jusqu'à présent, c'est l'usage presque exclusif de substances animales (viande et poisson) avec le moins de pain possible, sans aucune espèce de fécule ou de substance farineuse.

## DE LA TYMPANITE.

C'est un gonflement énorme du ventre produit par une grande masse de gaz ou d'air.

*Forme normale :* tumeur ou distension uniforme de l'abdomen, semblable au gonflement produit par l'hydropisie ascite. Le ventre n'offre point de fluctuation; il est sonore, élastique, et résonne comme un tambour à la percussion; constipation très-opiniâtre et absence ordinaire des vents.

*Forme mortelle :* augmentation de tous les symptômes, plus fièvre hectique, lente; marasme; dyspnée ou grande difficulté de respirer; toux sèche et fatigante; adynamie ou perte totale des forces; pouls petit, faible, fréquent, presque insensible, misérable; mort.

## DES COMMOTIONS DU CERVEAU ET DE LA MOELLE ÉPINIÈRE.

Les dangers de mort que l'on constate dans les chutes graves, indépendamment des lésions extérieures, comme fractures et luxations des membres et autres lésions des parties molles, proviennent particulièrement, pour ne pas dire constamment, de violentes commotions ou d'ébranlements excessifs de la masse cérébrale ou de la moelle épinière. Ainsi, lorsqu'on tombe d'une certaine hauteur sur la tête, le dos, le siége, les genoux ou même sur la plante des pieds, si la commotion cérébrale est fort légère, on est seulement étourdi de la chute, et l'on éprouve des éblouissements ou la sensation de bluettes ou de lumières plus ou moins vives; si l’individu tombé perd connaissance et la recouvre peu de temps après, la commotion a été plus grave; enfin si la perte de connaissance se prolonge indéfiniment, on a tout lieu de craindre que la mort ne s’ensuive, surtout si le sentiment paraît aboli. Dans ce dernier cas, la mort est à peu près certaine et prochaine, parce qu’on doit croire que le cerveau est fortement altéré ou dérangé dans sa substance, c’est-à-dire plus ou moins désorganisé. Si l’assoupissement léthargique ou l’état comateux avec ou sans perte de connaissance ne survient que quelque temps après le coup, il doit être attribué à un épanchement ou à un dépôt ou abcès dans le cerveau : et alors, comme on le sent, le malade est dans un danger de mort évident.

Les effets ou les accidents consécutifs de la commotion cérébrale peuvent être lents et insensibles, et ne se manifester qu’après un laps de temps considérable, comme le prouve l’observation suivante rapportée par un célèbre chirurgien, J. L. Petit. « Une botte de foin, jetée par la fenêtre d’un grenier, tomba sur la tête d’un jeune homme qui traversait la cour; il est atterré et perd connaissance; on ne lui trouve ni plaie ni contusion. Deux ou trois saignées, tant du bras que du pied, le firent revenir à lui, et produisirent un si bon effet, que le cinquième jour le malade, n’ayant aucun mal, se leva et fut à son travail ordinaire. Trois mois après, il devint paresseux et dormeur, se levant fort tard, ne pouvant résister aux moindres exercices, qui le faisaient suer extraordinairement; il avait un pouls fréquent; il n’avait point d’appétit. Ceux qui couchaient dans la même chambre s’aperçurent qu’en dormant il s’agitait beaucoup, qu’il avait les yeux ouverts, et qu’il grinçait les dents. Le médecin de la maison, à qui on le fit voir sans lui rien dire de la botte de foin, trouvant des symptômes qui cadraient assez avec ceux de l’affection vermineuse, le traita en conséquence, mais sans fruit. Le jeune homme mourut dans les convulsions sans avoir rendu aucun ver. Je l’ouvris, et je trouvai, dans le milieu de la substance médullaire d’un des côtés du cerveau, un verre de sang pourri et très-fétide. »

La moelle de l’épine n’est guère moins sujette aux commotions que le cerveau. Nous avons déjà vu ailleurs que les chutes sur le dos ou sur les lombes déterminent quelquefois la para-

lysie des membres inférieurs, de la vessie et du rectum, et que
ce grave accident conduit presque toujours à la mort, non-seulement par le fait de la lésion de la moelle épinière, mais encore
par suite de l'escarrhe gangréneuse au sacrum que produit ordinairement le décubitus dorsal indéfiniment et forcément prolongé. C'est ce même accident si redoutable qui fait périr si
souvent les malades atteints de fièvres graves, adynamiques,
ataxiques, typhoïdes, etc. (putrides et malignes), alors même
quelquefois que la maladie est jugée et terminée, ou arrivée à
l'état de convalescence. Un coup violent porté sur la nuque peut
ajouter à la paraplégie une paralysie des membres supérieurs,
bien qu'il n'y ait ni fracture, ni luxation ou déplacement des
vertèbres. On a vu ces sortes de lésions à la région cervicale devenir très-promptement mortelles, comme nous allons en citer
tout à l'heure des exemples remarquables.

Ces cas de lésion de la région cervicale dont nous allons parler
ne sont autre chose que des luxations des vertèbres cervicales.
J. L. Petit parle d'une luxation de ce genre, ou de la tête si
l'on veut, qui est trop extraordinaire pour ne pas trouver sa
place ici.

« Le fils unique d'un ouvrier, âgé de six à sept ans, entre dans
la boutique d'un voisin ami de son père. En badinant avec cet
enfant, il lui mit une de ses mains sous le menton et l'autre sur
le derrière de la tête, puis l'éleva ainsi en l'air en disant qu'il
allait lui faire voir son grand-père, manière de parler basse et
populaire. A peine cet enfant eut-il perdu la terre, qu'il se mu-
tina en l'air, se disloqua la tête et mourut à l'instant. Son père,
qui dans le moment en fut averti, transporté de colère, courut
après son voisin, et ne pouvant l'atteindre, lui jeta un marteau
de sellier qu'il tenait à la main, et lui enfonça la partie tran-
chante de ce marteau dans ce qu'on nomme la fossette du cou ;
en coupant tous les muscles, il pénétra dans l'espace qui se
trouve entre la première et la seconde vertèbre, ce qui le fit périr à l'heure même. Ainsi, ces deux morts arrivèrent d'une façon
presque semblable. »

J. L. Petit prend occasion de ce fait pour blâmer un aussi
dangereux badinage : il fait observer avec raison que, par les
mouvements qu'il se donna, l'enfant devint lui-même la cause
de sa mort.

## DES TUMEURS BLANCHES.

On donne le nom de tumeurs blanches ou lymphatiques à des gonflements chroniques plus ou moins douloureux qui surviennent aux articulations des membres, et particulièrement au genou, à la hanche, etc. Cette dernière est connue sous le nom de *luxation spontanée du fémur*.

Ces gonflements articulaires considérables et plus ou moins douloureux, s'ils ne sont pas arrêtés dans leur marche par un traitement convenable, finissent souvent par passer à l'état de carie des cartilages et des extrémités osseuses, et par produire des ulcérations et des fistules intarissables, la pâleur, la maigreur progressive, la fièvre hectique, le marasme, le dévoiement et la mort, à moins qu'on ne fasse en temps opportun l'amputation du membre malade, en sacrifiant ainsi une partie pour la conservation du tout.

Dans ces amputations graves des membres, comme de la cuisse, de la jambe, etc., ainsi que dans toutes les grandes et dangereuses opérations chirurgicales, telles que les opérations de la taille, de la hernie étranglée, etc., on ne doit jamais perdre de vue les malades récemment opérés (1), ou plutôt on doit tâcher, avant l'opération, de bien les préparer à tout événement, et de les mettre, autant que possible et par tous les moyens possibles, dans la voie du salut et dans l'attente peut-être d'une mort imprévue et prochaine. Rien donc, dans une telle position, n'est plus nécessaire et plus efficace, même pour le succès de l'opération, que le calme de l'âme et la paix de la conscience que procurera au malade sous le poids d'une immense peine, la réception des sacrements de pénitence et d'eucharistie.

(1) A la suite de toutes ces graves opérations, au moins dans la première huitaine, si l'on voit que la fièvre augmente, surtout si le malade éprouve des frissons vagues et irréguliers, si la suppuration de la plaie diminue brusquement, se supprime ou s'altère d'une manière quelconque ; s'il survient du dévoiement, de l'agitation, du malaise, de l'insomnie, de la rêvasserie, etc., regardez le malade comme en grand danger et dans une véritable *forme mortelle*.

### DE LA HERNIE ENGOUÉE OU ÉTRANGLÉE.

*Forme à la fois normale et mortelle :* douleur plus ou moins vive à la tumeur herniaire, constipation insurmontable, vomissements de matières stercorales; anxiété extrème, hoquet; pouls fréquent, petit et concentré; figure grippée et altérée. Déjà la forme mortelle est pleinement développée; puis bientôt la face se décompose complétement, le pouls devient petit et misérable, les extrémités froides et livides, et la cessation de la douleur et des vomissements annonce la gangrène de l'intestin et la mort. Telle est la triste fin de cette terrible maladie, si l'on ne parvient point à faire cesser l'étranglement ou l'engouement par une opération chirurgicale.

# NOTICE

FAITE A L'OCCASION D'UN PRIX PROPOSÉ POUR LE MEILLEUR MÉMOIRE
EN RÉPONSE AUX QUESTIONS SUIVANTES :

« Quels sont les caractères distinctifs des morts apparentes ?
« Quels sont les moyens de prévenir les enterrements prématurés ? »

## RÉPONSE A CES DEUX QUESTIONS (1).

> Un mort peut n'être pas mort.
> (J.-J. ROUSSEAU.)

Nous allons d'abord présenter un court exposé des principaux signes de la mort réelle, afin de mieux saisir ensuite les signes qui font connaître avec certitude que la mort n'est qu'apparente.

*Signes de la mort réelle.* Un grand nombre de faits prouvent l'incertitude des signes de la mort. L'absence de la circulation, de la respiration, de la chaleur et du sentiment; un aspect cadavéreux, une teinte plombée, livide, jaunâtre, la couleur jaune de l'intérieur des mains et de la plante des pieds, une odeur de putréfaction, la pesanteur du corps, etc.; les épreuves du miroir, de la bougie et autres semblables; les épreuves chirurgicales, les incisions à la plante des pieds, les piqûres, les cautérisations, les ustions, etc.; tous ces signes et toutes ces circonstances réunis, ne suffisent pas pour établir infailliblement la certitude de la mort. Il faut donc recourir nécessairement à d'autres signes plus certains. Les auteurs en proposent quatre qu'ils donnent comme infaillibles, savoir : 1º un commencement de putréfaction; 2º la rigidité cadavérique; 3º la mollesse, la flaccidité, la flétrissure des yeux, l'obscurcissement de la cornée, et la pelli-

---

(1) Ce petit Mémoire, pour des raisons particulières, n'a point été envoyé au concours.

cule glaireuse des yeux ; 4° le défaut de contractilité musculaire sous l'influence galvanique. Examinons brièvement la valeur respective et intrinsèque de tous ces signes.

1° Sans doute la putréfaction est un signe certain de la mort, et même généralement regardé comme son seul signe certain. Mais c'est un signe qui, le plus souvent, n'a qu'une valeur purement théorique et qui est presque toujours nul dans la pratique. Ce serait indubitablement le plus sûr, et lui seul préviendrait infailliblement et perpétuellement toutes les inhumations de personnes vivantes ; mais, encore une fois, il est généralement nul dans son application à cause de sa manifestation tardive, et il ne peut acquérir ce caractère de certitude qui exclut tout doute, qu'à un terme très-avancé (du troisième au sixième jour). Vouloir donner la putréfaction comme un signe de mort réelle et comme un moyen de prévenir de fatales et malheureuses inhumations, ce serait guérir le mal par le mal, c'est-à-dire donner pour remède le grave inconvénient que l'on cherche à éviter ; en un mot, ce serait livrer la société aux plus graves perturbations et exposer les citoyens aux plus dangereux fléaux.

2° La rigidité cadavérique est un des signes de la mort les plus sûrs et les plus caractéristiques. Tant que les membres sont flexibles, si toutefois la roideur cadavérique n'a pas précédé, on peut présumer un reste de vie. Le célèbre Louis, secrétaire perpétuel de l'ancienne et fameuse académie de chirurgie de Paris, regardait la rigidité cadavérique comme un effet constant de la mort et comme son signe le plus certain. Il dit qu'ayant fait pendant plusieurs années des recherches non interrompues sur plus de cinq cents sujets qui venaient d'expirer, il a toujours vu qu'au moment de la cessation complète des mouvements, les articulations commencent à se roidir, même avant la diminution de la chaleur naturelle. Le célèbre médecin-légiste, Orfila, ancien doyen de la faculté de médecine de Paris, regarde la rigidité cadavérique comme un signe aussi certain que la putréfaction elle-même. Nysten a prouvé expérimentalement que la rigidité est constante même chez les individus qui ont succombé aux maladies dites putrides. Mais il faut faire ici une remarque importante au sujet de la rigidité ou de l'inflexibilité des membres, afin de distinguer la rigidité cadavérique de la rigidité maladive, nerveuse, convulsive, spasmodique, tétanique, etc.; la voici d'après deux graves et imposantes autorités, Louis et Nysten : les roideurs nerveuses, convulsives, spasmodiques, précèdent toujours la mort soit apparente, soit réelle, tandis que le contraire s'observe dans la rigidité cadavérique, c'est-à-dire que celle-ci se manifeste toujours quelque temps après la mort réelle : de plus, lorsqu'on a forcé et surmonté la rigidité convulsive ou tétanique, le membre revient brusquement à sa première position ; il obéit, au contraire, à tous les mouvements qu'on lui imprime, lorsque la rigidité vaincue était le résultat de la mort réelle. Si la mort est véritable, la roideur convulsive cesse au bout d'une heure ou deux, et la roideur cadavérique lui succède infailliblement.

La mâchoire abaissée, dit-on, ne remonte pas à sa place, si la mort est réelle ; et, si elle n'est qu'apparente et produite par un état nerveux ou spasmodique, elle revient contre la mâchoire supérieure. C'est un signe qui, dans certaines circonstances, peut avoir quelque valeur pour confirmer ou infirmer d'autres signes.

3º La mollesse, la flaccidité, l'affaissement, la flétrissure des yeux, l'obscurcissement ou le défaut de transparence et d'éclat de la cornée, de sorte que ceux qui regardent dans les yeux d'un cadavre, n'y voient plus leur image, comme ils l'aperçoivent dans les yeux d'une personne vivante. Louis donne ces signes comme infaillibles. M. le docteur Vigné, médecin à Rouen, les a vérifiés sur plus de deux mille sujets à l'hôpital général de Rouen. Ce signe, accompagné de la pellicule glaireuse, quoique d'une grande valeur, peut cependant manquer dans quelques morts subites, comme l'apoplexie foudroyante, la rupture d'un anévrisme interne, l'asphyxie par le gaz acide carbonique, etc., ou enfin dans quelques maladies des paupières.

4º Enfin l'absence de la contractilité musculaire sous l'influence galvanique. Voici le résultat des expériences sur la contractilité faites par le savant expérimentateur feu le docteur Nysten sur environ quarante cadavres : la contractilité musculaire s'est manifestée sur tous, sous l'influence de la pile voltaïque, mais avec des nuances très-variées. Ordinairement elle ne s'est éteinte que de six à quinze heures après la mort, une fois à une heure et demie, et une autre fois à vingt-sept heures après la mort ; voilà les deux termes extrêmes. Ainsi, d'après ces résultats et jusqu'à nouvelle expérimentation, la contractilité musculaire se montre dans tous les cadavres sous l'influence de la pile de Volta, ce qui ne constate réellement ni la vie ni la mort, parce que ce phénomène peut se développer aussi bien sur un mort véritable que sur un mort apparent. Mais, si l'on ne peut pas dire que la vie existe tant que la contractilité musculaire subsiste, on peut assurer avec certitude que la vie est à jamais éteinte, si le galvanisme ne détermine plus de contraction musculaire. Ainsi, dans tous les cas possibles, si, après avoir découvert un muscle sur un des membres, au bras par exemple, on n'y détermine, par la pile galvanique, aucune contraction, aucun mouvement fébrillaire, c'est une preuve indubitable et infaillible que la contractilité ou l'irritabilité musculaire est complétement éteinte, et que par conséquent la mort est certaine. Et nous ne craignons pas d'avancer que nous regardons l'extinction complète de l'irritabilité ou de la contractilité musculaire constatée par le galvanisme, comme un signe plus certain de la mort qu'un commencement même de putréfaction : car enfin la putréfaction elle-même peut n'être qu'apparente presque aussi bien que la mort. C'est cette apparence de putréfaction possible qui a fait dire à l'illustre Louis que la mauvaise odeur et la putréfaction n'étaient pas toujours des signes certains de la mort.

De tout ce qui précède il résulte que, d'après les plus graves auteurs, deux signes ou deux ordres de signes pratiques indiquent avec certitude la réalité de la mort : ces deux signes sont la rigidité cadavérique, ainsi appelée parce qu'elle ne s'observe que sur le cadavre, et la mollesse, la flaccidité, l'affaissement, la flétrissure des yeux, l'obscurcissement et le défaut de transparence, d'éclat et de brillant de la cornée. Ces deux signes, la rigidité cadavérique et l'obscurcissement des yeux réunis, étant, selon nous, les signes certains, caractéristiques de la mort réelle, il s'ensuit que les signes contraires également réunis sont les témoins irrécusables de la mort apparente. Or, ces deux signes contraires sont : 1° la flexibilité permanente des membres qui n'a point été précédée de la rigidité cadavérique ; et nous appelons rigidité cadavérique celle qui survient constamment *après* la mort. Ainsi, d'après cela, une rigidité qui se montrerait encore une heure ou deux après la mort, mais qui aurait commencé avant la mort ou même au moment précis du décès, ne serait point une rigidité cadavérique, mais une roideur purement maladive, nerveuse, convulsive ou tétanique (1), et on la reconnaîtrait d'ailleurs facilement aux caractères que nous lui avons assignés à la page 245.

Le second signe contraire est l'état physiologique permanent des yeux, c'est-à-dire leur fermeté et leur consistance, plus la transparence, le brillant et l'éclat vital de la cornée. Si donc ces deux signes, savoir la flexibilité permanente des membres non précédée de la rigidité cadavérique (2) et l'état physiologique permanent des yeux, se trouvent réunis, nous affirmons avec certitude que la mort n'est qu'apparente. Voilà la réponse à la première question. Voici quelques faits à l'appui : on rapporte dans le Dictionnaire des sciences médicales de soixante volumes, qu'une jeune fille âgée de huit ans, qui avait fui la maison paternelle, fut trouvée sept jours après dans un bois, privée de sentiment, de mouvement, de circulation et de respiration ; mais ses membres étaient *flexibles,* et ses yeux présentaient l'aspect physiologique ci-dessus exposé. On connut à ces signes que la mort n'était qu'apparente.

Rigaudeaux fut appelé pour accoucher une femme aux environs de Douai (en 1740) : on était venu le chercher à cinq heures du matin, mais il n'avait pu se rendre qu'à huit heures et demie auprès de la malade. On lui dit, lorsqu'il entra dans la maison, que l'accouchée était morte depuis deux heures, et qu'on n'avait pu trouver un chirurgien pour lui faire l'opération césarienne. Rigaudeaux s'informa des accidents qui avaient pu causer une mort si prompte ; on lui répondit que, dès quatre heures du soir de la veille, la morte avait commencé à ressentir les douleurs de l'enfantement ; que pendant la nuit la violence de ces douleurs avait causé de la faiblesse et des convulsions, et que le matin, à six heures, une nouvelle convulsion avait anéanti ce qui restait de forces à cette malheureuse. Elle était déjà ensevelie,

---

(1) La rigidité *frigorique*, c'est-à-dire celle qui est l'effet de l'asphyxie par la congélation, est générale, et occupe toutes les parties du corps. L'abdomen luimême est frappé de roideur comme tout le reste, ce qui n'a pas lieu dans les rigidités nerveuses.

(2) Tout le monde sait que la flexibilité qui succède à la rigidité cadavérique, est l'indice d'une putréfaction prochaine.

lorsque Rigaudeaux demanda à la voir ; il fait ôter le suaire pour examiner le visage et l'abdomen ; il tâte le pouls au bras, sur le cœur et au-dessus des clavicules, point de battements ; il présente un miroir à la bouche, la glace n'est pas ternie ; beaucoup d'écume la remplissait, et l'abdomen était prodigieusement gonflé... bref il accouche la femme d'un enfant qui ne donne aucun signe de vie..., le met entre les mains des femmes qui sont présentes, et, quoiqu'il lui paraisse mort, il les exhorte à le réchauffer, en projetant du vin chaud sur son visage et sur tout son corps. Ces femmes, fatiguées d'un travail de trois heures en apparence inutile, se disposent à l'ensevelir, lorsqu'une d'elles s'écrie qu'elle lui a vu ouvrir la bouche : aussitôt leur zèle est ranimé ; le vin, le vinaigre, l'eau de la reine de Hongrie, sont employés avec profusion ; l'enfant donne des signes de vie manifestes, et bientôt il pleure avec autant de force que s'il était né heureusement. Rigaudeaux veut visiter la mère une seconde fois ; on l'avait encore ensevelie. Il fait enlever tout l'appareil funèbre, et, après un examen attentif, il la juge morte, comme après la première inspection. Cependant il est étonné de la *flexibilité des membres* après sept heures de mort ; il fait faire quelques tentatives inutiles pour ranimer la vie, et repart pour Douai en recommandant de ne procéder à l'inhumation du corps que lorsque les membres de la morte auraient perdu leur souplesse, et prescrit de lui frapper de temps en temps dans les mains, de lui frotter les mains, le nez, les yeux et le visage avec du vinaigre et de l'eau de la reine de Hongrie, et de la laisser dans son lit. Deux heures de ces soins ressuscitèrent la morte, et l'enfant et la mère reprirent si bien des forces, qu'ils étaient tous deux pleins de vie le 10 août 1748 ; mais la mère resta paralytique, sourde et muette (Journal des Savants... Janvier 1749). On citerait une foule d'autres faits, s'il était nécessaire.

Quant à la deuxième question ainsi conçue : « Quels sont les moyens de prévenir les enterrements prématurés ? » Nous répondons et nous affirmons avec une certitude et une confiance entières, que le moyen le plus sûr est la galvanisation des muscles d'un membre. Nous avons vu, d'après les expériences ci-dessus rapportées, que la contractilité ou l'irritabilité musculaire s'est éteinte depuis une heure et demie jusqu'à vingt-sept heures après la mort. Ainsi, quel que soit l'état d'un sujet réputé mort, et quelque courte que soit la durée écoulée depuis cette mort apparente ou réelle, si la contractilité musculaire n'est pas excitée et réveillée par la pile de Volta, c'est-à-dire si elle est éteinte, c'est un signe certain de la mort réelle, générale et absolue.

Voilà, selon nous, l'expression et la conclusion finale de l'état actuel de la science. Cependant, si, malgré cette absence de contractilité musculaire sous l'influence galvanique, on constatait la réunion des deux signes caractéristiques que nous venons de signaler, savoir : la flexibilité permanente des membres non précédée de la rigidité cadavérique, et l'état physiologique permanent des yeux (possibilité que l'on ne conçoit guère), on devrait dans ce cas attendre, avant d'inhumer, qu'il se manifestât quelque symptôme certain de décomposition putride, comme, par exemple, l'aspect verdâtre des parois abdominales et l'odeur cadavéreuse; parce que, dans cette hypothèse que nous ne croyons guère réalisable, il faudrait accuser quelque défaut dans l'appareil galvanique ou quelque vice dans son mode d'application. Car, nous le répétons, la galvanisation d'un muscle d'un ou de deux membres est le moyen le plus certain que la science possède pour constater la réalité de la mort, et aussi le moyen le plus infaillible de *prévenir les enterrements prématurés*. Un célèbre médecin légiste français, feu le docteur Marc, premier médecin du roi, va même jusqu'à dire « que les corps ne devraient être portés en terre qu'après que la pile de Volta n'aurait plus produit d'effet sur eux. » Il ne s'agit donc que de populariser et de rendre d'une application facile et sûre un mode uniforme de galvanisation, que de nombreuses expériences auraient consacré, sanctionné et revêtu d'un caractère officiel et authentique. Il n'est pas nécessaire de faire observer que la galvanisation serait inutile pour constater la réalité de la mort dans les maladies ordinaires, aiguës et chroniques, ou les maladies séniles qui conduisent par tous les degrés connus de dépérissement, de faiblesse, d'émaciation, de marasme et d'extinction successive qui offrent tous les symptômes qui précèdent et accompagnent l'agonie, et où enfin les malades meurent peu à peu, partiellement, successivement et en détail en quelque sorte. On est alors généralement bien plus tôt convaincu de la réalité indubitable de la mort. Et, en effet, de tous les malades qui succombent aux affections chroniques de la poitrine, à la phthisie, aux anévrismes avec enflure des extrémités, aux hydropisies, aux maladies cancéreuses, scrofuleuses, cachectiques, etc., et même qui périssent sous le poids des maladies aiguës, comme les fièvres graves qui se terminent par un état de marasme complet ou de décomposition putride, ou les phlegmasies aiguës, les dysentéries, les fluxions de poitrine, les pneumonies ou les pleurésies arrivées à leur dernière période ; de tous ces malades, ou plutôt de tous ces morts, en a-t-on jamais vu revenir un seul à la vie sur des milliers ou des millions d'individus ? On est donc alors assuré de la réalité de la mort, et cette conviction pratique, expérimentale, est d'une bien grande force, ou plutôt elle équivaut à la certitude.

On ne devrait donc recourir à l'épreuve galvanique que dans le cas où un doute rationnel et fondé pourrait être légitimement établi, comme dans les états qui offrent les phénomènes de la mort apparente et qui sont produits par des maladies cérébrales, apoplectiques, convulsives, histériques, épileptiques, tétaniques, léthargiques, carotiques, syncopales, asphyxiques, cataleptiques, extatiques, etc., etc.; dans tous ces cas et autres semblables, on ne devra jamais permettre l'inhumation tant que le galvanisme détermine encore des contractions ou des mouvements fébrillaires d'un muscle dénudé d'un des quatre membres. Et, si cette contractilité musculaire se tait sous l'influence galvanique, c'est-à-dire si elle est absolument éteinte, la mort est certaine, et l'inhumation peut être faite immédiatement, qu'il y ait ou non un commencement de putréfaction. Voilà notre réponse à la seconde question.

Pour résumé et conclusion finale, nous disons : 1° d'après les faits, les expériences et les observations ci-dessus rapportés, que la flexibilité permanente des membres non précédée de la rigidité cadavérique, jointe à l'état physiologique permanent des yeux ci-dessus décrit, est le signe certain de la mort apparente ; 2° que d'après les fameuses expériences galvaniques de Nysten, et l'opinion ou plutôt la conviction des plus célèbres médecins légistes de France, l'épreuve galvanique est le moyen sûr, infaillible de prévenir les inhumations prématurées, parce que, à l'aide de ce moyen, l'on constate avec certitude le défaut de contractilité musculaire, signe infaillible de la mort et aussi certain que la putréfaction elle-même.

# UN MOT PRATIQUE SUR LES MORTS APPARENTES

OU DU MOINS SUR L'ÉTAT DE CERTAINS MALADES PRIVÉS DE CONNAISSANCE
OU DE L'ACTION DES SENS.

Il y a des affections comateuses ou léthargiques où les malades semblent n'avoir aucune connaissance : cependant ils entendent toüt ce que l'on dit autour d'eux. On connaît assez le moyen vulgaire de se mettre en rapport avec ces sortes de malades : c'est tout simplement de se faire serrer la main par eux, en signe de réponse ou d'affirmation aux questions qu'on leur adresse.

Il est un autre moyen d'interroger ou de réveiller les sens et l'entendement, c'est-à-dire de rendre momentanément et subitement la connaissance aux malades, alors même que tous les autres moyens d'excitation sont sans effet. Or ce moyen, entièrement inconnu aux ecclésiastiques et même à la plupart des médecins, le voici tel que nous l'a communiqué un de nos amis, médecin distingué à Paris.

Cet estimable praticien, se fondant sur des faits curieux et nombreux, affirme donc que l'on rend instantanément la connaissance aux personnes qui en sont privées, soit par la syncope, l'hystérie, l'épilepsie (beaucoup plus difficilement sans doute dans ce dernier cas), ou autres affections soporeuses ou léthargiques, en exerçant ou en faisant exercer une forte compression sur l'épigastre ou la région de l'estomac. Les malades ouvrent aussitôt les yeux, entendent et parlent, dans les cas même où ils ne serraient pas la main des assistants. Nous n'avons pas encore assez expérimenté ce nouveau moyen pour pouvoir porter un jugement certain sur sa valeur réelle et son degré d'utilité pratique.

# DE LA DOCTRINE DES CRISES DANS LES MALADIES AIGUËS.

Comme dans le cours de cet ouvrage nous avons souvent parlé de crises et de jours critiques, il est à propos de présenter ici un aperçu général sur un point de doctrine qui, depuis plus de deux mille ans, a toujours été regardé comme un des dogmes fondamentaux de la science médicale.

Persuadé que pour retrouver ces hauts et solennels enseignements dans leur primitive pureté il fallait remonter à leur source ou à leur auteur, nous avons cru opportun, nécessaire même de recourir aux oracles impérissables du père de la médecine. Mais en nous acheminant vers les siècles anciens, nous avons trouvé sur notre route un homme qui, inspiré par la même pensée, avait déjà préparé ce genre de travail.

Nous nous sommes estimé heureux de cette rencontre inespérée. Quand nous croyons avoir trouvé la vérité, n'importe où, et qu'elle nous paraît revêtue de formes convenables, nous nous réjouissons de cette bonne fortune, et nous nous empressons de l'accueillir avec transport et avec tout l'honneur qu'elle mérite. Lorsqu'on trouve tout préparé par un autre ce que l'on voudrait avoir fait soi-même, ce serait une espèce de folie de ne pas s'épargner un travail inutile, et de s'exposer à faire peut-être beaucoup plus mal que ce qu'on a heureusement trouvé fort bien fait. Nous allons donc emprunter à un séméïologiste célèbre son travail sur la doctrine d'Hippocrate relative aux crises et aux jours critiques.

« Les jours critiques (*judicatorii dies*) sont ceux dans lesquels se font les crises. Il y a plusieurs différences entre les jours critiques. On nomme *jours critiques par excellence*, ou simplement *jours critiques*, ceux dans lesquels surviennent les crises les plus fréquentes et les moins dangereuses. Ces jours critiques n'ont pu être déterminés qu'en examinant scrupuleusement les

divers changements qui se faisaient chaque jour dans les maladies : or, les observations d'Hippocrate, de Galien, de Duret, de
Forestus, de Baillou, de Fernel, de Vanswiéten, et d'un grand
nombre d'autres médecins anciens et modernes, ont parfaitement démontré l'influence de la révolution septenaire sur les
progrès de la coction et sur les crises, en sorte que, quoique les
grands changements qu'éprouve une maladie puissent à la rigueur se faire tous les jours, il y a cependant, dans la durée de
la maladie, des jours qui, bien plus positivement que tous les
autres, sont affectés aux changements qui doivent avoir une terminaison heureuse.

« De tous les jours critiques, le plus puissant et le plus par-
fait est le septième, puis le quatorzième, le vingtième, le vingt-
septième, le trente-quatrième, le quarantième, le soixantième,
le quatre-vingtième, le centième et le cent-vingtième, qui, selon
Galien, est établi par Hippocrate le dernier des jours critiques.
Ensuite, les crises ne se font plus en suivant les jours, mais en
suivant les mois et les années.

« On appelle aussi quelquefois *jours critiques* ceux qui tiennent le milieu des semaines et qui les séparent en deux, comme
le quatrième, le onzième et le dix-septième, et les analogues,
parce que souvent il s'y fait de bonnes crises. Ils ont cependant
plus de force pour annoncer ce qui doit arriver dans le quater-
naire suivant que pour former la crise, et les dénominations de
*jours indicateurs* ou *contemplatifs* leur conviennent mieux que
celle de *jours critiques*.

« Il résulte des observations que le septième jour est éminemment affecté aux changements heureux qu'une maladie peut
éprouver, et que le quatrième jour est l'indicateur de ce septième; ainsi, lorsque l'état de crudité se termine le quatrième,
et qu'il s'établit alors des signes de coction, on a lieu de présumer que cette maladie finira le septième d'une manière heureuse.
Le quatorzième est aussi éminemment critique, et le onzième
est aussi indicateur du quatorzième; et le onzième et le quatorzième sont entre eux dans les mêmes rapports que le quatrième
et le septième de la première révolution septenaire.

« Il y a peu de différence dans les opinions des médecins sur
les jours critiques des deux premiers septenaires; mais il n'en
est pas de même des périodes suivantes. Les uns (Archigène et

Dioclès) ont prétendu que ces périodes subséquentes doivent être comptées de la même manière que les deux premières; que la troisième période devait commencer le quinzième jour et finir le vingt-unième, de manière que les jours critiques de cette période devraient être le dix-huitième et le vingt-unième. Hippocrate a prétendu, au contraire, que la troisième semaine était liée à la deuxième, que le quatorze commençait l'une et terminait l'autre, et que les jours critiques étaient le dix-septième et le vingtième, en sorte que, dans les calculs d'Hippocrate, auxquels il a été conduit par une multitude d'observations, trois semaines consécutives ne font que vingt jours révolus, parce que la troisième semaine est liée avec la seconde, et que le même jour achève l'une et commence l'autre; ainsi le quatorzième jour finit la seconde semaine et commence la troisième; de même le trente-quatrième jour finit la cinquième semaine et commence la sixième, et ainsi de suite pour les révolutions suivantes.

« Il y a encore d'autres jours, nommés *intercalaires* ou *incidents*, tels que le troisième, le cinquième, le sixième, le neuvième, dans lesquels arrivent quelquefois les crises, mais rarement. Elles ne sont alors ni bonnes ni certaines, et elles ont été rapportées à la nature irritée et provoquée par la maladie, d'où quelques médecins ont encore appelé ces jours *provocateurs*.

« Dans les deux premiers septenaires, les maladies marchent en général plus promptement, et la violence des redoublements peut provoquer la nature, et donner lieu aux crises qui se font dans les jours incidents, qui ne sont point mesurés par la révolution septénaire : tels sont le troisième et le cinquième dans la première semaine, le neuvième dans la seconde. Aussi, après le vingtième jour, il ne se fait plus de crises semblables, et le nombre des jours critiques est alors fort diminué.

« Tous les autres sont appelés *non décrétoires*, tels que le deux, huit, dix, douze, treize, quinze, seize, dix-huit, dix-neuf, et plusieurs autres qui ne sont ni décrétoires, ni indicateurs, ni intercidents. Ils ont aussi été nommés *jours vides*, parce qu'il est rare qu'il s'y fasse de bonnes crises, qu'ils n'indiquent rien, et qu'ils ne suppléent presque jamais les jours critiques.

« Les jours critiques ne sont pas toujours semblables dans les

mêmes maladies. Ils varient suivant l'âge, la force, le tempérament, le régime des malades, selon les climats, les saisons, suivant le mode de traitement. Chez les sujets robustes, les maladies
se terminent plus vite, et les jours critiques surviennent plus tôt
que chez les sujets faibles ; mais, quoique retardés chez ces derniers, ils arrivent constamment à des jours fixes comme chez les
premiers. Ainsi, dans les fièvres inflammatoires ou bilieuses,
dans les phlegmasies, la crise qui n'a pu se faire le septième
jour peut survenir tous les jours suivants, mais il est rare qu'elle
s'opère d'autres jours que le neuvième, le onzième ou le quatorzième, etc. La nature, simple dans ses opérations, produit
des effets uniformes quant à leur apparition ; seulement ses
forces sont plus énergiques dans un malade que dans un autre :
le jugement de la maladie se fera, dans le premier, le septième
jour, tandis que chez le second il ne se fera que le onzième ou
le quatorzième.

« Les crises surviennent ordinairement les jours critiques, et
il est rare qu'elles s'opèrent d'autres jours. Aussi, quoique les
maladies se terminent tous les jours, il n'en est pas moins vrai
que le plus souvent elles finissent les jours spécialement indiqués. De quarante-huit malades atteints de fièvre putride, ardente, maligne, dont Forestus rapporte les observations dans son
second livre, cinq furent jugés au quatrième, vingt-deux au
sept, sept au quatorze, deux au onze, un au dix-sept, et un au
vingt-un ; et ces faits démontrent la différence des jours : car,
si de quarante-huit malades, les trois quarts finissent aux jours
critiques, ces jours-là ne sauraient être confondus avec les
autres ; et si parmi ces jours critiques il y en a qui de trente-
huit malades en jugent vingt-deux, d'autres sept, comme le sept
et le quatorze l'ont fait dans les observations dont il s'agit, il
n'est pas douteux que ce sept et ce quatorze ne méritent la préférence sur les autres. On peut, à l'exemple d'Aimen, auteur
d'une *Dissertation sur les jours critiques*, tirer, dans un nombre
presque infini de maladies, quelques faits de terminaisons arrivées chaque jour depuis le premier jusqu'au vingtième jour ;
mais si l'on recueille indistinctement un très-grand nombre
d'histoires de maladies, on verra que dans la plupart des
cas les crises se sont manifestées les jours annoncés comme critiques.

« La terminaison des maladies à des époques fixes n'est pas plus étonnante qu'une foule d'autres faits que l'on observe se reproduire à des termes fixes : un temps égal s'écoule chaque année depuis la floraison jusqu'à la maturation des fruits; les phases de la lune et des autres planètes reviennent aux mêmes époques. Comme dans la nature rien ne se fait qu'avec le temps, et que pour chaque effet particulier il faut un temps proportionné, il faut par conséquent un temps déterminé pour le retour des organes à leur état de santé, et pour l'élimination des matières qui sont devenues nuisibles. Les effets constants, réguliers, qui surviennent au bout d'un certain temps dans le corps, démontrent qu'ils dépendent d'une action de nos organes qui opère à des termes fixes. La durée de la gestation chez les femmes, la dentition, les menstrues, la mue de la voix, la sortie de la barbe, la croissance, la nutrition, les sécrétions, le changement du chyle en sang ont des temps réglés, et prouvent que l'action de nos organes produit les mêmes effets dans des temps égaux.

« On se plaint souvent de ce que la doctrine d'Hippocrate n'est pas uniforme dans ses différents ouvrages. Un relevé exact des terminaisons des maladies consignées dans le premier et le troisième livre des Épidémies, n'est, dit-on, pas d'accord avec ce qui se trouve énoncé dans les Aphorismes et les Pronostics. On ne prend pas garde qu'Hippocrate devait parler un langage fort différent dans un livre où il exposait les faits tels que la nature les lui offrait, et dans celui où il généralisait un très-grand nombre de faits, où il les classait et les présentait dans un ordre systématique.

« La doctrine des jours critiques établie par Hippocrate ne peut être regardée comme fondée sur les dogmes des Pythagoriciens sur la vertu des nombres, puisque l'observation confirme tous les jours les assertions du père de la médecine, lorsque le cours ordinaire des maladies n'est pas interverti par une médecine tumultueuse qui attaque successivement les symptômes les plus apparents. Si l'on admettait qu'un autre motif que le strict examen de la marche des maladies a pu le déterminer à reconnaître des jours critiques, ne serait-ce pas la considération des grands changements que le corps éprouve, et qui répondent à la révolution septenaire? Ce qui demontre avec évidence qu'Hippocrate ne s'est pas écarté de la rigoureuse manière de philosopher qu'on lui a de tout temps reconnue, en créant la doctrine des jours critiques, c'est que des observateurs sur la sagacité et sur la candeur desquels nous avons le plus droit de compter, nous ont appris qu'ils avaient vu constamment les mêmes terminaisons des maladies, et aux mêmes époques qu'Hippocrate avait remarquées dans la Grèce. Les phénomènes vitaux présentent, il est vrai, des variétés : on observe quelques exceptions dans certains lieux, dans certains climats, ou par d'autres circonstances; les phénomènes de la vie ne peuvent être soumis à un calcul rigoureux et à des règles complétement invariables; mais toutes les observations partielles ne prouvent rien contre la doctrine des jours critiques, constatée dans tous les siècles par les médecins de la plus haute réputation. C'est à la campagne, c'est dans les villes, parmi les personnes qui mènent une vie simple et régulière, et qui ne sont pas débilitées par des excès ou par une extrême vieillesse; c'est en évitant de faire une médecine trop active, quelquefois salutaire, et plus souvent nuisible; c'est en se bornant à combattre des complications ou des efforts vicieux de la nature qu'on peut vérifier la doctrine des crises. » (Landré-Beauvais.)

Nous terminons cette longue citation par un passage très-remarquable d'un puissant écrivain, qui vient parfaitement à l'appui de ce qu'on vient de lire sur la doctrine des crises.

« Les lois même établies par Hippocrate sur les crises et les jours critiques, sur les signes pronostics, etc., ont été altérées ou rejetées pour n'avoir pas été prises dans le véritable esprit de la médecine. Il n'en est aucune, en effet, qui soit vraie dans un sens physique et absolu, aucune à laquelle on ne puisse opposer une loi diamétralement opposée, en se fondant sur quelques faits, et en raisonnant toujours sur ces faits d'une manière absolue. Mais Hippocrate lui-même en avait averti par une remarque formelle sur l'incertitude générale du pronostic, par les variations même de ses aphorismes, que des commentateurs ignorants ont prises pour des contradictions, et qui ne sont que des variations du langage sacré de l'observation et de la nature.

« Pour nous, glorifions-nous de la prétendue obscurité de notre langage, de notre nomenclature vague et indéterminée, pourvu qu'elle représente l'obscurité même, la variabilité de la nature saine ou malade, et non les abstractions créées par notre esprit, les idées incomplètes et fausses que donnent les hypothèses. La clarté n'est nullement synonyme de la vérité, quoi qu'on en dise ; la clarté consiste à revêtir la pensée des conceptions les plus simples et les plus grossières, de celles qui frappent le mieux nos sens, et pénètrent mieux par conséquent dans notre entendement. L'idéologie matérialiste, par exemple, est très-claire ; cependant elle ne tient pas devant le moindre examen. Tout système absolu est très-simple et très-clair, comme celui de M. Broussais, par exemple, et cela seul montre déjà sa fausseté. » (Bérard, *Discours sur le génie de la médecine.*)

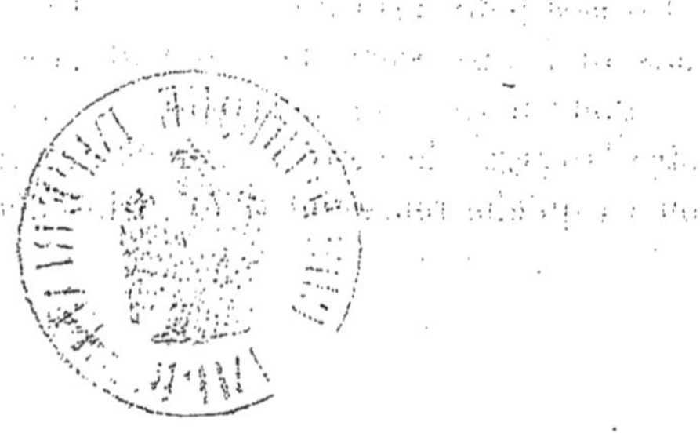

FIN

# TABLE DES MATIÈRES

## DEUXIÈME PARTIE.

Tours. — Impr. Mame.